Köllner · Langheim · Kleinschmidt

Mein Herz & Meine Seele

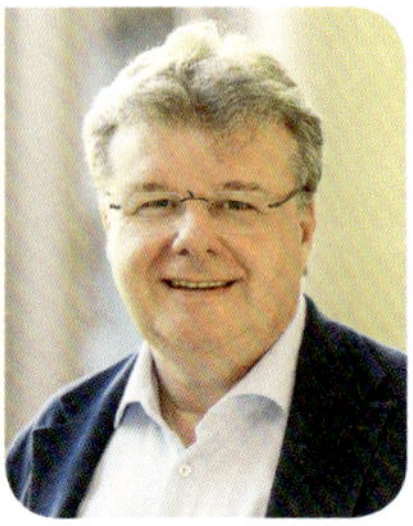

Prof. Dr. med. Volker Köllner ist Leiter der Forschungsgruppe Psychosomatische Rehabilitation an der Charité – Universitätsmedizin Berlin. Seit 2015 ist er Chefarzt der Abteilung Verhaltenstherapie und Psychosomatik und ärztlicher Direktor des Reha-Zentrums Seehof der Deutschen Rentenversicherung Bund in Teltow bei Berlin. Mit Dr. med. Eike Langheim leitet er dort die Abteilung für Psychokardiologie, in der Menschen mit Herzkrankheiten und seelischen Erkrankungen interdisziplinär behandelt werden.

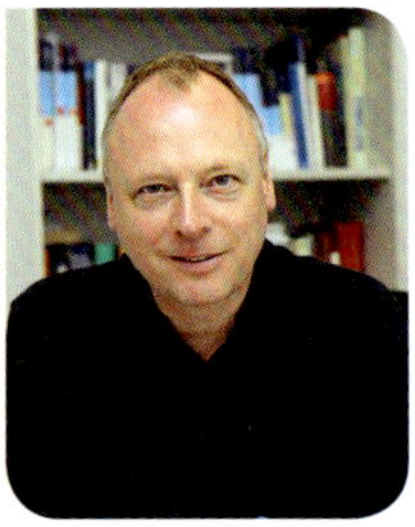

Dr. med. Eike Langheim ist Chefarzt der Abteilung Kardiologie des Reha-Zentrums Seehof der Deutschen Rentenversicherung Bund in Teltow an der südlichen Berliner Stadtgrenze. Sein Schwerpunkt liegt auf kardiologischer Rehabilitation bei Erkrankungen der Herzkranzgefäße, bei Herzrhythmusstörungen und bei Herzschwäche sowie nach Herztransplantation. Gemeinsam mit Prof. Dr. Volker Köllner hat er die interdisziplinäre Abteilung für Psychokardiologie aufgebaut.

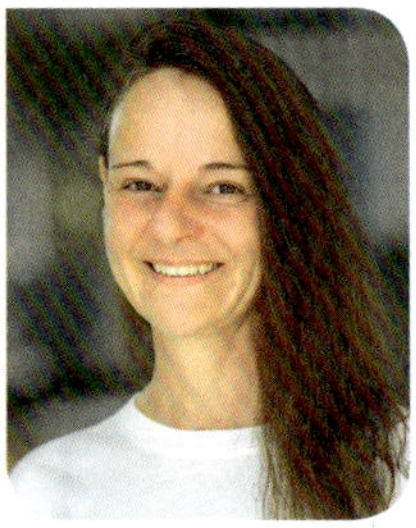

Judit Kleinschmidt ist Sport- und Bewegungstherapeutin (DVGS) im Reha-Zentrum Seehof der Deutschen Rentenversicherung Bund in Teltow. Ihr Schwerpunkt ist die Psychokardiologie. Sie hat das Konzept der Bewegungstherapie in diesem Bereich dort mit entwickelt. Sie leitet seit über zehn Jahren ambulante Herzsportgruppen und hat zudem auch Erfahrung mit Gruppen für COPD-Patienten und für Patientinnen mit Brustkrebs. Seit vielen Jahren praktiziert sie Yoga.

Prof. Dr. med. Volker Köllner
Dr. med. Eike Langheim
Judit Kleinschmidt

Mein Herz & Meine Seele

Das Zusammenspiel von Psyche und Herz: Spannende Einblicke in die Psychokardiologie

TRIAS

Liebe Leserin, lieber Leser,

die Erforschung der Zusammenhänge zwischen Herz und Seele hat in den letzten Jahren viele spannende Ergebnisse gebracht, die dazu beitragen, die Behandlung von Patienten mit Herzerkrankungen zu verbessern.

Es hat sich gezeigt, dass eine Depression oder erlittene Traumata oder auch Einsamkeit ähnlich starke Risikofaktoren für das Herz sein können, wie Rauchen oder erhöhte Blutfettwerte. Zudem können Herzerkrankungen wiederum psychische Erkrankungen auslösen, wie z. B. Herzangst, die den Verlauf der Erkrankung und die Lebensqualität verschlechtern können. Wechselwirkungen entstehen nicht nur, weil es einem als Folge der Angst oder Depression schwerer fällt, etwas für die Herzgesundheit zu tun, sondern auch, weil das Immunsystem, die Blutgerinnung und der Herzrhythmus direkt durch psychische Faktoren beeinflusst werden.

Wir haben dieses Buch geschrieben, um Ihnen diese Zusammenhänge auf verständliche Weise näher zu bringen. Hieraus ergeben sich sowohl neue Therapiemöglichkeiten, als auch Chancen, selbst etwas für die Herzgesundheit zu tun und Herzkrankheiten vorzubeugen. Besonders hilfreich bei der Überwindung von Depression und Herzangst sind körperliche Aktivität und ein bewegter Lebensstil – und diese lassen sich im Alltag gut umsetzen. Deshalb ist diesem Thema ein eigenes Kapitel gewidmet.

Die Klinik, in der wir arbeiten, hat eine Abteilung für psychosomatische und eine für kardiologische Rehabilitation, die früher getrennt voneinander gearbeitet haben. Der alltägliche Umgang mit betroffenen Menschen zeigte uns aber immer mehr, dass sich die Krankheitsbilder der Abteilungen »Schraube« und »Pumpe«, wie unsere Patienten das manchmal nennen, zunehmend überschneiden. Wir halten es für sehr sinnvoll, gemeinsam an die Probleme der uns anvertrauten Menschen heranzugehen. Daher haben wir 2016 eine psychokardiologische Behandlungseinheit eröffnet, die eine interdisziplinäre Behandlung – also eine psychokardiologische Rehabilitation – für diejenigen ermöglicht, die sowohl eine Herzerkrankung als auch eine psychische Erkrankung haben. Inzwischen waren über 2.000 Patientinnen und Patienten in unserer Behandlung und das, was wir mit ihnen gemeinsam über die Wechselwirkungen von Herz und Seele gelernt haben, fließt in dieses Buch ein.

Im Zeitalter einer ökonomisierten Medizin berichten Patienten immer häufiger, dass ihnen rein gar nichts über ihre Erkrankung erzählt wurde, weil niemand die Zeit für ein ausführliches Gespräch hatte. Manches wurde aber vielleicht auch nicht gehört oder manchem wurde eine sehr bedrohliche und damit häufig negative Interpretation einer Erkrankung gegeben. Das Wissen über die eigene Erkrankung ist aber eine wichtige Voraussetzung, um selbst auf sinnvolle Weise aktiv werden zu können. Auch deshalb ist es unser Ziel, Ihnen die Psychokardiologie in diesem Buch verständlich zu machen und »Expertinnen und Experten in eigener Sache« zu werden.

Ein Patient unserer Klinik sagte kürzlich bei einer Visite einen eindrucksvollen Satz: »Mein Ziel ist, dass nicht die Herzkrankheit Herr über mich wird, sondern ich selbst Herr über meine Herzkrankheit bleibe.«

Wenn wir Ihnen mit unserem Buch bei diesem wichtigen Ziel Unterstützung geben können, dann ist das genau das, was wir erreichen wollen. Wir freuen uns, dass bereits nach kurzer Zeit eine Neuauflage dieses Buches erforderlich wurde und haben die Gelegenheit zu einer Aktualisierung genutzt. Neu hinzugekommen ist ein Kapitel über positive Psychologie – eine neue Forschungsrichtung, die sich mehr auf positives Erleben als nur auf die Überwindung von Krankheiten fokussiert. Wir hoffen, dass die Lektüre für Sie interessant ist und Sie den ein oder anderen Hinweis in Ihrem Leben umsetzen können – zum Nutzen von Herz und Seele.

Teltow, im September 2024

Prof. Dr. med. Volker Köllner (Psychosomatik), Dr. med. Eike Langheim (Kardiologie), Judit Kleinschmidt (Bewegungstherapie)

»Warum gerade ich?«

Johannes M. ist 58 Jahre alt und von Beruf Versicherungskaufmann. Er ist sportlich und beruflich erfolgreich im Außendienst – ein Mann in den besten Jahren. Trotz seines anstrengenden Berufes hat er sich immer die Zeit genommen, regelmäßig Sport zu treiben. Er ist schlank und hat nie geraucht. Gerade deshalb wirft es ihn aus der Bahn, als er plötzlich einen Herzinfarkt erleidet. Er fragt sich nun ständig: »Warum gerade ich?«

Charlotte P. war 54 Jahre alt, als sie der Herzinfarkt erwischte. Zunächst hat es etwas gedauert, bis die richtige Diagnose gestellt war, aber dann konnte sie zum Glück erfolgreich behandelt werden. Im Herzkatheterlabor des nahegelegenen Krankenhauses konnten zwei Gefäßverschlüsse wieder geöffnet und mit Stents stabilisiert werden. Schon bald wurde sie in die Rehaklinik verlegt. Hier merkte sie jedoch, dass sie sich nicht so schnell erholte wie ihre Zimmernachbarin und die anderen Patienten, die mit ihr aufgenommen worden waren. Richtig schlecht ging es ihr dann aber, als sie wieder zu Hause war. Sie traute sich nichts mehr zu, hatte bei jedem kleinen Herzstolpern oder Stechen in ihrer Brust sofort Angst vor einem erneuten Infarkt. Vor lauter Angst verließ sie schließlich kaum noch das Haus. Weder der Hausarzt noch der Kardiologe konnten eine Erklärung dafür finden, dass sie sich nicht erholte. Mit dem Herzen sei schließlich alles in Ordnung, das Herz sei doch so gut repariert – »quasi wie neu«.

Solche Geschichten begegnen uns in der Medizin immer wieder: Ein Patient bekommt einen Herzinfarkt »aus heiterem Himmel«, obwohl er weder geraucht hat, noch übergewichtig ist und regelmäßig Sport getrieben hat. Wie kann es sein, dass jemand einen Herzinfarkt bekommt, obwohl er doch alles richtig gemacht hat? Oder eben die Patientin, die nach dem Infarkt ihre Lebensqualität nicht zurückbekommt, obwohl doch die Operation so gut geklappt hat! Warum will es nicht besser werden, obwohl die Untersuchungsbefunde doch alle so gut sind?

Um diese Fragen zu beantworten, ist es notwendig, auf Spurensuche zu gehen. Die Ursachen für Krankheiten sind eben nicht immer auf dem Röntgenbild oder in den Laborwerten zu sehen. Häufig entstehen Krankheiten aus einer ungünstigen Wechselwirkung zwischen seelischen und körperlichen Faktoren. Diese sind individuell und oft auch in der Lebensgeschichte der Patienten verborgen. Psychokardiologie ist also immer auch eine Entdeckungsreise. Auf diese wollen wir Sie auf den folgenden Seiten mitnehmen. Auch Herr M. und Frau P. werden Ihnen dabei immer wieder begegnen.

»Herz und Seele hängen irgendwie zusammen« – das ist unstrittig und jeder würde diesem Satz zustimmen. Unsere Psyche beeinflusst aber genau genommen alles in unserem individuellen, gesellschaftlichen und gesundheitlichen Leben. Eine Belastung der Psyche kann körperliche Krankheit auslösen und körperliche Krankheit kann die Psyche belasten. Diese Tatsache wird vor allen Dingen im Zusammenhang mit Herzerkrankungen deutlich, denn diese haben in Deutschland im Bewusstsein der Menschen eine hohe Bedeutung. »Herz« heißt immer gleich »Gefahr« – ob das fachlich und sachlich gesehen tatsächlich so ist, spielt nahezu keine Rolle. Das Herz ist uns wichtig!

2005 veröffentliche das Magazin »Spiegel spezial« einen Artikel unter dem Titel »Beseelte Pumpe«. Dort wurde die besondere Sorge der Deutschen um das Herz thematisiert. Die Franzosen wiederum sorgen sich in erster Linie um ihre Leber, bei den Briten geht es vornehmlich um die Verdauung und für Amerikaner ist es das Wichtigste, die »Maschine Körper« regelmäßig zu warten und gegebenenfalls mit Ersatzteilen auszustatten. »Was die Sorge um ihr Herz angeht, sind die Deutschen Spitzenreiter«, steht dort und das ist ein Erbe der deutschen Romantik, die dem Herzen eine hohe emotionale Bedeutung zukommen lässt. »Herz geht über Hirn« war das Credo der Romantik. Das Herz hatte eine märchenhafte, fantastische und gefühlvolle Bedeutung. Zahlreiche Redensarten basieren auf dieser Prägung: »Sein Herz an jemanden verlieren«,

»Jemandem das Herz brechen«, »Das Herz rutscht mir in die Hose«, »Etwas nicht übers Herz bringen« oder »Stich ins Herz«.

Die Beziehung der Deutschen zu »ihrem« Herzen spiegelt sich auch in der medizinischen Behandlung und in dem dafür betriebenen Aufwand wider. Hier ist Deutschland in vielen Belangen Spitzenreiter. Die moderne Kardiologie hat in den letzten Jahrzehnten viel – teilweise sogar vorher Unvorstellbares – erreicht. Aber nicht selten zeigt sich im Anschluss an eine solche »technisch perfekte« Behandlung, dass die psychische Reaktion darauf die Betroffenen mehr einschränkt als die zugrunde liegende Herzkrankheit. Die enge gedankliche und emotionale Beziehung zum Herzen spiegelt sich nämlich auch in den psychischen Folgen einer Herzerkrankung oder in der Angst vor einer Herzerkrankung wider.

Im Folgenden möchten wir Ihnen zunächst den Aufbau des Herzens und dann die wichtigsten und häufigsten Herzkrankheiten vorstellen. Dies soll das Grundlagenwissen dafür liefern, zu verstehen, wie seelische Faktoren, wie z. B. Beispiel Stress oder eine Depression, auf das Herz einwirken und es schädigen können. Danach geht es um psychische Erkrankungen, die als Folge einer Herzerkrankung entstehen oder auch eine Herzerkrankung auslösen können. Letzteres mag Sie vielleicht überraschen, aber inzwischen konnten sehr viele Forschungsergebnisse zeigen, dass eine Depression einen ähnlich starken Risikofaktor für das Herz darstellt wie z. B. erhöhte Blutfette. Zuletzt möchten wir Ihnen Behandlungsmöglichkeiten aufzeigen: Wie kann es gelingen, eine Herzerkrankung erfolgreich zu verarbeiten und wieder zu einer guten Lebensqualität zu finden? Wie lässt sich eine seelische Erkrankung rechtzeitig behandeln, damit es gar nicht erst zu einer Schädigung des Herzens kommt? Welche Behandlungsmöglichkeiten gibt es jenseits von Psychotherapie und Psychopharmaka? Trainiert Bewegung nur den Kreislauf oder hilft sie auch der Seele? Und kann ich unbesorgt weiter rauchen, wenn ich seelisch im Gleichgewicht bin? Ein besonderer Schwerpunkt in diesem Kapitel liegt auf der Kommunikation mit dem Arzt.

Abgerundet wird das Buch durch eine Erklärung der wichtigsten kardiologischen und psychokardiologischen Fachbegriffe sowie hilfreichen Internet-Adressen und Literaturempfehlungen.

Vom Herzen zur Seele

Wir stellen Ihnen die häufigsten Herzerkrankungen mit ihren Symptomen, Ursachen, Untersuchungsmöglichkeiten und ihrer Therapie vor. Auch Sie selbst können etwas zur Heilung beitragen.

Die Funktion des Herzens

Das menschliche Herz ist ein wahres Kraftwerk. Erfahren Sie spannende Fakten rund um dieses Organ. Wie ist es aufgebaut und wie arbeitet es?

Vier »Sachen« braucht ein Herz, um arbeiten zu können:

- Herzmuskulatur
- Herzklappen
- Herzkranzgefäße
- elektrischen Taktgeber (Reizbildung und Reizleitung)

Übertragen könnte man auch sagen: Das sind Teile des Motors wie Zylinder, Ventile, Benzinleitungen und Zündkerze.

Unsere Herzmuskulatur umgibt vier Herzhöhlen, die durch Scheidewände und Klappen voneinander getrennt werden. Da gibt es die Vorhöfe und die Kammern jeweils einmal rechts und einmal links. Die Vorhöfe haben die Aufgabe, das Blut zu sammeln und an die Kammern weiterzugeben. Diese machen dann die eigentliche Pumparbeit. Das Herz ist der Motor unseres Kreislaufs.

Schauen wir uns die linke Herzkammer in der folgenden Abbildung an. Diese wurde gerade vom linken Vorhof über eine Herzklappe mit sauerstoffangereichertem Blut gefüllt. Die linke Kammer pumpt das Blut über die Aortenklappe in unsere Schlagadern, dehnt sich dann wieder, um sich dabei erneut zu füllen. Durch dieses ständige Pumpen wird das sauerstoffreiche Blut zu unseren Organen transportiert. Sauerstoff und Nährstoffe werden an die Zellen des Körpers abgegeben und dienen dort der Gewinnung von Energie in unseren Organen und der Muskulatur. Dies ist der elementare lebenswichtige Vorgang in unserem Körper. Gleichzeitig entsteht bei der

Energiegewinnung Kohlendioxid (sozusagen als Abfallstoff). Das wird über die Venen zum Herzen transportiert, gelangt in den rechten Vorhof, von dort über eine Klappe in die rechte Kammer und diese pumpt das Blut über die sogenannte Pulmonalklappe wieder in die Lunge. Hier wird Kohlendioxid abgegeben und abermals Sauerstoff aufgenommen. Das Blut sammelt sich erneut im linken Vorhof. Das Ganze geht ständig von vorne los. Die vier Herzklappen haben dabei die Aufgabe, dem Blut die richtige Richtung vorzugeben. Eigentlich muss man ja auch von zwei Kreisläufen sprechen, und zwar vom Körper- und vom Lungenkreislauf. Deswegen ist unser Herz auch in eine rechte und eine linke Hälfte aufgeteilt.

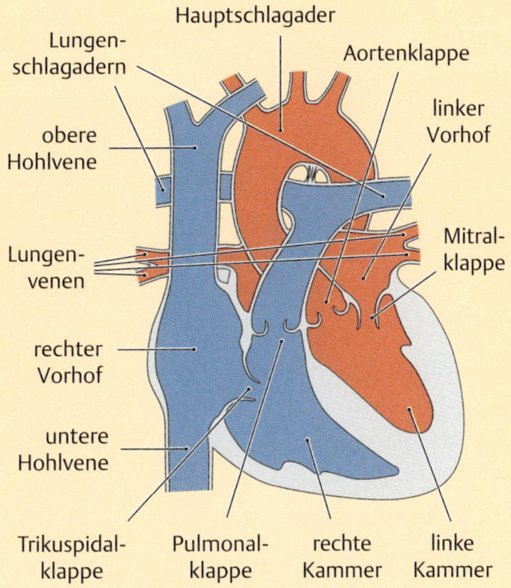

Aufbau des Herzens

Warum schlägt unser Herz überhaupt?

Wie bekommt das Herz den »Befehl« zu schlagen? Der Vorgang ist sehr beeindruckend. Am Dach unseres rechten Vorhofes sitzt eine Ansammlung von spezialisierten Zellen, die wir »Sinusknoten« nennen. Diese Zellen sind tatsächlich in der Lage, einen elektrischen Strom zu produzieren. Dieser fließt über dafür spezialisierte Bahnen sehr schnell zu unseren Herzmuskelzellen. Immer wenn der Strom fließt, ziehen sich unsere Herzmuskelzellen zusammen und das Herz pumpt. Man könnte es auch andersherum sagen: Sollte der Strom nicht fließen, schlägt unser Herz auch nicht. Es ist also ein lebenswichtiger Vorgang, der sich ca. 100.000-mal am Tag, 36.000.000-mal im Jahr und in einem 80-jährigen Leben ungefähr 2.880.000.000-mal abspielt. Der Sinusknoten ist somit der natürliche Schrittmacher des Herzens.

Was können wir vom Herzen sehen und messen?

Das EKG (Elektrokardiogramm) ist eine Untersuchungsmethode, die zwar nur die Stromflüsse an unserem Herzmuskel zeigt, die man von der Körperoberfläche ableiten kann. Aber dennoch hat es eine hohe Aussagekraft bezüglich einer Herzschädigung, insbesondere bei Herzrhythmusstörungen. Das EKG sagt auch etwas zur Herzdurchblutung aus. Dafür ist es ratsam, das EKG unter körperlicher Belastung durchzuführen. Das ist das sogenannte Belastungs-EKG. Wenn man den Motor und seine Benzinleitungen testen will, dann muss man eben Gas geben. Dadurch erhöht sich die Aussagekraft bezüglich eventueller Herzkranzgefäßprobleme. Ist ein Mensch von einer Herzkranzgefäßerkrankung betroffen, so sollte regelmäßig (z. B. alle sechs Monate) ein Belastungs-EKG gemacht werden, damit Veränderungen rechtzeitig erkannt werden.

Bilder von unserem Herzen lassen sich besonders gut mit der Echokardiografie erzeugen. Dabei werden mithilfe von (harmlosem) Ultraschall Bilder des sich bewegenden Herzens gemacht. Diese Untersuchungsmethode sagt viel über die Funktion und Kraft unserer Herzkammern aus und stellt auch die Herzklappen sehr gut dar. Die Messung der Pumpleistung – insbesondere der linken Herzkammer – erfolgt über die sogenannte Ejektionsfraktion (EF). Dieser Wert sagt aus, wie viel Prozent die vollgefüllte linke Herzkammer auswerfen kann. Das kann also niemals 100 % sein, da sich das Herz dann komplett leeren müsste. Der Normwert liegt bei etwa 55–65 %. Eine Sache sieht man im Herzecho, wie die Echokardiografie auch genannt wird, allerdings nicht: die Herzkranzgefäße.

Übersicht über die wichtigsten Untersuchungen des Herz-Kreislauf-Systems

Diagnostik	Was erfährt man?	Wo wird es gemacht?
EKG	zeichnet die Stromflüsse am Herzen auf, die die Herzmuskelzellen zum Zusammenziehen benötigen, und ermittelt den Herzrhythmus in dem Moment, in dem das EKG geschrieben wird	Hausarzt, Kardiologe, Klinik
Langzeit-EKG	zeigt den Herzrhythmus im Ableitungszeitraum (meist 24 Stunden) und die durchschnittliche Herzfrequenz	Kardiologe, Klinik ggf. Hausarzt
Blutdruckmessung	ermittelt den Druck in unseren Schlagadern	Selbstmessung, Hausarzt, Kardiologe, Klinik
24-Stunden-Blutdruckmessung	zeigt den Blutdruckverlauf in einem 24-Stunden-Profil	Kardiologe, Klinik ggf. Hausarzt
Belastungs-EKG (Ergometrie)	Aussage über Belastungsfähigkeit, Entwicklung von Herzfrequenz, Blutdruck und Beschwerden bei Belastung; durch EKG-Analyse auch Aussage über die Durchblutung des Herzens möglich	Kardiologe, Klinik ggf. Hausarzt

Diagnostik	Was erfährt man?	Wo wird es gemacht?
Echokardiografie	Beurteilung von Größe und Form des Herzens, Größe, Pumpleistung der Herzkammern, Funktion und Gestalt der Herzklappen, aber nicht der Herzkranzgefäße	Kardiologe, Klinik, selten auch Hausarzt
Magnetresonanztomografie	vor allem wichtig für die Beurteilung von Größe und Form des Herzens und der Umgebung	Klinik, spezialisierte Praxis
Computertomografie	Beurteilung von Größe und Form des Herzens, Darstellung der Herzhöhlen und der Herzkranzgefäße	Klinik, spezialisierte Praxis
Linksherzkatheter ggf. mit Intervention	Kontrastmittelfüllung der Herzkranzgefäße und damit Feststellung von Verengungen oder Verschlüssen; Möglichkeit der Intervention z. B. durch einen Stent direkt nach Feststellung einer Verengung; Druckmessungen in den linken Herzhöhlen und in der Aorta	Klinik, seltener spezialisierte Praxis
Rechtsherzkatheter	Druckmessung in den rechten Herzhöhlen und in den Lungenschlagadern zur Feststellung eines Lungenhochdrucks (pulmonale Hypertonie); ggf. Kontrastmitteldarstellung der Lungenschlagadern	Klinik, seltener spezialisierte Praxis
EPU (elektrophysiologische Untersuchung), ggf. mit Ablation	dient der genauen Analyse zur Entstehung und Lokalisation von Herzrhythmusstörungen; Herzkatheter-Technik, mit der Rhythmusstörungen auch verödet (abladiert) werden können	Klinik, seltener spezialisierte Praxis
Herzschrittmacher bzw. ICD-Kontrolle	ermittelt die technische Funktion eines Herzschrittmachers und/oder eines implantierbaren Defibrillators (ICD); im Aggregat gespeicherte Herzrhythmusstörungen können bezüglich Häufigkeit und Länge analysiert werden	spezialisierte kardiologische Praxis, Klinik
Spiroergometrie	Belastungsuntersuchung auf einem Ergometer oder Laufband mit Atmung über eine Maske mit Messung der Sauerstoffaufnahme und der Kohlendioxidabgabe; ermittelt die Leistungsfähigkeit und Energiegewinnung, damit Aussage über Funktion der Lunge, des Herz-Kreislauf-Systems und die muskulären Fähigkeiten	spezialisierte kardiologische Praxis, Klinik

Zur Darstellung der Herzkranzgefäße wird daher eine Herzkatheter-Untersuchung notwendig. 1929 hat Werner Forßmann sich selbst im Krankenhaus Eberswalde einen Katheter zum Herzen geschoben, um zu beweisen, dass man damit das Herz untersuchen und möglicherweise auch behandeln kann. Keine 100 Jahre später ist ein Herzkatheter-Eingriff eine Routineuntersuchung, bei der Verengungen oder sogar Verschlüsse der Herzkranzgefäße mit Gabe von Röntgenkontrastmittel in die Kranzgefäße festgestellt und dann sofort behandelt werden können. Auch moderne Verfahren wie die Magnetresonanztomografie (MRT) und die Computertomografie (CT) des Herzens spielen dabei heute zunehmend eine Rolle. Damit ist es möglich, Bilder von den Herzkranzgefäßen zu bekommen, ohne dass ein Herzkatheter eingeführt werden muss. Im Falle einer festgestellten relevanten Engstelle wäre aber auch im Gegensatz zu einer Herzkatheter-Untersuchung keine direkte Behandlung möglich.

Die Tabelle (siehe Seite 16, 17) zeigt auf, welche Untersuchungsmethoden es gibt, wo sie angewandt werden und welche Informationen Arzt und Patient bekommen sollten. Am Anfang steht aber immer das Gespräch, in dem der Patient dem Arzt mitteilt, welche Beschwerden er hat, in welcher Stimmung er sich befindet und welche Sorgen er sich macht. Auch die psychische Situation sollte schon angesprochen werden. Der Arzt wiederum erklärt die Erkrankung und den Umgang damit. Natürlich werden auch hier bereits Fragen des Patienten beantwortet. Es folgt eine körperliche Untersuchung, die dem Arzt zeigt, welche physischen Erscheinungen im Zusammenhang mit der Herzerkrankung stehen. Diese Untersuchung kann beim Hausarzt oder Facharzt gemacht werden.

Unser Herz ist ein unglaublich faszinierendes und solides Organ, wir sollten es respektvoll behandeln!

Herzerkrankungen und deren Therapie

Die Krankheitsbilder des Herzens sind unterschiedlich und in der Regel gut zu unterscheiden. Die wichtigsten Therapien kennt Ihr Kardiologe und wir stellen sie Ihnen vor.

Herzkranzgefäßerkrankung und Arteriosklerose

Immer wieder liest man den Satz: »Die Herzkranzgefäßerkrankung ist die häufigste Todesursache in Deutschland.« Das ist insbesondere für betroffene Menschen zunächst eine beängstigende Tatsache. Aber warum ist denn diese Erkrankung, die auch koronare Herzkrankheit genannt wird, so häufig Todesursache? Eine Statistik über Todesursachen sagt ja letztendlich über die Gefährdung oder die Behandlungsmöglichkeiten eines Einzelnen gar nichts aus.

Diese Erkrankung wird deswegen so häufig als Todesursache angegeben, weil sie so häufig ist. Man kann tatsächlich von einer Volkskrankheit sprechen. Leider muss dazu gesagt werden, dass man durchaus an Durchblutungsstörungen des Herzens sterben kann – insbesondere dann, wenn ein akuter Herzinfarkt abläuft. Andererseits muss betont werden, dass man mit einer Herzkranzgefäßerkrankung auch gut leben kann. Die Behandlungsmöglichkeiten sind über die Jahre immer besser geworden. Man möge sich nur vorstellen, dass noch vor 20 Jahren bei einem akuten Herzinfarkt doppelt so viele Menschen gestorben sind wie heute. Auch im langfristigen Verlauf hat eine gezielte und präzise medikamentöse Behandlung zu klaren Verbesserungen geführt.

Ausgelöst wird die Herzkranzgefäßerkrankung durch eine Gefäßveränderung, die sich »Arteriosklerose« nennt. Diese kann auch in anderen Gefäßabschnitten vorkommen, z. B. im Bereich der Gehirn- oder Extremitätendurchblutung. Mit der Arteriosklerose haben wir eine Erkrankung vor Augen, für oder gegen die der betroffene Patient selbst sehr viel tun kann. Dies soll natürlich ein wichtiger Aspekt der Prävention und der Rehabilitation sein.

Warum ist die Herzkranzgefäßerkrankung so häufig? Es liegt weniger an unseren Genen als vielmehr daran, wie wir Menschen uns in einer Industrienation entwickelt haben. Vom aktiven »Jäger und Sammler« sind wir eigentlich zu einem »Faultier« geworden. Das Leben ist bequem, man muss keine Energie aufwenden, man geht – oder noch besser fährt – einfach in den Supermarkt und kauft ein. Keiner sagt einem, was dabei gut oder schlecht für die Schlagadern und damit auch für die Herzkranzgefäße ist. Die klassischen vier Risikofaktoren für eine Herzkranzgefäßerkrankung und auch für Arteriosklerose anderer Lokalisation – Rauchen, erhöhtes Cholesterin, Bluthochdruck und die Zuckerkrankheit – sind allgegenwärtig. Stress und Übergewicht kommen als Risikofaktoren hinzu.

Beschwerden

Die Verengung der Herzkranzgefäße führt zu Beschwerden im Brustkorbbereich.

Entstehung der Arteriosklerose

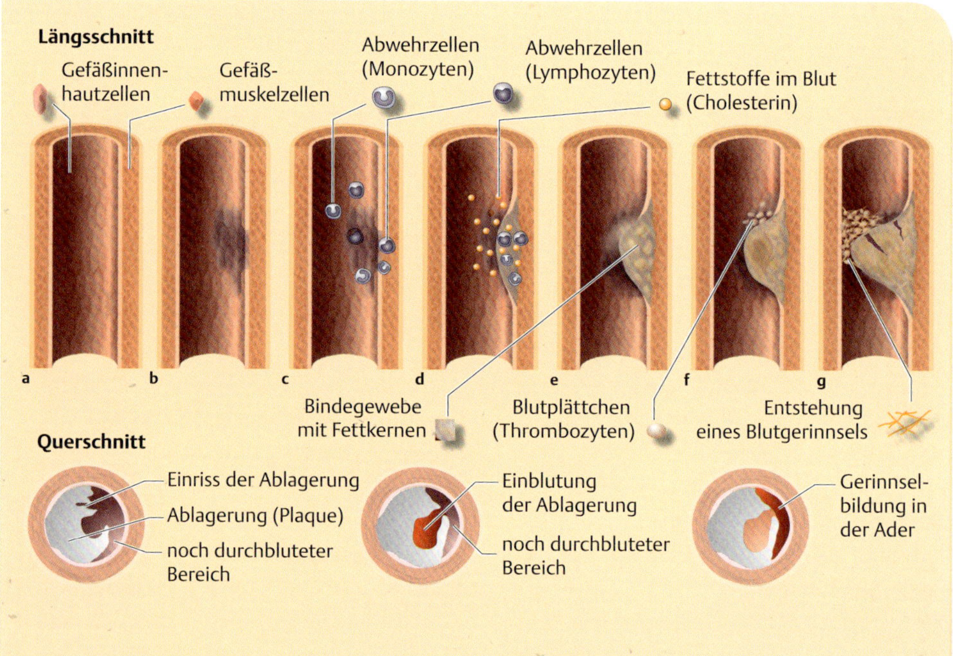

Andreae S. Koronare Herzkrankheit (KHK). In: Andreae S, von Hayek D, Weniger J, Hrsg. Gesundheits- und Krankheitslehre für die Altenpflege. 4. Aufl. Stuttgart: Thieme; 2015

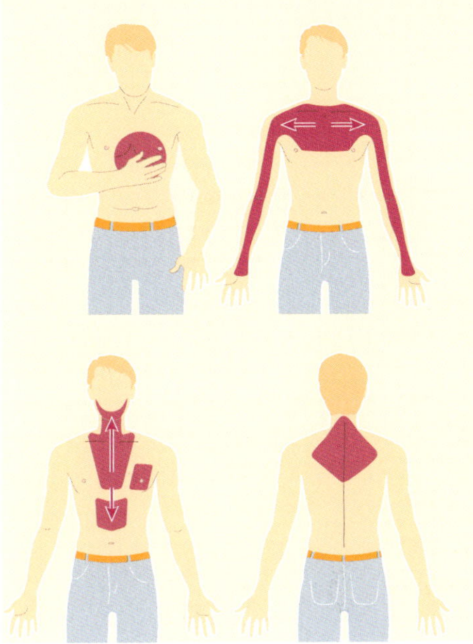

Kobbert E. Symptome. In: Schewior-Popp S, Sitzmann F, Ullrich L, Hrsg. Thiemes Pflege. 13. aktualisierte und erweiterte Auflage. Stuttgart: Thieme; 2017

Beschwerdelokalisationen bei der Angina pectoris

Dieses Symptom nennt man Angina pectoris. Typisch ist dabei eine Enge hinter dem Brustbein, aber auch im Bereich des Magens und zwischen den Schulterblättern. Es kann auch mit einer Ausstrahlung in beide Arme und den Unterkiefer einhergehen. Treten diese Beschwerden länger als 5 Minuten und nicht nur bei anstrengender körperlicher Belastung, sondern auch in Ruhe auf, ist Gefahr im Verzug. Dies kann das Vorliegen eines Herzinfarktes bedeuten, bei dem lebensbedrohliche Komplikationen (z. B. durch Herzrhythmusstörungen) möglich sind. Bezogen auf diese typischen Beschwerden sehen wir im Zusammenhang zwischen Herz und Psyche immer wieder ein wichtiges Phänomen. Hat man einmal »etwas mit dem Herzen«, dann ist die Aufmerksamkeit aus jeder Empfindung, die man im Brustkorb spürt, enorm gesteigert. Ein geringes Stechen oder durch Bewegung oder Druck auslösbare Beschwerden, die vielleicht nur kurz auftreten, haben mit dem Herzen meistens nichts zu tun. Es gibt noch mehr Dinge, die im Brustkorb wehtun können, aber oft völlig harmloser Natur sind. Da das Beschwerdebild für den Unterschied zwischen »ernst« und »harmlos« so wichtig ist, lesen Sie die vorangegangenen Zeilen nochmals durch und werfen Sie dann einen Blick auf die folgende Abbildung. Hier sind die möglichen Beschwerdelokalisationen dargestellt. Ein Infarkt bedeutet, dass sich ein Herzkranzgefäß verschließt. Dadurch geht, wenn nichts passiert, unweigerlich Herzmuskelgewebe zugrunde. Der Herzmuskel kann einen solchen Zustand zwar 3–6 Stunden aushalten, danach kann er sich aber auch bei Behandlung oft nicht erholen und die Folge ist eine Schwächung der Herzfunktion. »Zeit« ist also bei einem akuten Herzinfarkt nicht »Geld« sondern »Herzmuskel«!

Behandlung

Ein frisch in der Klinik diagnostizierter Infarkt wird heute umgehend in einem Herzkatheterlabor behandelt. Dabei wird ein Verschluss des Gefäßes mit einer Ballondehnung beseitigt und in aller Regel durch das Einsetzen von kleinen Gefäßstützen, sogenannte Stents (wie ein kleines Maschendrahtröhrchen), gesichert. Wichtig bei Stents ist – ob mit oder ohne Herzinfarkt eingesetzt – die medikamentöse Nachbehandlung. Im Vordergrund stehen Medikamente, die die Blutplättchen am Verklumpen hindern und damit Blutgerinnseln im Stent vorbeugen. Diese Medikamente (sogenannte Thrombozytenaggregationshemmer) sind dann problematisch, wenn auch andere Gerinnungshemmer, z. B. Marcumar, eingesetzt werden müssen. Dies wäre z. B. bei künstlichen Herzklappen und/oder dem sogenannten Vorhofflimmern der Fall. Diesbezüglich müssen oft fachlich schwierige Entscheidungen getroffen werden, die von Patient zu Patient unterschiedlich aussehen können. Die verschriebenen Blutplättchenhemmer, bei denen ASS (Acetylsalicylsäure) das häufigste Präparat ist, sollten genau wie verordnet eingenommen und nicht ohne Rücksprache mit dem Arzt abgesetzt werden. ASS wird ohnehin bei einer Herzkranzgefäßerkrankung dauerhaft verschrieben.

Weitere wichtige Medikamente sind die Cholesterinsenker, die sogenannten Statine. Diese haben an einer sehr großen Patientenzahl ihre positive Wirkung auf die Schlagadern erwiesen. Der Blutdruck und ggf. auch ein erhöhter Blutzucker sollten gut eingestellt sein. Nach den aktuellen Leitlinien sollte der Ruhe-Blutdruck unter 140/90 mmHg gesenkt werden. Nur bei Diabetikern und schweren Nierenerkrankungen wird eine etwas intensivere Senkung gefordert. Der Merksatz »So niedrig wie möglich« gilt bezogen auf den Blutdruck nicht mehr. Dennoch bleibt ein niedriger Blutdruck für das Herz eine »gute Sache«.

Unterstützung

Was dem Herzen jenseits der ärztlichen Behandlung aber am besten hilft, ist das, was man selbst tun kann. Bewegung im Ausdauerbereich, eine gesunde und ausgewogene Ernährung, die gern mediterran geprägt sein kann, Verzicht auf Zigaretten und ein guter Umgang mit Stress sind hier wichtige Faktoren. Alkohol erhöht den Blutdruck und die Herzfrequenz und ist zudem sehr kalorienreich. Auch die Suchtgefahr sollte nicht unterschätzt werden. Daher sollte Alkohol nur in kleinen Mengen und mit tageweisen Pausen nicht einfach getrunken, sondern wenn dann genossen werden. Ein Bier oder ein Glas Wein am Tag – das gilt schon als Obergrenze. Wer keinen Alkohol mag oder trinken darf, der lässt es einfach.

»Vorbeugung ist die beste Medizin«, wie es so schön heißt, und das gilt insbesondere für die Herzkranzgefäßerkrankung.

Manchmal ist die Motivation zu einem vorbeugenden Verhalten aber schwierig zu erreichen. Unser seelisches Befinden kann auch dazu führen, dass wir unseren »inneren Schweinehund« nur schwer überwinden können. Warum gesund und selbstfürsorgend sein, wenn sowieso »alles Mist« ist. Diese Lebenssituation erklärt gut, warum Depression auch ein Risikofaktor für eine Herzerkrankung, wie z. B. die koronare Herzerkrankung oder eine daraus resultierende Herzschwäche, sein kann. Es geht dabei aber nicht nur um die Verhinderung einer vorbeugenden Lebensweise, sondern auch um das, was Depression (Seite 56) beispielsweise körperlich bewirkt.

Aus einer Herzerkrankung kann sich natürlich auch eine Depression oder Angststörung entwickeln, die so wiederum vorbeugendes Verhalten hemmt. Daher ist es hier sinnvoll, das Herz immer im Zusammenhang mit der Seele zu sehen. Geht es der Seele besser, kann wieder selbstfürsorgender gelebt werden. Und geht es dem Herzen besser, kommt auch die Seele wieder besser klar. Ein Kreislauf, der später nochmal erwähnt werden wird, bei dem man es aber in der Hand hat, den Verlauf in eine positive Richtung zu drehen.

Herzinsuffizienz

Von einer Herzschwäche – medizinisch Herzinsuffizienz – spricht man, wenn das Herz nicht mehr in der Lage ist, den Sauerstoffbedarf des Körpers zu decken. Die Herzschwäche kann vorwiegend die linke, die rechte oder auch beide Herzkammern betreffen. Als Ursache kommen die Herzkranzgefäßerkrankung, langjähriger Bluthochdruck, Herzmuskelentzündungen oder andere Erkrankungen mit einer Schädigung des Herzmuskelgewebes infrage.

Beschwerden

Ist vorwiegend die linke Herzkammer betroffen, so ist Atemnot (vor allem bei körperlicher Belastung) das führende Symptom, da sich das Blut in der Lunge zurückstaut. Ist die rechte Herzkammer betroffen, so sind Wasseransammlungen vor allem in den Beinen (Ödeme) festzustellen, da sich das Blut in den Venen zurückstaut. Die Herzinsuffizienz bewirkt aber auch viele weitere allgemeine Symptome wie z. B. eine Leistungsschwäche.

Behandlung

Es ist heute sehr gut möglich, der Herzinsuffizienz durch eine individuelle medikamentöse Behandlung zu begegnen. Dabei werden Beschwerden gelindert, Krankenhausaufenthalte vermieden und das – auch beschwerdefreie – Leben mit der Herzschwäche verlängert. Schulungen für betroffene Patienten helfen diesen, mit Alltagsproblemen bei Herzschwäche umzugehen. Dennoch ist die Herzinsuffizienz eine Erkrankung, die oft Einschränkungen im Alltag bedeutet und die mit einer eingeschränkten Leistungsfähigkeit einhergehen kann. Sie ist häufig eine Erkrankung mit chronischem Verlauf, die vor allem dann zur Verschlechterung neigt, wenn die medikamentöse Behandlung nicht zuverlässig erfolgt.

Bei Einschränkungen der Pumpleistung der linken Herzkammer muss das Herz häufig durch einen sogenannten ICD (implantierbarer Cardioverter-Defibrillator) geschützt werden. Bei fortgeschrittener Herzschwäche reicht oft auch die medikamentöse Behandlung nicht aus. Die Folgen sind Verfahren wie Herzoperationen, kathetergestützte Klappeneingriffe wie der sogenannte Mitra Clip, das Einsetzen von Herzunterstützungspumpen (LVAD) oder sogar eine Herztransplantation.

Jeder kann sich vorstellen, dass man hier in Bereiche gelangt, die eine starke Einschränkung im Alltag mit sich bringen und die auch psychisch eine enorme Belastung darstellen. Wir machen immer wieder die Erfahrung, dass Menschen mit diesen schwierigen Situationen gut umgehen, zumal oft auch eine Verbesserung des körperlichen Befindens erreicht werden kann. Das betrifft gerade diejenigen, die schon lange mit der Erkrankung leben mussten. Tritt eine solche Situation plötzlich auf, dann kann die Krankheitsverarbeitung natürlich ungleich schwieriger sein. Rein körpermedizinisch sind aber die Fortschritte in der Behandlung der Herzinsuffizienz in den letzten 30 Jahren sehr deutlich. Daher empfehlen wir den betroffenen Menschen unbedingt eine entsprechende Schulung zum Umgang mit der Erkrankung, weil damit der Grundstein für eine bessere Verarbeitung der Situation – auch der psychischen – gelegt werden kann.

Eine gute Behandlung der Herzschwäche, mit der das Herz die alltäglichen Leistungen gut kompensieren kann, ist auch für unsere gedankliche Leistungsfähigkeit (Kognition) und für die Psyche gut. Kognitive Einschränkungen können aber dazu führen, dass die Hirnleistung schlechter wird und damit Vergesslichkeit zunimmt. Das wiederum führt dazu, dass z. B. Medikamente vergessen oder falsch eingenommen werden, was in dem später genauer erklärten Teufelskreis wieder zu einer Verschlechterung der psychischen Situation (oft Depression) und auch wieder der Konzentrationsfähigkeit führt. In diesem Fall ist eine Unterstützung bei der Medikamenteneinnahme durch Familienmitglieder oder einen Pflegedienst sinnvoll. Wenn sich die Pumpfunktion des Herzens im Verlauf der Behandlung bessert, nehmen meist die kognitiven Einschränkungen wieder ab. Grade bei Herzinsuffizienz kann eine genau durchgeführte Behandlung mit Medikamenten, aber auch ein der Situation angepasstes Verhalten zu einer deutlichen Verbesserung der Lebensqualität führen. Früher hieß es, dass bei Herzinsuffizienz jede körperliche Belastung gemieden werden sollte. Das wird heute ganz anders gesehen. Nicht hoch genug einzuschätzen sind dabei Bewegung, Muskeltraining und Ausdauertraining. Diese sollten der Situation bei einer Herzschwäche individuell angepasst werden, was z. B. in einer speziell auf die Herzschwäche ausgerichteten Herzsportgruppe gut umsetzbar ist. Dadurch kann einer Schwächung der Muskulatur vorgebeugt werden. Spezielles Atemtraining kann die Atemmuskulatur stärken und damit das Gefühl von Luftnot mindern. Wichtig sind auch alle anderen Maßnahmen der Selbstfürsorge. Da eine Herzkranzgefäßerkrankung und/oder hoher Blutdruck die häufigsten Ursachen einer Herzschwäche sind, tun auch alle Dinge gut, die dagegen wirksam sind, z.B. eine gesunde ausgewogene, gerne mediterran geprägte Ernährung, Verzicht auf Nikotin und Alkohol und eine allgemein gesundheitsförderliche Lebensweise. Das bereits schwache Herz wird dankbar für eine gute Selbstfürsorge sein.

Merke: Insbesondere durch ein gut dosiertes Bewegungsprogramm kann die Häufigkeit notwendiger Krankenhausaufenthalte deutlich reduziert und die Lebensqualität messbar gesteigert werden, was in vielen Studien wissenschaftlich bestätigt werden konnte.

Hoher oder niedriger Blutdruck

Der »Blutdruck« – ein interessantes Thema. Wirklich ideal kontrolliert wird der Blutdruck fast nie. Entweder er wird gar nicht gemessen oder ständig verbissen kontrolliert und jede Abweichung mit ängstlichen Hintergrundgedanken zur Kenntnis genommen. Allein schon die Angst vor »schlechten Werten« lässt den Blutdruck vor der Messung steigen. Aber ein Satz ist zu Beginn dieses Themas unausweichlich: »Blutdruck muss schwanken!«

Die Blutdruckregulation ist neben der Herzfrequenz das Instrument des Kreislaufs, sich an verschiedene Anforderungen im Alltag anzupassen. Natürlich kann und soll Blutdruck bei körperlicher Belastung oder bei sonstigen Leistungen ansteigen. Wenn der Begriff »Stress« erst einmal nur als »Anpassung an eine gestiegene Leistung« definiert wird, dann ist klar, dass wir einfach auch mal »Blutdruck« brauchen, um leistungsfähig zu sein oder auch um spontan auf ein Problem reagieren zu können. Bei Entspannung sinkt auch der Blutdruck wieder und findet – sofern kein richtiger Bluthochdruck vorliegt – wieder auf die normalen Werte zurück. Da »Entspannung« aber in unserer Gesellschaft selten zu bekommen ist, bleiben oft die hohen Blutdruckwerte. Doch zunächst zu den Fakten, denn es gibt auch (seltener) umschriebene medizinische Ursachen für den Bluthochdruck.

Bluthochdruck ist eine Volkskrankheit. Allein in Deutschland haben 20 bis 30 Millionen Menschen einen zu hohen Blutdruck. Das Problem sind aber letztendlich die Folgeerkrankungen des Bluthochdrucks, die verschiedene Organsysteme betreffen können. Hier sind in erster Linie Folgen für die Gefäße, das Herz, die Nieren und die Augenhintergrundgefäße zu nennen. Insbesondere gilt ein schlecht eingestellter Blutdruck als Risikofaktor für einen Herzinfarkt oder Schlaganfall.

Hoher Blutdruck

Der Blutdruck unterliegt bei jedem Menschen natürlichen Schwankungen. Aufregung oder körperliche Anstrengung erhöhen den Blutdruck – Ruhe, Entspannung und Schlaf erniedrigen ihn. Diese Schwankungen sind normal und dienen der körperlichen Anpassung. Beim Gesunden erreichen die Blutdruck-Werte immer wieder den Normbereich. Erst wenn die Werte dauerhaft hoch sind, muss behandelt werden.

Bei jedem Herzschlag wird Blut aus dem Herzen in die Schlagadern gepumpt. Dabei übt das Blut Druck auf die Gefäßwand aus. Dieser Druck kann gemessen werden und zeigt einen hohen Wert, der durch die Systole des Herzens entsteht (Herz pumpt, hoher Druck) und einen niedrigen Wert, der durch die Diastole zustande kommt (Herz »lässt nach« und füllt sich, niedriger Druck). Bei einem Bluthochdruck (auch Hypertonie oder arterieller Hypertonus genannt) sind die Blutdruckwerte dauerhaft zu hoch.

Die meisten Patienten merken kaum etwas von ihrem hohen Blutdruck. Aber leider kann es auch, ohne dass Betroffene etwas merken, zu einer schleichenden Organschädigung kommen. Symptome wie Kopfschmerzen, Ohrensausen, Schwindel, Gesichtsrötung, Nervosität, Kurzatmigkeit oder auch Schlafstörungen sind unspezifisch, können aber auf erhöhten Blutdruck hinweisen.

Eine frühzeitige Behandlung ist wichtig, um die genannten Folgeschäden zu verhindern. Dabei gibt es Möglichkeiten, dies zu tun, die nicht medikamentös sind, wie z. B. salzarme und gesunde Ernährung, Bewegung, Vermeidung von Übergewicht, Rauchstopp, Reduktion von Alkohol, Vermeidung von Lärmbelastung und Erlernen von Stressbewältigungstechniken sowie Entspannungsverfahren. Eine ausführliche Beschreibung aller Verhaltensänderungen, die bei hohem Blutdruck sinnvoll sind, würde den Rahmen dieses Buches sprengen. Einige Hinweise, die auch bei der nicht medikamentösen Blutdruckeinstellung sehr wirksam sind, finden Sie in den Kapiteln »Bewegung« (Seite 172), »Entspannung« (Seite 196) sowie »Lebenskunst« (Seite 212). Ansonsten möchten wir auf die weiterführende Literatur (Seite 219) im Serviceteil des Buches verweisen.

Merke: Eine gute Blutdruckeinstellung durch Änderung des Lebensstils und durch Medikamente kann Gehirn, Herz, Nieren und Augen schützen. Es ist dadurch möglich, die Gefahr einer Herzerkrankung oder eines Schlaganfalls zu vermindern.

Oft muss der Blutdruck aber auch medikamentös gesenkt werden, um langfristig den Folgeerscheinungen vorzubeugen. Dafür stehen viele Wirkstoffe zur Verfügung, die in der ärztlichen Behandlung individuell eingesetzt werden können.

Die »Weißkittel-Hypertonie«

Ein hektischer Morgen, und dann hat man auch noch einen Arzttermin. Die Arzthelferin betritt den Raum und misst den Blutdruck. »155/90 mmHg! Das ist aber ein bisschen zu hoch!«, sagt sie und verlässt das Zimmer. Dann heißt es warten. Eine halbe Stunde später kommt der Arzt. Er fragt sofort, ob der Blutdruck denn immer so hoch sei, und beginnt mit einer erneuten Blutdruckmessung. »170/85 mmHg!«, sagt er. »Oh, da müssen wir eventuell etwas machen.« Und jetzt drehen sich die Gedanken beim Patienten. In letzter Zeit war der Blutdruck doch in der Selbstmessung immer normal.

Dieses Phänomen gibt es nicht selten. In der emotional belastenden Situation des Arztkontaktes steigt der Blutdruck. Das ist ein Signal unseres vegetativen Nervensystems. Diese Art von Blutdruckanstieg nennt man »Weißkittel-Hypertonie«. Definitionsgemäß bedeutet das erhöhte Blutdruckwerte, die wegen situationsspezifischer Ängste auftreten. Im Vergleich von selbst durchgeführter und ambulanter Messung, sind die Blutdruckwerte in einer Arztpraxis oder Klinik dann tatsächlich höher. Immer wieder kommt es vor, dass Blutdruck- und Pulsmessungen an sich mit einer erhöhten Anspannung und Nervosität einhergehen. Hier ist die Neigung zur ständigen Selbstkontrolle wie z. B. durch Pulsuhren oder sehr häufige Blutdruckmessungen – oft mehrfach direkt hintereinander – sicherlich nicht zielführend. Wie soll man sich z. B. beim Nordic-Walking entspannen, wenn man zwischendurch dauernd auf seine Pulsuhr schaut?

Rein wissenschaftlich gesehen kann auch diese Form des Bluthochdrucks langfristigen Schaden im Sinne von Bluthochdruckfolgen auslösen. Hier ist es weiterhin umstritten, ob so eine »Weißkittel-Hypertonie« auch medikamentös behandelt werden muss.

Zumindest sollte der Blutdruck auch durch Selbstmessungen in maßvollem Abstand im Auge behalten werden. Im Zusammenhang mit dem Thema dieses Buches erachten wir hier vor allem nicht medikamentöse Maßnahmen zur Regulierung des Blutdrucks und des vegetativen Nervensystems als sinnvoll. Es bieten sich das moderate Ausdauertraining, gesunde Ernährung, Gewichtsreduktion und Entspannungsübungen an.

Es gibt auch andere Krankheiten, die Ursache für Bluthochdruck sein können. Selten finden sich hormonbildende Tumoren (z. B. der Nebenniere), welche den Blutdruck hormonell anheben (Conn-Syndrom). Unter einem Phäochromozytom versteht man einen hormonproduzierenden Tumor des Nebennierenmarks, bei dem in höherem Maße Stresshormone freigesetzt werden. Bluthochdruck liegt oft auch bei einer Überfunktion der Schilddrüse (Hyperthyreose) vor. Eine Behandlung der Schilddrüsenüberfunktion führt dann auch zu einer Normalisierung des Blutdrucks. Eine Verengung der Nierenschlagader gibt der Niere das Signal zur Blutdrucksteigerung. Auch Atmungsstörungen im Schlaf mit Atemaussetzern (Seite 74) werden heute als Grund für Bluthochdruck herangezogen. Insgesamt kann aber nur bei 20–30 % der Betroffenen eine solche medizinische Ursache ermittelt werden.

Im Falle des Bluthochdrucks sind Zusammenhänge mit der Psyche wichtig. Zum einen kann erhöhter Blutdruck durch die ständige Aktivierung des autonomen Nervensystems entstehen, zum anderen kann der hohe Blutdruck durch Ängste, Vermeidung von Blutdruckselbstmessung (»Ich habe ständig Angst vor zu hohen Werten«) oder das Vergessen der Medikamente fortbestehen. Eine Behandlung des Bluthochdrucks kann auch vom Einsatz der Techniken aus der Verhaltenstherapie profitieren. Diese zielen in erster Linie auf Stressmanagement und die Reduktion von Spannungs- und Erregungszuständen ab. Ergänzend ist das Erlernen von Entspannungstechniken sinnvoll. Dazu gehören z. B. Autogenes Training, Progressive Muskelrelaxation, Qigong (Seite 172, 196).

Niedriger Blutdruck

Blutdruck kann auch niedrig sein, was im Falle von Beschwerdefreiheit eine gute Sache ist. Am häufigsten sehen wir im medizinischen Alltag die Hypotonie – so nennt sich ein zu niedriger Blutdruck – im Falle einer medikamentösen Behandlung, z. B. bei Herzschwäche. Hier will man ja das Herz entlasten und es nicht gegen hohen Druck im Kreislauf ankämpfen lassen. Aber auch eigenständig kann der Blutdruck niedrig sein.

Niedriger Blutdruck ist häufig. Von niedrigem Blutdruck spricht man, wenn Werte unter 100/110 zu 60 mmHg gemessen werden. Das wird oft nicht bemerkt und ist nur sehr selten schädlich, kann aber mit Symptomen wie Müdigkeit, Schwindel, Herzrasen, Sternchen-Sehen oder Ohrensausen einhergehen. Auch eine Bewusstlosigkeit kann möglich sein. Besonders häufig tritt Schwindel auf, wenn man aus dem Liegen schnell aufsteht oder an einem heißen Tag nicht ausreichend Flüssigkeit zu sich nimmt. Das Blut »versackt« dann in den Beinen und es braucht einige Zeit, bis sich der Blutdruck wieder reguliert. Dabei kann

Einteilung des Blutdrucks

Einteilung	systolisch	diastolisch
optimal	< 120 mmHg	< 80 mmHg
normal	120–129 mmHg	80–84 mmHg
hoch-normal	130–139 mmHg	85–89 mmHg
Hypertonie Grad I (mittelgradiger Bluthochdruck)	140–159 mmHg	90–99 mmHg
Hypertonie Grad II (mittelgradiger Bluthochdruck)	160–179 mmHg	100–109 mmHg
Hypertonie Grad III (schwerer Bluthochdruck)	≥ 180 mmHg	≥ 110 mmHg
isolierte systolische Hypertonie	≥ 140 mmHg	< 90 mmHg

sich der Blutdruck auch ohne Medikamente wieder normalisieren. Eigentlich sollte niedriger Blutdruck als ein Symptom und nicht als Erkrankung bezeichnet werden. Dennoch kann ein niedriger Blutdruck – ob nun eigenständig oder durch die medikamentöse Behandlung beispielsweise einer Herzerkrankung – sehr verunsichern. Das ist vor allem dann der Fall, wenn dadurch Symptome entstehen und der niedrige Blutdruck dauerhaft besteht.

Es gibt viele Möglichkeiten, etwas gegen niedrigen Blutdruck zu tun. Körperliche Aktivität wie Joggen, Schwimmen oder Radfahren bringen den Kreislauf in Schwung. Als Hausmittel bei niedrigem Blutdruck können kalte Güsse, Kompressionsstrümpfe, eine Tasse Kaffee, grüner oder schwarzer Tee am Morgen kreislaufstimulierend wirken. Eine ausreichende Trinkmenge (als auch mit Einschränkung, eine erhöhte Salzaufnahme) erhöhen das Blutvolumen und damit den Blutdruck.

Medikamente wie Sympathomimetika oder Dihydroergotamin erhöhen den Blutdruck, sollten aber zur Behandlung von niedrigem Blutdruck bis auf wenige Ausnahmen nicht eingesetzt werden. Es können schwerwiegende Nebenwirkungen wie Herzrhythmusstörungen oder eine verminderte Durchblutung von Extremitäten und Organen auftreten.

Merke: Im Gegensatz zu Bluthochdruck ist niedriger Blutdruck so gut wie nie schädlich, da dadurch keine Gefäß- und Organschäden ausgelöst werden. Das Risiko für einen Schlag-

anfall oder Herzinfarkt steigt nicht. Niedriger Blutdruck fühlt sich gelegentlich schlecht an, ist aber sozusagen eine Lebensversicherung. Hoher Blutdruck fühlt sich oft gut an, ist aber langfristig gefährlich, wenn er nicht behandelt wird!

Blutdruckwerte

Gemessen wird der Blutdruck in mmHg (Millimeter Quecksilbersäule). Der optimale Blutdruck liegt bei weniger als 120 mmHg systolisch und weniger als 80 mmHg diastolisch. Sie sehen die Grenzbereiche, die für den Blutdruck gelten in der Tabelle auf Seite 29.

Herzklappenerkrankungen

Bei Erkrankungen der Herzklappen kann es sich um angeborene oder erworbene Störungen handeln. Probleme an den Herzklappen können durch eine vorangegangene Infektion der Herzklappen oder durch ein früheres rheumatisches Fieber entstehen. Angeborene Herzfehler fallen oft schon in der Kindheit auf. Manche werden aber erst später im Leben diagnostiziert, wie z. B. der Mitralklappenprolaps. Diese Klappenfehler betreffen am häufigsten die Aorten- und die Mitralklappe. Auch die Klappen des rechten Herzens können in seltenen Fällen betroffen sein. Klappenfehler fallen oft durch das Abhören der Herzgeräusche mit einem Stethoskop auf. Sehr gut und einfach lassen sie sich durch eine Herz-Ultraschalluntersuchung (Echokardiografie) diagnostizieren. Dabei ergeben sich zwei relevante Störungen. Zum einen kann eine Klappe zu eng sein (Stenose), zum anderen kann die Klappe undicht werden, sodass Blut in die falsche Richtung zurückfließt (Insuffizienz). Dabei ist es in diesem Zusammenhang wichtig zu erwähnen, dass auch ganz gesunde Klappen eine leichte Insuffizienz aufweisen können. Dies ist ein Befund, der häufig bei einer Echokardiografie erhoben werden kann. Eine leichte Insuffizienz ist dabei nur selten behandlungsbedürftig – auch im Langzeitverlauf. Bei hochgradigen Stenosen oder Insuffizienzen ist es oft wichtig, operativ einzugreifen, bevor es nicht wiedergutzumachende Folgen am Herzen gibt.

Beschwerden

Herzklappenfehler werden oft zu einem Zeitpunkt zufällig entdeckt, an dem sie noch keine Beschwerden hervorrufen. So können sie als Zufallsbefund bei Abhören des Herzens oder bei einer Echokardiografie entdeckt werden. Die meisten dieser Herzklappenfehler sollten operativ behandelt werden, wenn sie möglichst noch wenig Beschwerden verursachen. Bei Fortschreiten eines Klappenfehlers kann es zu Symptomen der Herzschwäche (Luftnot, Leistungsknick und Wassereinlagerungen) und/oder zu Herzrhythmusstörungen kommen. Werden Herzklappen zu eng, dann kann auch

Schwindel oder Bewusstlosigkeit als Symptom auftreten.

Behandlung

Die vor dem Herzklappenfehler liegende Herzhöhle wird meistens durch Druck (bei der Stenose) oder durch das zusätzlich zu pumpende Volumen (bei der Insuffizienz) erheblich belastet. Trotzdem können manche Herzklappenfehler länger beobachtet werden, ohne dass eine Behandlung notwendig ist. Manchmal ergibt sich aber dann die Indikation zu einer operativen Herzklappenreparatur oder zu einem Ersatz der Herzklappe durch eine biologische oder mechanische Prothese.

Insbesondere bei der mechanischen Prothese besteht eine lebenslange Notwendigkeit zur Einnahme einer medikamentösen Gerinnungshemmung. Immer häufiger kommt es zu einem Herzklappenersatz bzw. einer Korrektur durch eine Herzkatheter-Technik. Diese Eingriffe werden in Zukunft eine wichtige Rolle spielen und haben im Falle der Aortenklappe schon den medizinischen Alltag erreicht. Auch wenn Komplikationen einer Herzklappenoperation insgesamt selten sind, so kann es doch zu Funktionsstörungen oder schlimmstenfalls Infektionen von operativ korrigierten oder ersetzten Herzklappen kommen. Zur Vorbeugung gegen solche Infektionen werden Patienten mit umfangreichen Herzklappeneingriffen über die Durchführung einer sogenannten Endokarditisprophylaxe aufgeklärt. Dies bedeutet, dass vor und nach geplanten Eingriffen (wie z. B. Zahnbehandlungen) prophylaktisch Antibiotika eingenommen werden.

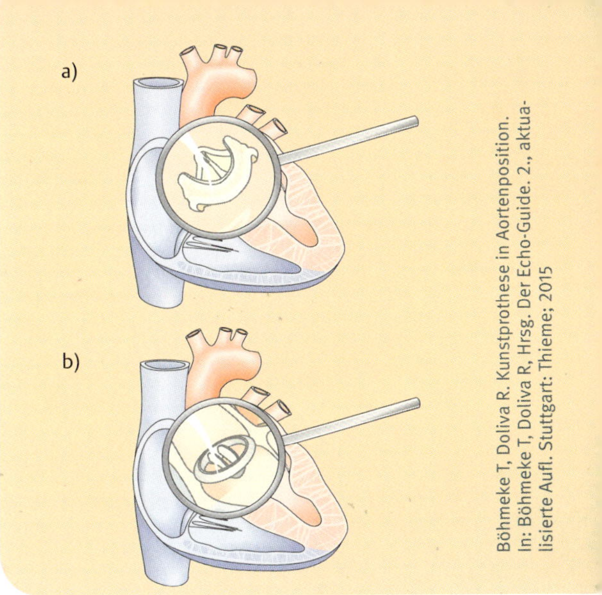

Herzklappenprothesen in Position der Aortenklappe: biologische Prothese (a), mechanische Prothese (b)

Wie bei allen Herzerkrankungen sind auch Probleme mit den Herzklappen oder das Leben mit einer biologischen bzw. mechanischen Herzklappenprothese von psychischen Reaktionen begleitet. Oft wird ein fehlendes Vertrauen in »diese Fremdkörper« beklagt. Das Ticken mechanischer Herzklappen wird als störend oder gar beängstigend empfunden, obwohl die Kardiologen immer sagen: »Eine mechanische Klappenprothese, die klickt, ist in Ordnung und funktioniert!« Häufig wird beklagt, dass doch vor der Operation noch gar keine Beschwerden vorlagen. Genau das ist aber ein wichtiger Punkt. Die meisten Klappenfehler werden am besten dann operiert, wenn sie noch keine Beschwerden verursachen. Auch bei diesem Thema stehen der medizinische Fortschritt, der uns sehr gute Behandlungsmöglichkeiten bei Klappenfehlern ermöglicht, und das Misstrauen gegen den Eingriff in starkem Gegensatz. Obwohl die Operation oft zu einer deutlichen körperlichen Verbesserung führt, hinterlässt sie häufig psychische Probleme.

Merke: Leichte Undichtigkeiten (Insuffizienzen) von Herzklappen und auch von Herzklappenprothesen sind ein häufiger Nebenbefund und müssen meistens nur beobachtet und nicht behandelt werden.

Herzrhythmusstörungen

Herzrhythmusstörungen sind sicher die Erkrankung des Herzens, die für Patienten am schwersten verständlich und vorstellbar ist. Dabei stellt sich natürlich zunächst die Frage, was überhaupt ein normaler Herzrhythmus ist. Unser Herz besteht ja aus vier Höhlen: zwei Vorhöfen, die das Blut sammeln und dann in die Kammern pumpen, und zwei Hauptkammern, die das Blut entweder in die Hauptschlagader und damit in den ganzen Körper oder in die Lungenschlagader pumpen. Am Dach unseres rechten Vorhofes gibt es einen Taktgeber, den wir Sinusknoten nennen. Dieser Knoten besteht aus Zellen, die tatsächlich in der Lage sind, eine elektrische Spannung aufzubauen. Der Strom fließt dann über den Herzmuskel und bringt die Herzmuskelzellen dazu, sich zusammenzuziehen. Der Vorgang der sogenannten Reizbildung und Reizleitung ist dabei lebenswichtig, denn nur wenn dieser Strom fließt, schlägt auch unser Herz.

Unter alltäglichen Bedingungen schlägt unser Herz 60–100-mal pro Minute. Bei sportlicher Belastung schlägt es natürlich auch mal schneller, in Ruhe und im Schlaf auch mal langsamer. Ist das Herz zu schnell, sprechen wir von einer »Tachykardie«. Ist das Herz zu langsam sprechen wir von einer »Bradykardie«. Daher unterscheiden wir zwischen bradykarden und tachykarden Herzrhythmusstörungen.

Beschwerden

Die zentrale Frage war ja: Wann wird es denn nun gefährlich und wann nicht? Die Klärung von Art und Gefährlichkeit eventueller Herzrhythmusstörungen sollte insbesondere bei immer wiederkehrendem plötzlichem Herzrasen, Herzstolpern oder gar Schwindel und Bewusstlosigkeit durch eine Klinik oder den Facharzt erfolgen. Dies sollte vor allen Dingen erfolgen, wenn sie auch noch mit Symptomen wie Engegefühl in der Brust (Angina pectoris) oder Luftnot begleitet sind. Viele Herzrhythmusstörungen – insbesondere die, die ihren Ursprung in den Herzvorhöfen haben – werden möglicherweise als unangenehm empfunden, gelten aber als eher harmlos und gut therapierbar. Dazu gehören das »gutartige Herzrasen« (paroxysmale supraventrikuläre AV-Knoten-Reentry-Tachykardie), aber auch Extraschläge aus den Vorhöfen oder Herzkammern. Besonders diese Extraschläge kommen mit oder ohne Herzerkrankung häufig vor und werden als kurzes Herzstolpern oder als kurzer Aussetzer empfunden und rufen oft Ängste hervor. Sie gelten aber eher als gefahrlos, sollten allerdings bei Zunahme oder sonstigen Symptomen weiter abgeklärt werden. Wichtig ist auch die Rolle des sogenannten »Vorhofflimmerns«, der häufigsten Herzrhythmusstörung überhaupt. Hier ist es nicht die Herzrhythmusstörung, die eine akute Gefahr bedeutet, sondern die eventuellen langfristigen Folgen. Bei Vorhofflimmern ziehen sich die Herzvorhöfe nicht mehr richtig zusammen, sie »flimmern« nur noch und das bedeutet, dass sich im linken Vorhof ein Blutgerinnsel bilden kann.

Wann droht Gefahr?

Zunächst ein wichtiger Satz: Die Herzrhythmusstörung, die uns wirklich gefährlich wird und die zum plötzlichen Herztod führt, bemerken wir gar nicht. Sie nennt sich »Kammerflimmern« und sie führt zu einem plötzlichen kompletten Versagen der Herzpumpleistung. Das führt nach wenigen Sekunden zur Bewusstlosigkeit und ist tatsächlich oft tödlich. Nach wenigen Minuten kommt es zu irreversiblen Schäden, vor allen Dingen durch die verminderte Blutversorgung des Gehirns.

Wer kann diese Herzrhythmusstörung verbunden mit einem plötzlichen Herztod bekommen? Im Prinzip jeder Mensch – es ist nur eine Frage der Wahrscheinlichkeit. Gefährdet ist natürlich doch derjenige, welcher unter einer Herzerkrankung leidet. Gefährdet ist aber insbesondere jemand, der nicht von dieser Erkrankung weiß und bei dem keine Diagnostik oder Behandlung durchgeführt wurde. So ist z. B. der plötzliche und akute Herzinfarkt durch Verstopfung eines Herzkranzgefäßes die häufigste Ursache für Kammerflimmern und den plötzlichen Herztod.

Merke: Daher gilt – und daran muss immer wieder erinnert werden – bei Verdacht auf einen Herzinfarkt: sofort die Notrufnummer 112 wählen.

Behandlung

Wenn Menschen mit chronischem oder auch anfallsartigem Vorhofflimmern leben müssen, so ist eine blutgerinnungshemmende Behandlung (z. B. mit Marcumar und ähnlichen Präparaten, u. a. auch neuere Präparate mit den Wirkstoffen Rivaroxaban, Apixaban, Edoxaban oder Dabigatran) unabdingbar, um die Bildung und das eventuelle Abwandern eines solchen Gerinnsels und damit einen Schlaganfall durch Verstopfung von Schlagadern im Gehirn zu verhindern.

Das wirksamste Mittel gegen das Kammerflimmern ist der Defibrillator. Diese Geräte geben einen Stromstoß an gezielter Stelle auf das Herz. Die elektrische Aktivität wird dadurch für kurze Zeit komplett blockiert und der Sinusknoten kann wieder mit seiner Aktivität beginnen. Das Wichtigste ist, dass ein Mensch, der plötzlich bewusstlos wird und auch nicht atmet, möglichst umgehend mit einer Herzdruckmassage behandelt wird. Dadurch kann die Durchblutung des Gehirns aufrechterhalten werden. Dabei sollte aber nicht vergessen werden, Hilfe herbeizuholen. Als Erstes muss die Rettungskette durch Rufen des Rettungsdienstes unter 112 gestartet werden.

Defibrillatoren sind in Kliniken und auf dem Rettungswagen im Routineeinsatz. Auf öffentlichen Plätzen, an denen viele Menschen sind (Flughäfen, Bahnhöfe, Einkaufszentren usw.), findet man immer häufiger sogenannte AED. Diese automatischen Defibrillatoren können auch von Laien oder am Gerät ausgebildetem Personal verwendet werden. Haben Menschen wegen einer deutlichen Einschränkung der Pumpleistung der linken Herzkammer ein erhöhtes Risiko eines plötzlichen Herztods durch Kammerflimmern, so kann heute schon ein implantierbarer Defibrillator (ICD) in Größe eines Herzschrittmachers eingesetzt werden, der wie andere Sicherheitssysteme (z. B. Airbag) lebensrettend sein kann. Zurzeit werden – auch vorbeugend – in Deutschland jedes Jahr etwa 30.000 solcher Geräte implantiert, und das mit steigender Tendenz.

Eine weitere gefährliche Situation kann entstehen, wenn die elektrische Aktivität pausiert und das Herz dann auch nicht schlägt. Dies kann zu Pausen der Herzaktivität oder zu einem sehr langsamen Puls führen. In diesem Falle verspricht der operative Einbau eines Herzschrittmachers eine gute Lösung.

Für viele Situationen, ob nun gefährlich oder eher harmlos, hat die heutige Medizin sehr gute Lösungen. Der eigene Lebensstil spielt auch eine Rolle. So können auslösende Faktoren wie ein Übermaß an Alkohol, Zigaretten, Kaffee vermieden werden. Wir brauchen ein gutes Verhältnis von Anspannung und Entspannung und Blutsalze wie Kalium und Magnesium sollten bedacht werden. Bei betroffenen Patienten sollten sie häufiger im Blut gemessen werden. Es gibt auch Medikamente gegen Herzrhythmusstörungen, die allerdings in die Hände von damit erfahrenen Kardiologen gehören. Für viele Herzrhythmusstörungen besteht heute die Möglichkeit der sogenannten Katheterablation, bei der mittels Herzkatheter ein kranker Taktgeber verödet werden kann. Wenn auch nicht bei allen Herzrhythmusstörungen, so kann doch bei einigen Diagnosen hier in über 90 % der Fälle mit Heilung gerechnet werden.

Welche Rolle könnte Herzsport spielen?

Bei der Diagnose von Herzrhythmusstörungen sollte der behandelnde Arzt oder Kardiologe zunächst gefragt werden, ob Herzsport in der aktuellen Situation durchgeführt werden darf. Es gibt nur wenige wissenschaftliche Daten über die Bedeutung von Herzsport in der Behandlung von Herzrhythmusstörungen. Grundsätzlich gilt aber, dass viele auslösende Erkrankungen des Herzens, darunter die häufigsten wie die Herzkranzgefäßerkrankung und auch die Herzschwäche, sehr positiv auf ein regelmäßiges und der Situation angepasstes Training reagieren. Ist das Herz gut durchblutet und trainiert, wird sicher auch die Neigung zu Herzrhythmusstörung durch den Herzsport positiv beeinflusst.

Das Wechselspiel von Herzrhythmusstörungen und unserer Psyche ist sehr intensiv. Das hat in hohem Maße damit zu tun, dass die Problematik so schwer greifbar oder verstehbar ist. Zudem werden Herzrhythmusstörungen wie oben beschrieben »immer« als gefährlich gedeutet. In diesem Zusammenhang ergibt sich häufig eine psychische Reaktion auf die Diagnose »Herzrhythmusstörungen«, oft geprägt durch Angst und Verunsicherung. Das Verstehen der Diagnose und deren Gefährlichkeit ist eine wichtige Grundlage dafür, die psychische Reaktion abzudämpfen. Hier ist die Kommunikation in Rahmen der ärztlichen Behandlung sehr wichtig. Auf dieses sehr wichtige Thema kommen wir noch zurück.

Angeborene Herzfehler und seltene Herzerkrankungen

Die Situation bei angeborenen Herzfehlern ist sehr vielfältig. Es gibt angeborene Herzfehler, die bereits in sehr früher Kindheit zu aufwendigen operativen Eingriffen führen und die ein Leben lang in einer Spezialambulanz nachverfolgt werden müssen. Die Betroffenen sind oft lebenslänglich mit ihrer Erkrankung konfrontiert und daher irgendwann sehr erfahren im »Patient-Sein«. Oft erleben wir hier einen geübten, sachlichen und sehr informierten Umgang mit der Herzerkrankung. Insbesondere bei Verschlechterung der gesundheitlichen Situation oder durch wiederholte operative Eingriffe, kann es zu psychischen Begleiterscheinungen kommen, die entsprechend beigleitet werden müssen.

Angeborene Herzfehler können aber ebenfalls lange unbemerkt bleiben und erst später im Leben diagnostiziert werden. Das kann auch seelisch eine größere Belastung sein, insbesondere, wenn aufwendige Therapien erforderlich werden.

So ist es auch bei seltenen Herzerkrankungen, die oft schwer zu diagnostizieren sind und daher häufig lange nicht erkannt wurden. Auch Erkrankungen der Hauptschlagader (Aorta) können manchmal nur als Zufallsbefund oder durch einen damit verbundenen Notfall diagnostiziert werden. Dieser Umstand führt darüber hinaus oft zu einem Misstrauen gegen die Fähigkeiten oder – so möchte man meinen – Unfähigkeiten der behandelnden Ärztinnen und Ärzte. Somit kann es schwierig werden, sich auf eventuelle sogar dringend notwendige Therapien einzulassen. Die daraus resultierende begleitende psychische Belastung kann erheblich sein und den Krankheitsverlauf negativ beeinflussen. Gerade bei den seltenen Erkrankungen stellt sich immer die Frage: »Warum gerade ich?!« Leider ist es nicht möglich, im Rahmen dieses Ratgebers alle Herzerkrankungen detailliert vorzustellen. In der psychokardiologischen Behandlung wird aber auf die Betroffenen mit seltenen Herzkrankheiten besonders eingegangen.

Fallbeispiel

Anna B.

» *Wir erinnern uns an Anna – eine Patientin mit einem schweren angeborenen Herzfehler: Ihr war ein permanenter Sauerstoffmangel durch eine bläuliche Hautfarbe deutlich anzusehen. Das war ihr jedoch bereits seit ihrer Kindheit bewusst und sie konnte unglaublich gut damit umgehen. Anstatt den Kopf in den Sand zu stecken, freute sie sich über jeden kleinen Erfolg während ihrer Reha. Sie wurde von ihren Mitpatienten immer wieder bemitleidet. Viele sahen, welches Ausmaß eine Herzerkrankung annehmen kann, und konnten dadurch die eigene Krankheit teilweise relativieren. Anna konnte durch ihren offenen und positiven Umgang mit ihrer Krankheit andere stark motivieren. Zu diesem Zeitpunkt war sie die kränkste Patientin unserer Klinik, hatte aber die positivste Einstellung. Sie hat damit ihren Mitpatienten etwas geben können, was eine ärztliche Behandlung oft nicht leisten kann. Die Mitarbeitenden unserer Klinik haben Anna nie vergessen.* «

Es ist besser, ein einziges kleines Licht anzuzünden, als die Dunkelheit zu verfluchen.

Konfuzius (551–479 v. Chr.), chinesischer Philosoph

Herzmedikamente

Neben der Änderung von gesundheitsschädlichen Verhaltensweisen ist oft die medikamentöse Behandlung die wichtigste Säule der Therapie von Herz-Kreislauf-Erkrankungen. Nicht zuletzt durch den Einsatz moderner Wirkstoffe konnte die Sterblichkeit bei Herz-Kreislauf-Erkrankungen in den letzten Jahrzehnten erheblich reduziert werden.

Auch die Komplikationen bei den jeweiligen Herzerkrankungen wie Herzinfarkt, Schlaganfall und Krankenhauseinweisungen konnten verringert werden. Die Risikofaktoren für eine Herzkranzgefäßerkrankung können z. B. durch medikamentöse Wirkstoffe positiv beeinflusst werden. Der Herzmuskel kann bei Herzschwäche entlastet werden, sodass er »besser klarkommt« und die Symptome der Herzschwäche weniger ausgeprägt sind oder gar nicht auftreten. Der Blutzucker, die Blutgerinnung oder der Blutdruck und das Cholesterin können behandelt werden. Dabei scheint es bei einigen Menschen aber nicht zu einer

Rückgang der Sterblichkeit bei Herzkranzgefäßerkrankung durch medizinischen Fortschritt und Medikamente (Daten aus: A Tale of Coronary Artery Disease and Myocardial Infarction, Elizabeth G. Nabel, M.D., and Eugene Braunwald, M.D. N Engl J Med 2012; 366: 54–63)

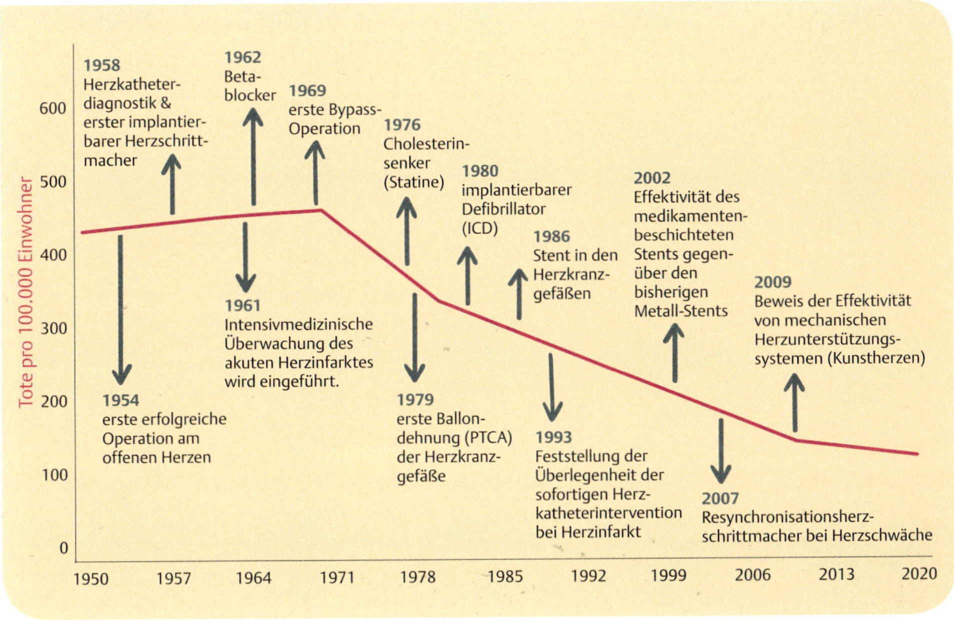

Verbesserung der Lebensqualität zu kommen, da das Einnehmen von Medikamenten oft auf Platz 1 der unangenehmen Krankheitsfolgen steht. Auch wenn die heute angewendeten Wirkstoffe in der Regel als gut verträglich bezeichnet werden dürfen, können Medikamente tatsächlich Nebenwirkungen auslösen, die in der Behandlung beachtet und thematisiert werden müssen. Psychische Nebenwirkungen dieser Medikamente kommen sehr selten vor. Die folgende Tabelle gibt einen Überblick über die am häufigsten verwendeten Wirkstoffgruppen.

Misstrauen gegen die Behandlung

Benötigt man eine medizinische Behandlung, fällt es manchmal schwer, Vertrauen in die Behandlungsmethode zu entwickeln. Oft versteht man nicht mehr, welche Absicht verfolgt werden soll. Selbst Fragen, ob ein Eingriff tatsächlich sinnvoll ist oder das Ganze nur wegen

Die wichtigsten Medikamente in der Kardiologie

Wirkstoffgruppe	Name	Wirkung	Anwendung	Wichtigste unerwünschte Nebenwirkungen
ACE-Hemmer	Wirkstoffname endet auf »-pril« (z. B. Ramipril, Enalapril)	Erweiterung der Gefäße durch Blockierung bestimmter Kreislaufhormone	Bluthochdruck, Herzschwäche	Reizhusten, Allergieerscheinungen, niedriger Blutdruck
Beta-Blocker	Wirkstoffname endet auf »-olol« (z. B. Metoprolol, Bisoprolol)	blockiert die Wirkung von Stresshormonen auf das Herz, dadurch blutdruck- und herzfrequenzsenkend	Bluthochdruck, Herzrhythmusstörungen, Herzschwäche	Müdigkeit, langsamer Puls, Schwindel, niedriger Blutdruck, Verdauungsbeschwerden
Cholesterinsenker	Wirkstoffname endet auf »-statin« (z. B. Simvastatin, Atorvastatin, Rosuvastatin)	Senkung des LDL-Cholesterins, »gefäßglättende« Wirkung bei Durchblutungsstörungen durch Arteriosklerose	Herzkranzgefäßerkrankung, Arteriosklerose an anderen Gefäßen	Störungen im Muskelstoffwechsel mit Muskelschmerzen, Anstieg der Leberenzyme
AT-I-Antagonisten	Wirkstoffname endet auf »-sartan« (z. B. Valsartan, Candesartan)	Erweiterung der Gefäße durch Blockierung bestimmter Kreislaufhormone	Bluthochdruck, Herzschwäche	Schwindel, Kopfschmerzen, niedriger Blutdruck, Atemwegsinfektionen

Wirkstoffgruppe	Name	Wirkung	Anwendung	Wichtigste unerwünschte Nebenwirkungen
ARNI	Sacubitril kombiniert mit Valsartan	Hemmung des Abbaus von Hormonen, die bei Herzschwäche schützend für Herz und Körper sind; Entlastung des Herzmuskels durch Gefäßerweiterung	Herzschwäche	Blutdruckabfall, Schwindel, Kopfschmerzen, Blutarmut
Thrombozytenaggregationshemmer	ASS, Clopidogrel, Ticagrelor, Prasugrel	verhindern das »Verkleben« von Blutplättchen und damit die Gerinnselbildung in den Schlagadern	Herzkranzgefäßerkrankung, Arteriosklerose an anderen Gefäßen	bei ASS Magenreizung bis hin zum Magengeschwür, Allergie, Blutung
Blutgerinnungshemmer	Phenprocoumon (Marcumar, Falithrom), Dabigatran, Rivaroxaban, Apixaban, Edoxaban	blockieren Blutgerinnungsfaktoren	Erkrankungen, die mit einer Gerinnselbildung einhergehen können (Lungenembolie, Thrombose, Vorhofflimmern); bei künstlichen mechanischen Herzklappenprothesen ist nur Phenprocoumon zugelassen und dauerhaft erforderlich.	vermehrte Blutungsgefahr
SGLT-2-Hemmer	Wirkstoffname endet auf »-gliflozin« (z.B. Dapagliflozin, Empagliflozin)	vermehrte Glukoseausscheidung über die Niere führt zu einer Blutzuckersenkung, aber durch Entwässerung; leichte Blutdrucksenkung zu positiven Wirkungen auch bei Herzschwäche	Diabetes Mellitus Typ II, Herzschwäche mit reduzierter und erhaltener Pumpfunktion der linken Herzkammer	Entzündungen im Intimbereich (Hygiene beachten!), Harnwegsinfekte, vermehrte Flüssigkeitsausscheidung, selten sog. Ketoazidose

des Profits für die Klinik gemacht wird, können aufkommen. Krank sein und behandelt werden zu müssen, bedeutet heute häufig, ein Misstrauen zu haben. Das war früher nicht so. Menschen besaßen ein »Gottvertrauen« oder glaubten an den Arzt. Es war unüblich, dem Arzt zu widersprechen. Er gab Anordnungen, die nicht hinterfragt wurden. Das hat interessanterweise (zusammen mit dem Gottvertrauen) den Menschen oft geholfen. Es gab ja auch keine echte Möglichkeit, das zu hinterfragen. Das ist heute anders geworden. Wir können ja jederzeit »Dr. Google« (Seite 150) befragen. Oft stoßen wir dabei auf verwirrende Angaben. Auch hier wissen wir nicht mehr, was nun stimmt. »Vertrauen« gelingt uns nicht mehr so leicht.

Vielleicht gibt es aber doch eine Möglichkeit. Diese wird »partizipative Entscheidungsfindung« genannt. Es bedeutet eine gemeinsame Entscheidung für oder bewusst gegen eine Behandlung. Hier muss gemeinsam gezielt der Frage nachgegangen werden, welche Vorteile und Nachteile eine Behandlung hat und welche Alternativen es gibt. Diese Fragen dürfen auch ganz klar an den Arzt gestellt werden. Dabei besteht für ihn dann die Möglichkeit, auch die Einnahme von Medikamenten plausibel zu machen, so dass sich der Patient bewusst dafür – oder auch dagegen – entscheiden kann.

Es bleibt aber eine wichtige und wissenschaftlich eindeutig nachvollziehbare Tatsache, dass die Prognose – also die Frage »Was wird aus der Herzerkrankung?« – und auch das Beschwerdebild durch eine gut eingestellte medikamentöse Behandlung deutlich verbessert werden können.

Merke: Nie zuvor hatten wir so viele gute Medikamente und nie zuvor hatten wir so viel Misstrauen gegen eine Behandlung wie heute.

Elektrische Implantate

Unser Herz benötigt elektrische Impulse, um zu schlagen. Sollten diese Impulse nicht gebildet oder nicht auf die Herzkammern übergeleitet werden, so kann unser Herz zu langsam schlagen oder eine Pause machen. Schlimmstenfalls kann so etwas zu Symptomen wie z. B. Schwindelattacken bis hin zu einer kurzen Bewusstlosigkeit führen. Das ist manchmal schwer zu diagnostizieren. Da bei manchen Betroffenen die Symptome sehr selten auftreten, kann das Problem mitunter nur durch die Implantation eines kleinen Ereignisrekorders erkannt werden. Gelegentlich finden sich aber schon Hinweise in einem EKG oder einem 24-Stunden-EKG.

Herzschrittmacher

Wenn die Herzschlagfolge so langsam ist, dass dies zu Beschwerden führt, ergibt sich dabei die Indikation zu einer Herzschrittmacherimplantation. Ein Herzschrittmacher ist ein kleines Gerät, das unterhalb des Schlüsselbeins eingesetzt wird. Es führt eine oder mehrere (meistens zwei) Sonden zum Herzen. Auf diese Weise können die Herzströme permanent wahrgenommen werden. Fällt ein elektrischer Impuls, und damit der darauffolgende Herzschlag aus, so gibt der Herzschrittmacher unbemerkt die kleinen Stromimpulse ab, die das Herz zum Schlagen braucht. Diese Technik ist heute als sehr sicher zu bewerten, Komplikationen sind eher selten. Wie bei jeder Operation kann es aber zu Infektionen kommen. Auch die Tatsache, von einem technischen Gerät (zumindest teilweise) abhängig zu sein, bereitet manchen Patienten psychische Probleme im Sinne von Machtlosigkeit und Ängsten. Wie bei der folgenden Besprechung des implantierbaren Defibrillators muss man sich allerdings die Frage stellen: »Was wäre, wenn es diese Technik nicht gäbe?«

ICD

Im Falle einer Herzschwäche, bei der die Pumpleistung der linken Herzkammer auf die Hälfte oder weniger reduziert ist (LVEF <35 %), besteht ein höheres Risiko von Herzrhythmusstörungen mit bedrohlichem oder auch lebensgefährlichem Charakter. Die Herzrhythmusstörung, die uns wirklich gefährlich werden kann, ist das sogenannte Kammerflimmern, welches innerhalb von Sekunden zur Bewusstlosigkeit führt und dann auch tödlich sein kann. So ein Ereignis ist die Ursache des sogenannten plötzlichen Herztodes. Diese Rhythmusstörung wird nicht bemerkt. Im Umkehrschluss bedeutet das, dass ein bemerktes Herzstolpern oder Herzrasen nicht mit dieser Art von gefährlichen Herzrhythmusstörungen gleichgesetzt werden sollte. Theoretisch kann diese Herzrhythmusstörung jedem Menschen zustoßen. Bei einem ganz gesunden Herzen ist das aber unwahrscheinlich. Die häufigste Ursache ist der akute Herzinfarkt. Daher konzentrieren sich die Bemühungen der medizinischen Langzeitbehandlung einer koronaren Herzkrankheit auch auf die Vorbeugung gegen einen Infarkt. Menschen mit fortgeschrittener Herzschwäche, bestimmten Erberkrankungen (sogenannten Kanalopathien wie das Brugada-Syndrom oder das Long-QT-Syndrom) oder nach einem überlebtem plötzlichen Herztodereignis leben aber mit einem erhöhten Risiko des plötzlichen Herztods.

Bei diesem erhöhten Risiko wird daher oft die Implantation eines Cardioverter-Defibrillators (ICD) empfohlen. Dies ist ein kleines Gerät, das unterhalb des Schlüsselbeins unter die Haut oder den Brustmuskel eingesetzt wird und durch die zum Herzen führenden Venen eine oder mehrere Sonden zum Herzen führt. Im Falle eines elektrischen Unfalls am Herzen reagiert dieses Gerät wie ein Airbag im Auto. Es kann die schnelle Herzfrequenz und deren plötzlichen Beginn erkennen und durch schmerzlose Überstimulation oder falls nötig durch einen elektrischen Stromschlag beenden. Dieser elektrische Schock ist nicht besonders stark, aber dennoch unangenehm. Er ist aber in der Regel lebensrettend. Was das medizinisch bedeutet, kann man nur dann absehen, wenn man sich in der Zeit zurückbewegt. Vor ca. 30 Jahren war noch kein wirksamer Schutz vor dem plötzlichen Herztod möglich. Ein solches Ereignis war zwar bei schwer erkrankten Herzpatienten durchaus wahrscheinlich – getan werden konnte aber nichts. Medikamente waren in der Verhinderung des plötzlichen Herztodes nicht wirksam. Daher ist es ein enormer Fortschritt, heute ein Sicherheitssystem anwenden zu können, das Risikopatienten schützt. Die meisten implantierten Geräte passen auf die Patienten auf, ohne jemals reagieren zu müssen.

Ein ICD (insbesondere, wenn er einen oder mehrere Schocks abgegeben hat) ist oft aber eine erhebliche psychische Belastung für die Betroffenen. Es resultiert eine Mischung aus Angst, Depression und posttraumatischer Belastung. Hier kann das Problem entstehen, dass eine bereits durchgeführte medizinisch sinnvolle und potenziell lebensrettende Therapie dennoch vom betroffenen Patienten entschieden abgelehnt wird. Im Falle solcher Probleme ist eine fachspezifische psychosomatische oder psychokardiologische Therapie notwendig.

Vielen der möglichen Komplikationen von Herzerkrankungen kann heute vorbeugend und medikamentös begegnet werden. Der plötzliche Herztod aber bleibt ein zufälliges, unfallartiges Geschehen. Hier sollte die Frage gestellt werden: »Wie wäre die Situation, wenn diese Geräte nicht entwickelt worden wären – vor allem in Bezug auf die Angst vor diesen bedrohlichen Komplikationen einer Herzkrankheit?«

Herzoperationen

Nicht selten müssen die von uns behandelten Patienten den Schritt in eine Herzoperation gehen. Das ist eine körperliche und mentale Belastung, bei der es oft 3–4 Monate dauert, bis man sich von dem Eingriff erholt hat. Die Zeit vor und auch direkt nach einer solchen Operation ist somit häufig eine unerträgliche Grenzsituation, der durch überlegte ärztliche Kommunikation vorgebeugt werden sollte. Hierzu kann auch eine gute Rehabilitation nach einer Herzoperation beitragen.

Die häufigsten operativen Eingriffe am Herzen sind die koronare Bypassoperation, der biologische oder mechanische Herzklappenersatz und Korrekturen erworbener oder angeborener Herzfehler. Obwohl es immer häufiger minimalinvasive Eingriffsmöglichkeiten in der Herzchirurgie gibt und einige Eingriffe, wie z. B. der Herzklappenersatz, inzwischen mit einer Herzkatheter-Technik vorgenommen werden können, bedeutet eine Herzoperation oft die Eröffnung des Brustkorbes durch einen Brustbeinschnitt. Durch herzchirurgische Eingriffe kann aber mittel- und auch langfristig oft eine deutliche Verbesserung des Allgemeinzustandes und der Leistungsfähigkeit erreicht werden. Gerade eine Herzoperation bedeutet jedoch sinnbildlich den Zugang zum »Innersten« und hinterlässt auch psychisch entsprechende Folgen. Das geschieht häufig, wenn die Operation von Komplikationen begleitet und entsprechend als Trauma erlebt wurde – das ist in der Psychokardiologie nicht selten der Fall. Dem gegenüber steht, dass sich aus rein körpermedizinischer Sicht oft eine deutliche Verbesserung des zuvor bestehenden Problems erkennen lässt. Insbesondere aber dann, wenn immer wieder Erinnerungen der Operation ins Bewusstsein geraten und nachempfunden werden, sollte man an psychologische Begleitung und Behandlung denken.

Das Wichtigste in Kürze

- Unser Herz ist ein hohler Muskel, der im Zentrum unseres Blutkreislaufes steht und als »Motor« durch ein elektrisches Signal täglich ca. 100.000-mal den Befehl zum Zusammenziehen, also zum Pumpen, bekommt. Ein Taktgeber (Sinusknoten) gibt dabei den Herzrhythmus vor und vier Herzklappen sorgen dafür, dass das Blut immer in die richtige Richtung gepumpt wird. Alle Strukturen des Herzens, vor allem aber der Herzmuskel, werden über die Herzkranzgefäße mit Sauerstoff und Nährstoffen versorgt.
- Theoretisch können alle Anteile des Herzens erkranken. Die sicherlich häufigste Erkrankung ist aber die Erkrankung der Herzkranzgefäße (koronare Herzkrankheit), welche sehr stark durch unseren Lebensstil und die damit verbundenen Risikofaktoren (Rauchen, Cholesterin, Bluthochdruck, Zuckerkrankheit, Bewegungsmangel, schlechte Ernährung und so weiter) mitbestimmt wird.
- Die moderne Medizin hält viele diagnostische und therapeutische Möglichkeiten bereit. Daher können Herzkrankheiten heute zielgerichtet behandelt werden. Die Gefahr, an einer Herzerkrankung zu sterben, hat sich in den letzten Jahrzehnten mehr als halbiert. Dennoch müssen Herzerkrankungen ernst genommen werden, da sie unbehandelt einen unglücklichen Verlauf nehmen können und mancher Eingriff wie z. B. eine Herzoperation zwar hilfreich, aber auch belastend sein kann. Leider kann man an einer Herzerkrankung sterben – man kann aber mit Herzerkrankungen heute auch gut leben!

Vom Herzen zur Seele und zurück

Das Wechselspiel von Herz und Psyche ist bei einer Herzerkrankung nicht zu unterschätzen. Oft geht es auch um die Frage des Krankheitsverständnisses.

Körperliche Krankheit und die Psyche stehen immer in einem Zusammenhang. Das eine beeinflusst das andere. Krankheit vermittelt unserer Psyche unangenehme Gefühle wie Traurigkeit, Angst oder Hilflosigkeit. Dadurch wird wiederum die Verarbeitung von Krankheit negativ beeinflusst.

Für die Verbindung von Herz und Seele gibt es auch eine biologische Grundlage: die Herz-Hirn-Achse. Das Herz ist über Fasern des vegetativen Nervensystems mit dem Gehirn verbunden. Dabei gibt es die beiden bekannten Gegenspieler – Sympathikus und Parasympathikus. Den Sympathikus-Nerv kann man zum besseren Verständnis als »Aktionsnerv« verstehen, der Parasympathikus ist der »Ruhenerv«. Dieses Nervensystem ist zu einem großen Teil nicht von unserem Bewusstsein gesteuert – daher nennen wir es auch autonomes (unabhängiges) Nervensystem. Es gibt aber durchaus Verbindungen zu unserem bewusst steuerbaren Nervensystem. Deshalb ist das Herz durch aktiv praktizierte Entspannungsübungen beeinflussbar. Ähnliche Verbindungen zwischen Gehirn und Organen gibt es auch in anderen Bereichen wie z. B. die Darm-Hirn-Achse.

Zudem wissen wir, dass chronisch einwirkender Stress und Depression auch Auswirkungen auf biochemische Prozesse im Körper haben kann. So kann es zu einer erhöhten Gerinnungsneigung, zu erhöhten Blutzuckerspiegeln und auch zu einer vermehrten Entzündungsbereitschaft (Inflammation) im Körper kommen. Diese Dinge gelten als Nährboden für Herz- und Gefäßerkrankungen. Die Inflammation wird heute als sehr wichtiger Faktor für die Entstehung von Herzerkrankungen – vor allem der koronaren Herzerkrankung – angesehen.

Faktoren, die mit einer erhöhten Entzündungsbereitschaft (Inflammation) in Verbindung stehen:

- Übergewicht und ungesunder Lebensstil
- Schlafstörungen
- Depression
- Vernachlässigung, Misshandlung oder Missbrauch in der Kindheit
- medizinische Erkrankungen (Herz-Kreislauf-Erkrankungen, Diabetes, Krebserkrankungen, Autoimmunerkrankungen)
- bakterielle oder virale Infektionen
- medizinische Behandlungen wie Operationen, Bestrahlungen oder Chemotherapie

Eine besonders traurige Tatsache ist, dass Störungen der Herz-Hirn-Achse oft schon sehr früh in uns angelegt werden können. So äußern sich Traumatisierungen in der Kindheit wie Misshandlungen, Missbrauch und Vernachlässigung, im späteren Leben oft in einer Neigung zu Herzerkrankungen, ungesünderer Lebensweise und psychischen Störungen. Dies ist insbesondere dann der Fall, wenn eine sogenannte posttraumatische Belastungsstörung (PTBS, Seite 92) entsteht. Diese wiederum kann durch ein akutes Ereig-

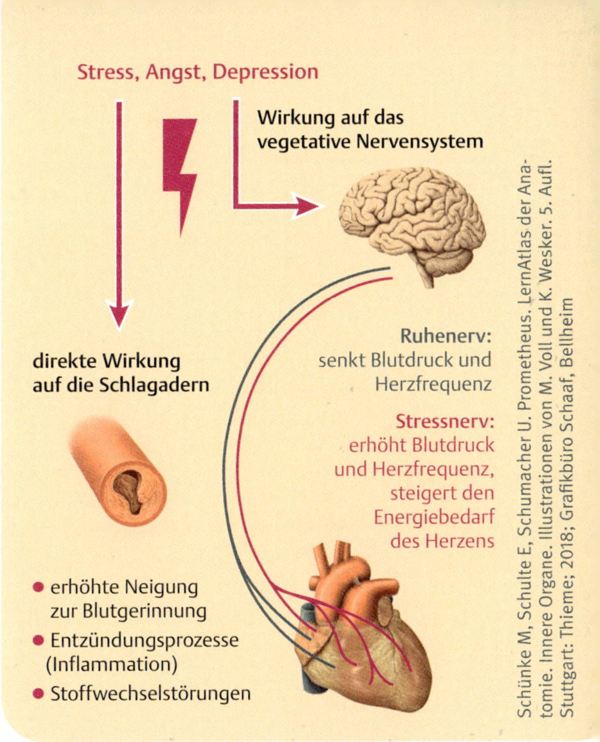

Herz-Hirn-Achse: Beeinflussung des Herzens durch das vegetative Nervensystem und Wirkung auf das Herz und Gefäßsystem

nis einer Herzerkrankung verstärkt, aber eben auch ausgelöst werden.

Sehr akuter Stress kann außerdem zu akuten Reaktionsformen des Herzens führen. Die wohl bekannteste Form dieser Reaktionen ist das seltene sogenannte »Broken-Heart-Syndrom«.

Das Fallbeispiel von Clara B. zeigt uns, dass wir im Wechselspiel von Herz und Psyche in einen Teufelskreis geraten können, dessen Unterbrechung oder Umwandlung in einen »Engelskreis« durchaus als Ziel medizinischer Behandlung angesehen werden muss.

Broken-Heart-Syndrom

Dieses Syndrom gleicht bezüglich der Symptome einem akuten Herzinfarkt. Es tritt meist als Folge einer schweren emotionalen Belastungssituation auf.

Die Erkrankung wird im Zusammenhang mit einer akuten Erhöhung von Stresshormonen – den sogenannten Katecholaminen (Adrenalin, Noradrenalin) – gesehen. In der akuten Phase kann das Broken-Heart-Syndrom mit dem Risiko von Komplikationen einhergehen. Nicht selten kommt es zu einer ausgedehnten Störung der herzspitzennahen Anteile der linken Herzkammer mit akuter Herzschwäche. Die gute Nachricht ist, dass sich diese Veränderungen häufig zurückbilden. Veränderungen an den Herzkranzgefäßen werden dabei nicht festgestellt.

Fallbeispiel

Clara B.

» *An dieser Stelle lernen wir Clara B. kennen. Sie ist in eine sehr schwierige Situation geraten: Vor wenigen Tagen ist ihre beste Freundin gestorben. Diese war schon länger erkrankt und Clara hatte sich aufopfernd um sie gekümmert. Das hatte wiederholt zu Konflikten mit ihrem Ehemann geführt. Am Tag der Beerdigung kommt es zu einem Streit der beiden. Clara versucht ihrem Mann zu vermitteln, dass so ein Streit sie jetzt zusätzlich sehr belastet. Da bemerkt sie plötzlich ein heftiges Engegefühl im Brustkorb. Sie reagiert mit Luftnot und heftiger Unruhe und hat das Gefühl, kurz vor der Bewusstlosigkeit zu stehen. Die Beschwerden halten an und der Ehemann ruft den Rettungsdienst.*

Nach Einweisung in eine Klinik erfolgen umgehend ein EKG sowie Laboruntersuchungen. Es besteht der Verdacht auf einen Herzinfarkt. In der Klinik

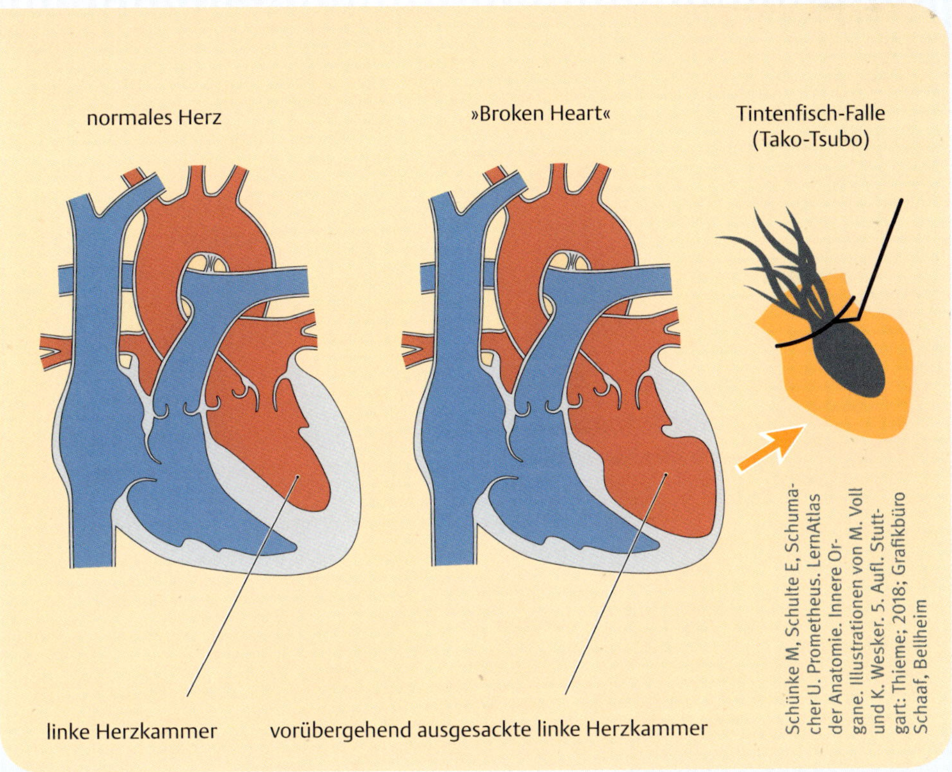

Das Broken-Heart-Syndrom wird auch Takotsubo-Kardiomyopathie genannt. Die linke Herzkammer verändert sich so, dass sie an eine japanische Tintenfischfalle (japanisch: Tako-Tsubo) erinnert.

wird anschließend eine Herzkatheteruntersuchung durchgeführt. Ein Verschluss der Herzkranzgefäße kann nicht festgestellt werden. Die Darstellung der Herzkammer zeigt aber eine eindeutige Aufweitung der Herzspitze. Die Fachleute vermuten das oben beschriebene Broken-Heart-Syndrom. Clara bleibt zur Überwachung in der Klinik und kann nicht an der Beerdigung ihrer Freundin teilnehmen. Zwei Tage später zeigt sich in einer Echokardiografie bereits eine Verbesserung der Störungen an der linken Herzkammer. Eine Woche später kann Clara mit einer sichtbaren Verbesserung des Zustands entlassen werden.

Aber dieses Ereignis, in Zusammenhang mit einem Erregungszustand, hinterlässt starke Angstgefühle, die Clara nach ihrem Krankenhausaufenthalt nicht in den Griff bekommt. Wir begegnen ihr daher im späteren Verlauf dieses Buches noch einmal (Seite 169).

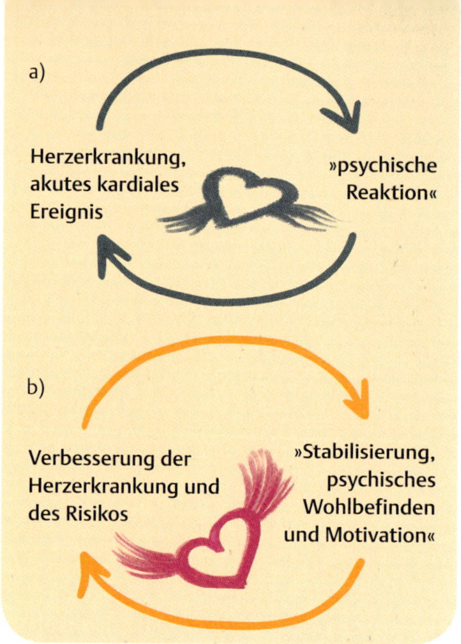

»Teufelskreis« zwischen Herz und Psyche (a) und die Auflösung in einen »Engelskreis« (b)

Wenn wir über Erkrankungen am Herzen sprechen, dann muss gesagt werden, dass wir natürlich Krankheiten diagnostizieren und behandeln müssen. In der Medizin kann es aber nicht nur darum gehen, Diagnostik und Therapie durchzuführen, es muss vielmehr auch gefragt werden, warum eine Erkrankung eigentlich entstanden ist und wie eine Behandlung des Menschen in seiner Gesamtheit, also auch mit Blick auf die Psyche (Psychokardiologie), gestaltet werden kann.

Bei manchen Herzerkrankungen besteht durch wiederholte Krankenhausaufenthalte mit entsprechenden Eingriffen, durch große Abhängigkeit von anderen oder durch Leistungseinbuße und Gefährdung der Erwerbsfähigkeit ein verändertes Selbstwerterleben mit einem »Sturz aus der gewohnten Wirklichkeit«. Es ist sicherlich so, dass vorbestehende psychische Störungen (wie z. B. die Depression) Herzerkrankungen mit auslösen können. Zum anderen können aber auch Herzerkrankungen starke psychische Folgeprobleme auslösen, welche dann das weitere Leben unter Umständen erheblicher beeinflussen als die zugrunde liegende Herzerkrankung.

Leider ist die Diagnose einer Herzerkrankung oder ein akutes Ereignis wie ein Herzinfarkt eine unabänderliche Tatsache. Oft sind die Gedanken in die Vergangenheit orientiert mit der Frage: »Warum ist ausgerechnet mir das passiert?« oder: »Hätte ich nicht vorher etwas anders machen sollen?«. Der oben genannte »Sturz aus der gewohnten Wirklichkeit« ist aber kaum zu bewältigen, wenn man nur über die Vergangenheit grübelt oder angstvoll in die Zukunft schaut.

Aus Sicht der kardiologischen Medizin gibt es aber in Zusammenhang mit vielen Herzerkrankungen heute sehr gute Möglichkeiten, mit der Krankheit zu leben. Das betrifft sowohl ärztliche Maßnahmen als auch Dinge, die man selbst tun kann. Steckt jemand aber den Kopf in den Sand, dann ist es sehr schwierig, den Blick nach vorne zu wenden. Oft hören wir, dass es jetzt alles noch weniger Sinn ergibt und dass die Bereitschaft zur Veränderung dadurch getrübt ist.

Schlägt unser Herz eigentlich immer gleich?

Unser Herz benötigt vor jedem Herzschlag einen elektrischen Impuls. Fließt dieser entlang spezieller Fasern den Herzmuskel entlang, zieht er sich zusammen. Diese Impulsbildung ist natürlich nicht immer gleich und stark abhängig von unserem autonomen Nervensystem. Hier haben wir die bereits erwähnten Gegenspieler Sympathikus (verantwortlich für Furcht, Flucht, Stress, Aktivität und Leistung) und den Parasympathikus (verantwortlich für Ruhe, Verdauung, Entspannung, Erholung).

Die Abstände zwischen zwei Herzschlägen können sehr gut in einem EKG gemessen werden. Sie sind aber in der Regel nicht immer gleich lang. Die Schwankungen können gemessen werden, indem man z. B. in einem 24-Stunden-EKG die Herzfrequenz- oder **Herzratenvariabilität** (HRV) bestimmt. Die Variabilität zwischen zwei Herzschlägen ist vor allem in entspanntem Zustand höher als bei einer dauerhaften Stressbelastung. Dieser Messparameter kann daher dazu dienen, das Stressniveau eines Menschen abzuschätzen. Wenn es auch organische Faktoren gibt, welche die Herzfrequenzvariabilität bestimmen (z. B. die diabetische Nervenschädigung), so ist es hauptsächlich unsere Psyche, die hier Veränderungen mit einer eingeschränkten Herzfrequenzvariabilität beeinflussen kann (ausführlich im Kapitel »Depression«, Seite 56). Deshalb können sich Entspannungsübungen positiv auf die Herzfrequenzvariabilität auswirken. Da es einen Zusammenhang zwischen unserer Atmung und der Herzfrequenzvariabilität gibt, setzen viele Entspannungsübungen auf gezieltes Atmen. Nutzen Sie unbedingt die Möglichkeit, solche Entspannungstechniken zu erlernen! Einen sehr positiven Einfluss auf die Schwankungen der Herzfrequenz hat auch das regelmäßige Ausdauertraining. Variabilität ist also gesünder als ein starr-gleichmäßiger Herzrhythmus.

Die häufigsten durch eine Herzerkrankung ausgelösten psychischen Probleme sind:

- Depression
- Angststörung
- Anpassungsstörung

Entsteht durch eine Herzerkrankung eine dieser Erkrankungen, dann sollte auch diesbezüglich Hilfe gesucht werden. Das ist aber einem Herzpatienten oft schwer vermittelbar. Einer der am häufigsten gesagten Sätze ist: »Ich bin doch nicht im Kopf krank!« Das ist auch nicht so, denn

Kommunikation, Missverständnisse und Psyche

Natürlich kann es auch in der Arzt-Patient-Beziehung zu vielfältigen Missverständnissen kommen – so wie im normalen Leben auch. Diese können nicht selten dramatische Folgen haben.

Bei der Behandlung von Menschen in der Psychokardiologie bemerken wir oft, dass sich große Unterschiede zwischen der Wahrnehmung eines medizinischen Ereignisses durch den Patienten selbst und dem fachlich eingeschätzten Verlauf einer Erkrankung ergeben. Dabei werden häufig Bemerkungen, die Ärztinnen und Ärzte in der Vorbehandlung gemacht haben, zitiert und bewertet. An dieser Stelle müssen wir auch zugeben, dass ärztliche Kommentare tatsächlich zu einem ungünstigen Verlauf und zu den allgegenwärtigen Missverständnissen führen können. Nur wenige Buchstaben, die eine Ärztin oder ein Arzt sagt, wie z. B. ein »Ohh!« bei der Befunderhebung, können manchmal die weitere Krankheitsverarbeitung und damit den Lebensverlauf nachhaltig beeinflussen. Dabei wissen Sie als Patientin oder Patient in diesem Moment ja gar nicht, wie dieses »Ohh!« eigentlich gemeint ist und worauf es sich bezieht. Und schon ist das Missverständnis programmiert.

Es gibt leider zahlreiche Möglichkeiten, in der ärztlichen Behandlung Sätze zu sagen, die an den Patienten negativ kleben bleiben. Diese Erfahrung, dass die Aussage eines Arztes nicht mehr aus dem Kopf geht, machen wir in der psychokardiologischen Behandlung nahezu täglich. Das können Sätze sein, die vom behandelnden Arzt ganz anders oder sogar motivierend gemeint waren. Wir sollten aber nicht vergessen, dass die Beziehung zwischen Ärztin/Arzt und Patientin/Patient eine Beziehung zwischen Menschen ist. Menschen haben aber unterschiedliche Arten und Fähigkeiten zu kommunizieren. So sind Missverständnisse, wenn man nicht nachfragt, immer möglich. Diese Missverständnisse spielen aber gerade in der Verbindung zwischen Herz und Psyche eine oft entscheidende Rolle.

Die Bedeutung von Missverständnissen

Medizinische Behandlung und Kommunikation hinterlassen oft Missverständnisse, die dauerhaft das Leben begleiten. Diese Missverständnisse enthalten für die betroffenen Patienten aber selten Positives. Eher sieht man Annahmen oder Vorstellungen, die dem Krankheitsverständnis und der Krankheitsverarbeitung negative Bedeutung geben. Oftmals wurden und werden ärztliche Therapien – grade in Notfallsituationen – ja auch mit bestehenden Gefahren gerechtfertigt. »Wenn wir das jetzt nicht machen, dann gehen Sie aber ein großes Risiko ein …« So wird die Dramatik durch die Kommunikation zwischen Arzt und Patient natürlich gesteigert, obwohl vieles einfach medizinische Routine ist.

Manchmal gelingt es auch nicht, sich mit der Erkrankung auseinanderzusetzen, weil diese Thematik vermieden oder sogar verdrängt wird. Dinge werden dann einfach »irgendwie« angenommen. Beispiele für solche Missverständnisse gibt es viele. So war kürzlich ein von uns behandelter Patient der Meinung, dass die Größe seines Stents in Zentimeter angegeben war. Er habe schließlich einen 18/4er-Stent bekommen, habe der Arzt im Herzkatheterlabor zu ihm gesagt. Es brauchte viel Überzeugungsarbeit, dem Patienten klarzumachen, dass es sich bei einem Stent um einen nur wenige Millimeter kleinen Gegenstand handelt. Sehr häufig sehen z. B. Patienten, die unter Vorhofflimmern leiden, einen klaren Zusammenhang mit dem Kammerflimmern und damit mit bedrohlichen Herzrhythmusstörungen. Dabei hat das eine mit dem anderen tatsächlich nur sehr wenig zu tun.

Insbesondere bei Herzerkrankungen ergibt es Sinn, sich mit dem Thema der Erkrankung inhaltlich auseinanderzusetzen, da es viele und heute sehr effektive Behandlungsmöglichkeiten gibt. Durch die Auseinandersetzung – aber auch durch gezieltes Nachfragen – werden zudem mögliche Missverständnisse vermieden. Erkrankungen, wie die Herzkranzgefäßerkrankung, nehmen heutzutage einen wesentlich besseren Verlauf als noch vor 20 Jahren. Wird einem aber gesagt: »Da sind Sie dem Tod ja noch mal von der Schippe gesprungen!«, dann ist man möglicherweise nicht mehr in der Lage, an das Gute am medizinischen Verlauf zu glauben (siehe Seite 148).

eine psychische Reaktion auf eine körperliche Erkrankung ist auch weitestgehend als normal anzusehen. Bei starken Beeinträchtigungen ist dennoch eine Hilfe sinnvoll, auch wenn sie manchmal zunächst schwer anzunehmen ist. Oft ist die Behandlung zudem schwierig, weil Psychologinnen oder Psychologen die Herzerkrankung nur schwer einschätzen können. Hier können psychokardiologische Behandlungsangebote für die Patienten hilfreich sein. Auch eine kardiologische Rehabilitation, bei der den Patienten das Krankheitsbild, aber auch die entsprechenden Bewältigungsmöglichkeiten aufgezeigt werden können, kann dem Ausmaß der psychischen Reaktion vorbeugen. So können Missverständnisse, Misstrauen gegen sich selbst oder in die Behandlung und depressive Reaktionen vermieden werden.

Diese Themen werden im folgenden Teil des Buches ausführlich besprochen.

Im Zusammenhang mit der Behandlung von Herzerkrankungen ist es nicht immer richtig und möglich, Zuversicht zu verbreiten. Genauso wenig ist es richtig, keine Zuversicht zu vermitteln.

In der Rolle des »Ertragenden« ist es für betroffene Menschen wirklich ratsam, den Mut zum Nachfragen zu finden. Die Frage darf lauten: »Was bedeutet das denn jetzt?«, oder: »Wie haben Sie den Satz beim letzten Termin eigentlich genau gemeint?« Leider liegt es in der Natur des Menschen, eher die negativ klingenden Tatsachen in den Vordergrund zu rücken. Es sollte aber auch dann zugehört werden, wenn es Positives zu berichten gibt. Die ist in der Herzmedizin nämlich – bei den vielen Behandlungsmöglichkeiten – heute oft der Fall.

Zur Vermeidung von Missverständnissen kann es gut sein, zu jedem Arztbesuch die wichtigsten drei Fragen aufzuschreiben und der Ärztin oder dem Arzt zu stellen. Für drei klare Fragen wird immer Zeit sein. Gehen Sie aber nicht davon aus, dass der Arzt Ihre Fragen zu Ihrem Krankheitsbild schon kennen und vorausahnen kann und wird – Sie müssen sie schon stellen!

Frag nur vernünftig, und du hörst Vernünftiges.

Euripides (480–407 v. Chr.), griechischer Tragödiendichter

Das Wichtigste in Kürze

- Unser Herz und unsere Psyche beeinflussen sich gegenseitig. Herzerkrankungen führen durch eigene Verarbeitung, aber oft auch durch medizinische Missverständnisse zu psychischen Reaktionen. Psychische Probleme wie z. B. eine Depression können Herzerkrankungen aber mit auslösen oder negativ beeinflussen.
- Wichtig dabei ist, dass es eine sogenannte »Herz-Hirn-Achse« gibt, bei der unser Herz durch das vegetative Nervensystem mit unserem Gehirn in Verbindung steht. Somit können Phänomene wie Stress, Depression oder Angst sowohl zu einer erhöhten Blutgerinnungs- und Entzündungsneigung der Gefäße führen als auch ständig zu einer Übererregung des Herzens – wie z. B. beim Bluthochdruck – beitragen.
- Herzerkrankungen lösen eine psychische Reaktion aus, die wieder zu einer Verschlechterung der Herzerkrankung führen kann. Hier befinden wir uns in einem Teufelskreis, der durch die Behandlung, aber auch den Willen zur Stabilisierung der Herzerkrankung und zudem durch Stabilisierung des psychischen Befindens aufgelöst werden kann. Medizinisch können hierbei interdisziplinäre Behandlungsverfahren wie z. B. die Psychokardiologie hilfreich sein.

Die Kommunikation ist ein unendlich wichtiges Thema – vor allem die zwischen Patient und Arzt. Daher werden wir später noch mal auf dieses Thema eingehen (ausführlich im Kapitel »Das Gespräch mit dem Arzt«, Seite 148). Werden die »Dinge« aber besser verstanden, dann kann durchaus einer schwierigen psychologischen Krankheitsverarbeitung vorgebeugt werden.

Von der Seele zum Herzen

Es gibt viele Faktoren, die Menschen belasten können. Im Umgang damit gibt es verschiedene Möglichkeiten und Anlaufstellen. Wichtig ist auch die Selbstfürsorge.

Depression

Nicht nur Stress schadet dem Herzen, auch eine Depression kann körperliche Folgen haben. Umso wichtiger ist es, diese psychische Krankheit zu erkennen und gezielt zu behandeln.

Lange Zeit wurde bei Herzkranken vor allem an Stress als auslösenden Faktor gedacht. Dabei hatte man eher überaktive und leistungsorientierte Menschen im Blick (ausführlich im Kapitel »Stress«, Seite 108). Dies änderte sich erst Mitte der 1990er-Jahre, als die kanadische Psychologin Nancy Frasure-Smith als Erste die große Bedeutung einer Depression für den Verlauf und die Entstehung von Herzerkrankungen entdeckte. Sie fand zunächst bei einer kleinen Studie von 220 Patienten nach Herzinfarkt heraus, dass Patienten mit einer schwer ausgeprägten Depression eine deutlich erhöhte Sterblichkeit gegenüber nicht depressiven Menschen hatten. Dieser Effekt war nicht durch Selbstmord oder Komplikationen der Depression, sondern durch vermehrte Komplikationen der Herzkrankheit (erneuter Infarkt, Herzrhythmusstörungen) zu erklären. Als dieser Befund wenige Jahre später an einer Gruppe von 1000 Patienten und auch für leichtere Ausprägungen der Depression bestätigt wurde, begannen Forscher auf der ganzen Welt, sich für diesen Zusammenhang zu interessieren, und die moderne Psychokardiologie begann.

Es zeigte sich, dass eine Depression das Risiko eines Herzinfarkts auch bei Herzgesunden deutlich erhöht. Eine ausgeprägte Depression verdoppelt das Infarktrisiko in etwa und wirkt damit ungefähr so schwer wie das Rauchen. Leichtere depressive Beschwerden haben immerhin einen ähnlichen Effekt wie Passivrauchen. Schon bald zeigte sich, dass eine Depression auch den Verlauf zahlreicher anderer Herzkrankheiten, wie Herzrhythmusstörungen oder Herzinsuffizienz, negativ beeinflusst und die Prognose nach Herzoperationen oder Herztransplantation verschlechtert. Depression und Herzkrankheit beeinflussen sich also gegenseitig:

- Eine Depression ist ein Risikofaktor für die Neuentstehung einer Herzkrankheit.
- Eine gleichzeitig zur Herzerkrankung bestehende Depression verschlechtert deren Verlauf.
- Eine Herzerkrankung als belastendes Lebensereignis kann eine Depression auslösen oder wieder auftreten lassen.

Merke: Eine Depression ist ein unabhängiger Risikofaktor für die Entstehung einer koronaren Herzkrankheit und eines Herzinfarktes. Gleichzeitig verschlechtert sie den Verlauf einer bestehenden Herzkrankheit.

In den ersten Tagen nach einem Herzinfarkt sind bei bis zu 50 % der Patienten Symptome einer Depression feststellbar. Frauen sind hierbei intensiver und häufiger betroffen als Männer. Bei einem Teil der Betroffenen handelt es sich hierbei nur um eine vorübergehende Reaktion auf das belastende Ereignis Herzinfarkt, die ohne besondere Behandlung wieder abklingt, da es einem nach dem Infarkt recht schnell wieder besser geht. Gerade in der Rehabilitation spürt man deutlich, wie die körperliche Belastbarkeit zurückkommt. Bei ca. 20–25 % der Patienten bleiben die depressiven Symptome jedoch bestehen.

Um zu verstehen, wie dieser ungünstige Einfluss einer Depression auf das Herz zustande kommt, ist es zunächst notwendig, sich mit diesem häufigen Krankheitsbild etwas vertrauter zu machen.

Depression – eine Volkskrankheit?!

Die Depression gehört sowohl zu den häufigsten psychischen Störungen als auch zu den meistverbreiteten Erkrankungen überhaupt. In Deutschland erleiden bis zu 12 % der Männer und bis zu 20 % der Frauen zumindest einmal in ihrem Leben eine depressive Episode. Nach einer repräsentativen Erhebung haben innerhalb eines Jahres über 10 % aller Deutschen zwischen 18 und 65 Jahren eine depressive Erkrankung. Nicht erfasst sind hierbei leichterer Formen wie Anpassungsstörung oder Belastungsreaktion mit depressiver Symptomatik. Wenn man diese mit einrechnet, wird mehr als jeder Vierte im Laufe seines Lebens einmal an einer Depression erkranken. Das Risiko ist für Frauen etwa doppelt so hoch wie für Männer. Der Krankheitsbeginn liegt meist im Alter zwischen 30 und 40, grundsätzlich kann eine Depression aber in jedem Lebensalter auftreten. Etwa zwei Drittel der Fälle verlaufen phasenweise oder chronisch, bei einem Drittel der Betroffenen bleibt es bei einer einmaligen Episode. Die Dauer einer depressiven Episode ist von Mensch zu Mensch unterschiedlich und liegt bei der Hälfte aller Betroffenen unter zwölf Wochen. Bei einem Viertel der Betroffenen dauert sie drei bis sechs Monate und bei jedem Fünften mehr als ein Jahr. Unter medikamentöser oder psychotherapeutischer Behandlung verkürzt sich die Dauer einer Episode deutlich.

Bei der großen Menge der Erkrankten kann man sich fragen, warum man gar niemanden kennt, der an einer Depression leidet. Die Begründung ist: In unserer Gesellschaft ist es immer noch viel leichter, über seinen Herzinfarkt zu sprechen, als von seiner Depression zu erzählen. Dazu trägt bei, dass über diese häufige Krankheit immer noch viel Unwissenheit herrscht, wie z.B. die Idee, man müsse sich nur ordentlich zusammenreißen, um die Depression zu überwinden oder, dass Depressive nicht zurechnungsfähig seien. Hinzu kommt, dass viele Menschen mit einer Depression nach außen funktionieren und auch zur Arbeit gehen und es daher niemand mitbekommt, wie schlecht es ihnen geht. Leider ist es für den Krankheitsverlauf eher ungünstig, wenn man das Gefühl hat, seine Erkrankung verstecken zu müssen.

Merke: Eine Depression ist eine ganz normale Krankheit – wie eine Herzkrankheit auch. Und deshalb sollte genauso selbstverständlich darüber gesprochen werden können.

Wie erkennt man eine Depression?

Eine Depression erkennt man nicht an einem bestimmten Messwert oder Laborbefund, sondern an den Symptomen, über die Betroffene berichten. Kernsymptome einer Depression sind:

- gedrückte Stimmung
- Interessen- und Freudlosigkeit auch bei sonst angenehmen Tätigkeiten
- Antriebsmangel
- erhöhte Ermüdbarkeit

Hinzu kommen Symptome wie Konzentrationsstörungen, vermindertes Selbstwertgefühl, Schuldgefühle oder das Gefühl von Wertlosigkeit, pessimistische Zukunftsaussichten und Suizidgedanken oder -handlungen. Häufig sind auch körperliche Symptome wie Schlafstörungen, Gewichtszu- oder -abnahme sowie Desinteresse an Sexualität.

Damit die Diagnose gestellt werden kann, müssen mindestens zwei der oben genannten Kernsymptome zwei Wochen am Stück vorhanden sein. Die Schwere einer Depression wird nach der Zahl der auftretenden Symptome bestimmt. Das Zeitkriterium »zwei Wochen am Stück« ist von großer Bedeutung. Zum einen grenzt dies die Krankheit »Depression« von einem vorübergehenden »Schlecht-drauf-Sein«, wie es jeder Mensch kennt, ab. Zum anderen ist es so, dass sich nach zwei Wochen wohl negative Rückkopplungseffekte zwischen depressiven Symptomen und Verhalten so weit eingeschliffen haben, dass eine spontane

Rückbildung immer unwahrscheinlicher ist und es sinnvoll wird, Hilfe in Anspruch zu nehmen.

Es gibt unterschiedliche Verlaufsformen:

- Eine Depression kann als einmalige Episode von mehreren Wochen oder Monaten auftreten, meist nach einer schweren Belastungssituation, einem Verlusterlebnis oder einer Lebenskrise. Bei leicht ausgeprägten Formen spricht man auch von einer Anpassungsstörung mit depressiven Symptomen.
- Viele Menschen haben jedoch ein erhöhtes Risiko einer Depression und erleiden im Laufe ihres Lebens mehrere depressive Episoden. Diese Neigung zur Depression kann in einzelnen Fällen so ausgeprägt sein, dass depressive Episoden immer wieder (dann oft im Herbst und Winter) und ohne äußeren Anlass auftreten. Dies nennt man rezidivierende depressive Störung.
- Eine eher seltene Verlaufsform ist die bipolare Störung, bei der sowohl depressive Phasen als auch manische Phasen mit krankhaft gehobener Stimmung, Selbstüberschätzung, innerer Unruhe und Rastlosigkeit auftreten.
- Bei anderen Patienten ist die Stimmung über einen längeren Zeitraum (mehr als zwei Jahre) konstant gedrückt, ohne dass die Kriterien einer Episode voll erfüllt sind. Dies nennt man Dysthymie.

Eine Depression bei Herzpatienten wird im klinischen Alltag leider immer noch viel zu selten erkannt. Da viele Menschen mit Depression eher Hemmungen haben, ihre Gefühle zu berichten und andere nicht belasten wollen, ist es wichtig, dass der Arzt gezielt nach Symptomen der Depression fragt. Dies kann sowohl mit direkten Fragen im ärztlichen Gespräch als auch mit Fragebögen erfolgen. Angesichts der Häufigkeit einer Depression bei Herzerkrankungen setzen viele kardiologische Rehakliniken solche Kurzfragebögen ein. Ergibt sich der Verdacht auf eine Depression, wird dies von einem Arzt oder einem psychologischen Psychotherapeuten im Gespräch weiter abgeklärt.

Zwei Fragen sind zur Abklärung des Verdachts auf eine Depression besonders zielführend:

- Haben Sie im letzten Monat oft unter dem Gefühl von Niedergeschlagenheit, Depression oder Hoffnungslosigkeit gelitten?
- Haben Sie im letzten Monat oft unter geringem Interesse oder Freudlosigkeit gelitten (auch bei Dingen, die Ihnen sonst Freude bereitet haben)?

Wenn beide Fragen mit Nein beantwortet werden, kann eine Depression mit einer Wahrscheinlichkeit von 96 % ausgeschlossen werden. Wenn einmal mit Ja geantwortet wird, ist mit einer Wahrscheinlichkeit von über 50 % von einer Depression auszugehen und der Verdacht sollte weiter abgeklärt werden. Vor allem bei Männern kann sich eine Depression auch atypisch äußern. Statt der o. g. Symptome zeigt sich eher ein Gefühl der »vitalen Erschöpfung«. Wenn Sie sich über mehrere Wochen ausgelaugt und zutiefst erschöpft fühlen und das Gefühl haben, dass Ihnen alles über den Kopf wächst, ist es ebenfalls sinnvoll, mit Ihrem Arzt hierüber zu sprechen.

Wenn Sie das Gefühl haben, dass Ihr Partner oder Ihre Partnerin an einer Depression leidet, sollten Sie ihn oder sie aktiv darauf ansprechen und ermutigen, mit dem Arzt über Ihre Wahrnehmung zu sprechen! Oft sind es die Angehörigen, die Symptome einer Depression als Erste erkennen. Dies gilt besonders für die Frauen betroffener Männer, da Männer eher dazu neigen, Symptome einer Depression nicht ernst zu nehmen, zu verleugnen oder herunterzuspielen. Dabei kann es sogar lebensrettend sein, auf die Partnerin zu hören: In einer großen Studie über »vitale Erschöpfung« (die als Komponente oder Vorstufe der Depression angesehen werden kann) als Risikofaktor für einen Herzinfarkt war deren Wahrnehmung durch die Ehefrauen der zuverlässigste Indikator für einen drohenden Infarkt.

Gibt es eine einzelne Ursache für die Depression?

Die Ursachen für eine Depression sind ebenso vielfältig wie ihre Erscheinungsformen. Meist kommen mehrere Ursachen zusammen. Wir erklären uns das Auftreten einer Depression heute am besten mit dem Vulnerabilitäts-Stress-Modell. Vulnerabilität meint, dass Menschen ein erhöhtes Risiko haben, in einer belastenden Situation mit einer Depression zu reagieren. Dies kann genetische Ursachen haben, die zu Veränderungen im Gehirnstoffwechsel führen. Aber auch Verlusterfahrungen, schwere Vernachlässigung oder Traumatisierungen in der Kindheit können das Risiko einer Depression später im Leben erhöhen. Auch Menschen mit sehr hohen Ansprüchen an sich selbst oder einer eher melancholischen Grundstimmung haben ein erhöhtes Depressionsrisiko.

Ebenso kann eine belastende Lebenssituation, die mit einem Verlust an zwischenmenschlichen Bindungen oder einer längeren Phase der Hilflosigkeit einhergeht, bei vielen Menschen eine Depression auslösen. Darüber hinaus sind Arbeitsbedingungen, die wenig Selbstkontrolle zulassen und wenig Anerkennung der eigenen Leistung vermitteln, sowie Mobbing als depressionsauslösend einzuschätzen. Besonders problematisch sind hier Belastungen, die unser Selbstwertgefühl infrage stellen und uns daran hindern, Dinge zu tun, die uns Freude machen oder die unseren Selbstwert stabilisieren. Eine solche Belastungssituation kann auch eine Herzerkrankung sein.

Bei manchen Menschen ist die Vulnerabilität so stark ausgeprägt, dass eine Depression auch spontan – ohne äußere Belastung – auftritt. Bei anderen ist sie so gering ausgeprägt, dass sie auch auf

Was soll ich tun, wenn ich befürchte, an einer Depression zu leiden?

Wenn Sie sich nach dem Lesen dieser Zeilen fragen, ob Sie selbst an einer Depression leiden, sollten Sie am besten Ihren Hausarzt oder Kardiologen darauf ansprechen. Grundsätzlich sollte jeder Arzt in der Lage sein, eine Depression zu diagnostizieren.

Wenn Sie mit Ihrem Hausarzt oder Kardiologen nicht über dieses Thema sprechen möchten, können Sie auch direkt einen Arzt für psychosomatische Medizin, einen Arzt für Psychiatrie oder einen psychologischen Psychotherapeuten aufsuchen. Alle drei Berufsgruppen sind inzwischen verpflichtet, auch offene Sprechstunden zur Diagnostik anzubieten.

Viele Betroffene suchen leider erst spät professionelle Hilfe auf, weil sie ihre Symptome für eine normale Reaktion auf eine schwere Belastung halten oder sich scheuen, darüber zu sprechen. Dies ist bedauerlich, weil sich eine Depression gut behandeln lässt. Langes Zögern führt also nur zu einer längeren Leidenszeit, die eigentlich vermeidbar wäre.

Die meisten Patienten mit Depression haben übrigens keine Suizidgedanken oder -absichten. Deren Fehlen heißt also nicht, dass man keine Depression hat! Wenn Sie aber daran denken, sich das Leben zu nehmen, oder sogar schon einen konkreten Plan hierzu haben, nehmen Sie sofort therapeutische Hilfe in Anspruch (Hausarzt, Notfallsprechstunde in der nächsten psychiatrischen Klinik, sozialpsychiatrischer Dienst/Krisendienst). Nahezu alle Patienten mit Depression, die nach einem Suizidversuch gerettet wurden, sind hinterher dankbar dafür und finden in der Regel in ein Leben mit guter Lebensqualität zurück. Denken Sie daran, dass die Depression dazu führt, dass Sie Ihre aktuelle Situation als ausweglos erleben, indem sich Ihre Wahrnehmung und Ihre Bewertungen ins Negative verzerren!

schwere Belastungen nicht mit einer Depression reagieren. Die meisten Menschen liegen aber in der Mitte zwischen diesen beiden Polen.

Bedeutsam sind die aufrechterhaltenden Faktoren einer Depression. Depressive Patienten neigen dazu, sich aus sozialen Kontakten zurückzuziehen, Aktivitäten zu reduzieren und bei Schlafstörungen und Erschöpfung Schlaf am Tag nachzuholen. So entsteht ein Teufelskreis aus depressiven Symptomen, Rückzugs- und Schonverhalten und Verstärkerverlust,

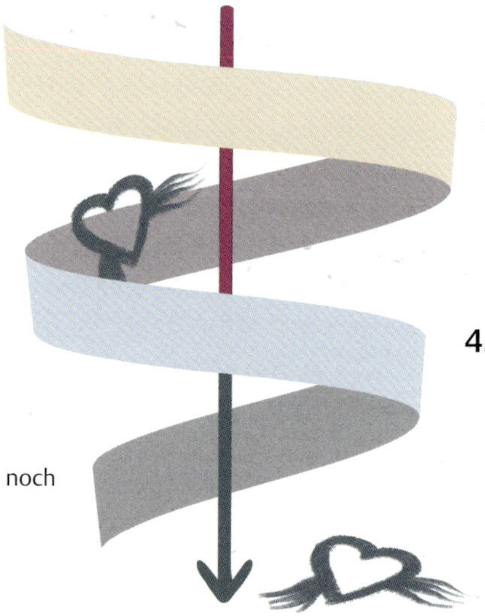

Abwärtsgerichtete Depressionsspirale

der wiederum zu einer Verstärkung der depressiven Symptome führt. In diesem Zusammenhang ist eine längere Krankschreibung ohne therapeutisches Konzept bei Depressiven ebenfalls ein möglicher Chronifizierungsfaktor, da hierdurch Tagesstruktur verloren geht und depressionsförderndem Grübeln mehr Raum eingeräumt wird. Andererseits ist es notwendig, schwerer erkrankte Patienten vor Überforderung zu schützen. Dies sollte allerdings mit einem konkreten Zeitplan zur Durchführung einer spezifischen Therapie geschehen.

Die Abbildungen zeigen, wie sich die Depression sozusagen selbst am Leben erhält: Weniger Aktivität führt zu weniger Erfolgserlebnissen und zu mehr Zeit zum Grübeln. Dies reduziert wiederum das Selbstwertgefühl und die Stimmung, was zu weniger Antrieb führt, sodass es am nächsten Tag noch schwieriger ist, sich zu etwas aufzuraffen. Dies führt zu Selbstvorwürfen und verfestigt das negative Bild von sich selbst. Dieser Teufelskreis ist so wirksam, dass bereits nach zwei Wochen ein »Point of no Return« erreicht sein kann, an dem es unmöglich ist, aus eigener Kraft wieder herauszukommen. Die Situation ist vergleichbar mit einem Auto, dessen Räder sich im Matsch festgefahren haben und wo es einer Unterstützung von außen bedarf, um sich wieder zu befreien.

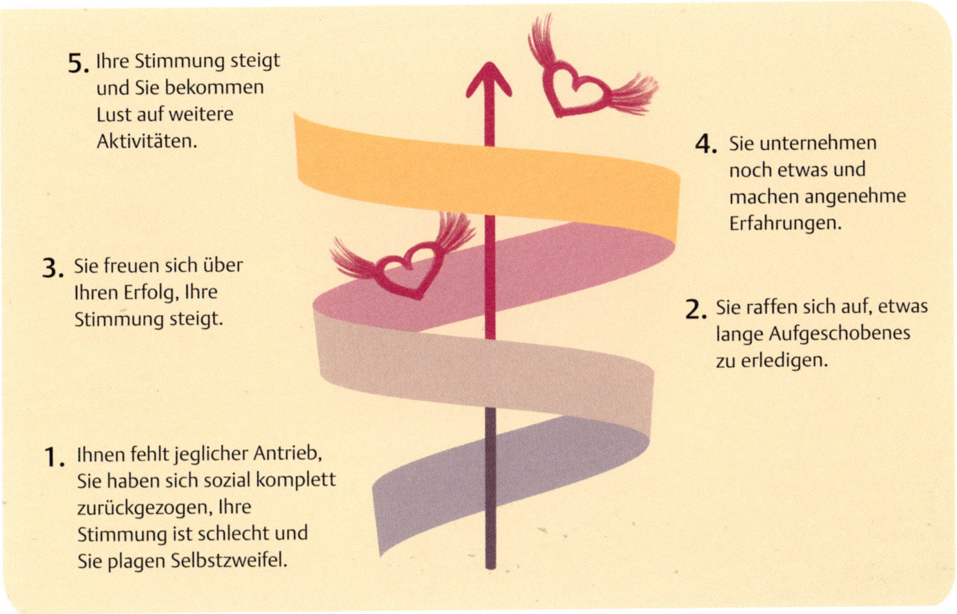

Aufwärtsgerichtete Depressionsspirale

Wie wirkt eine Depression aufs Herz?

Inzwischen ist wissenschaftlich gut belegt, dass eine Depression die Betroffenen nach einem Infarkt oder einer anderen Herzerkrankung daran hindert, ihr Gesundheitsverhalten so umzustellen, dass das Herz geschützt wird. Wenn man ohnehin keinen Sinn im Leben mehr sieht und es nur noch als Qual empfindet, fällt es verständlicherweise schwer, mit dem Rauchen aufzuhören oder seine Ernährung umzustellen. Die mit der Depression verbundene Antriebshemmung macht es zusätzlich schwer, sich zu etwas aufzuraffen, was z. B. hinderlich ist, wenn man Sport treiben sollte.

Folgende Zusammenhänge sind gut erforscht:

- Depressive Patienten haben es deutlich schwerer, mit dem Rauchen aufzuhören. Ein Grund dafür ist, dass Nikotin antidepressiv wirkt und sozusagen zur »Selbstbehandlung« eingesetzt wird – allerdings mit wesentlich gravierenderen Nebenwirkungen als bei ärztlich verordneten Antidepressiva.
- Bei vielen Patienten mit Depression ist der Appetit erhöht (»Kummerspeck«) und der Antrieb zu körperlicher Aktivität gesenkt. Eine Depression ist ein Risikofaktor für die Entwicklung einer Adipositas. Umgekehrt verschlechtert eine Adipositas die Stimmung, sodass sich hier ein Teufelskreis entwickeln kann.

- Die Depression macht es schwerer, der Therapie treu zu bleiben, die verordneten Medikamente regelmäßig einzunehmen und regelmäßig zu Kontrolluntersuchungen zu gehen.

Neben der Auswirkung der Depression auf das Verhalten gibt es aber direkte Auswirkungen auf den Körper, die noch nicht alle vollständig erforscht sind:

- Eine Depression geht mit einer erniedrigten Herzratenvariabilität (Seite 49) einher.
- Das Gerinnungssystem ist aktiviert, was zu einem etwas höheren Thromboserisiko führen kann und die Innenhaut der Gefäße negativ beeinflusst.
- Die Balance der Stresshormone ist gestört.

Hinzu kommt der negative Effekt der Depression auf Krankheitsverarbeitung und Lebensqualität. Oft leiden die Betroffenen stärker unter den Symptomen der Depression als unter der Herzerkrankung. Die Depression verstärkt außerdem die Schmerzwahrnehmung, sodass depressive Patienten über mehr Herzbeschwerden klagen als Patienten ohne Depression. Dies kann dann zu medizinisch eigentlich nicht notwendigen Untersuchungen bis hin zum Herzkatheter führen, besonders wenn die Depression als Ursache der Problematik nicht erkannt wird. Depressive Patienten haben es auch deutlich schwerer, den Wiedereinstieg in den Beruf zu schaffen. Vorzeitige Berentungen erfolgen deutlich häufiger wegen der gleichzeitig bestehenden Depression als wegen der Herzerkrankung.

Fallbeispiel

Johannes M.

» *Johannes war sehr überrascht, als in der Rehaklinik ein Gespräch mit einer Psychologin auf seinem Therapieplan auftauchte. Was sollte das denn? Er wollte doch nach dem Infarkt nur schnell wieder leistungsfähig werden, dann wäre doch alles in Ordnung. Als die Psychologin ihm sagte, sein Testwert für Depression sei sehr auffällig gewesen, hielt er das zunächst für eine Verwechslung. Sie ging mit ihm die Antworten durch, die er selbst auf dem Fragebogen angekreuzt hatte. Ja, zugegeben, er konnte in den letzten Jahren immer schlechter schlafen, wachte oft nachts um drei auf, lag stundenlang wach und grübelte. Und er hatte in den letzten Jahren zunehmend das Gefühl, im Job nicht mehr genug zu bringen und den Anforderungen hinterherzulaufen. Alle Energie ließ er im Beruf und in der Freizeit fehlte ihm dann der Antrieb. Er unternahm immer weniger und zog sich weiter zurück, auch von seiner Frau und seiner Familie. Am liebsten war er in seinem Arbeitszimmer und hatte seine Ruhe. Klar, dass das auf die Stimmung schlägt. Zuletzt hatte er sich zutiefst erschöpft und fertig gefühlt. Als er mit dem Auto einmal auf Glatteis kam und beinahe einen schweren Unfall gehabt hatte, erwischte er sich bei dem Gedanken: »Eigentlich gar nicht schlimm, wenn jetzt Schluss gewesen wäre, dann hätte die ganze Schinderei endlich ein Ende.« Aber dass das eine Depression ist, wäre ihm nie in den Sinn gekommen. Ohne die Fragen in dem Test hätte er auch nie mit jemandem darüber gesprochen. Über Gefühle zu reden war sowieso nicht so sein Ding.*

Im Verlauf der weiteren Diagnostik zeigte sich, dass er eine mittelschwere depressive Episode hatte und eine ausgeprägte Typ-D-Persönlichkeit. Wie sich das auf seine Stressverarbeitung auswirkt, werden wir im Kapitel »Stress« (Seite 108) sehen. Als Folge der Depression hatte Johannes keine Energie für seinen Sport mehr und hatte sich kaum noch bewegt. Außerdem entwickelte er eine arterielle Hypertonie, die unbemerkt geblieben war, weil er die letzten fünf Jahre nicht zum Arzt gegangen war. Die Psychologin erklärte ihm ausführlich die Zusammenhänge zwischen Depression, sozialer Isolation und Herzinfarkt, und plötzlich war es ihm gar nicht mehr so ein Rätsel, warum er gerade jetzt einen Infarkt bekommen hatte. «

Behandlungsmöglichkeiten und Vorbeugung

Eine Depression lässt sich in der Regel gut behandeln. Als wirksam erwiesen haben sich vor allem:

- Psychotherapie (sowohl Verhaltenstherapie als auch tiefenpsychologisch fundierte Therapie sind effektiv; ausführlich im Kapitel »Psychotherapie«, Seite 157)
- Antidepressiva (ausführlich im Kapitel »Psychopharmaka«, Seite 166)
- Ausdauertraining und Bewegungstherapie (ausführlich im Kapitel »Bewegung«, Seite 172)
- soziale Unterstützung

Bei einer leicht ausgeprägten Depression reichen oft Gespräche beim Hausarzt, regelmäßige Bewegung und Unterstützung durch Familie und/oder Freunde aus, um eine Besserung zu erzielen. Tritt diese nicht innerhalb weniger Wochen ein, sollte ebenso wie bei einer mittelschwer ausgeprägten Depression eine Psychotherapie oder eine Behandlung mit Antidepressiva begonnen werden. Beide sind etwa gleich wirksam, allerdings ist der Effekt von Psychotherapie nachhaltiger und es besteht nicht die Gefahr von Nebenwirkungen auf das Herz. Regelmäßiges Ausdauertraining (Seite 189) kann ebenfalls gut antidepressiv wirken, allerdings brauchen viele Patienten Unterstützung dabei, ihre Antriebshemmung zu überwinden. Die kann z. B. durch Angehörige oder in Herzsportgruppen erfolgen. Herzsportgruppen sind zur Depressionsbehandlung besonders geeignet, weil sie Bewegung und soziale Unterstützung miteinander verbinden. Die Bewegung ist hier aber »unterdosiert« – zusätzlich zur wöchentlichen Herzsportgruppe sollten noch mindestens zwei weitere Bewegungseinheiten durchgeführt werden.

Gibt es eine Herzinfarkt-Persönlichkeit?

Bei der Depression handelt es sich um eine Erkrankung, die in Episoden auftritt – die meiste Zeit ihres Lebens haben Patienten keine entsprechenden Symptome. Die Phasen der Depression können klar von der »Grundpersönlichkeit« eines Menschen unterschieden werden. Es stellt sich aber die Frage, ob es nicht auch eine bestimmte Persönlichkeit gibt, die das Risiko, einen Herzinfarkt zu bekommen, erhöht. In den 1970er-Jahren wurde diesbezüglich das Typ-A-Verhaltensmuster (ausführlich im Kapitel »Stress«, Seite 108) untersucht, das mit einer verstärkten Stressreaktion verbunden war. Ein Zusammenhang mit einem erhöhten Infarktrisiko konnte aber nicht nachgewiesen werden.
In den 1990er-Jahren entwickelte der belgische Forscher Johann Denollet das Konzept der Typ-D-Persönlichkeit. Das »D« steht hier für »distressed«. Hierzu gehören zwei Komponenten:

- andauerndes Überwiegen negativer Gefühle, also erhöhte Werte für Depressivität, Angst und Ärger
- soziale Hemmung, vor allem gekennzeichnet durch die Unfähigkeit, Gefühle in Beziehungen zu Mitmenschen auszudrücken.

In zahlreichen Studien konnte gezeigt werden, dass die Typ-D-Persönlichkeit mit einem erhöhten Infarktrisiko und mit einem schlechteren Verlauf nach Herzinfarkt oder Herzoperation verbunden ist. Das Typ-D-Muster ist unabhängig vom aktuellen Vorliegen einer Depression nachweisbar. Allerdings hängt sie mit Depression insgesamt eng zusammen, sodass es letztlich noch unklar ist, wie stark ihr eigener Einfluss auf das Infarktrisiko ist oder ob letztlich die Depression der entscheidende Faktor ist. Neuere Studien zeigten, dass der Typ-D kein unveränderliches Merkmal ist, sondern sich sowohl durch gravierende Lebensereignisse als auch im Verlauf einer Therapie ändern kann. Hier sind also noch viele Fragen offen.

Das Wichtigste in Kürze

- Eine Depression sowie das Gefühl der vitalen Erschöpfung gehören zu den stärksten Risikofaktoren für eine koronare Herzerkrankung.
- Eine gleichzeitig bestehende Depression wirkt sich ungünstig auf den Verlauf einer Herzerkrankung aus.
- Dafür sind sowohl neurobiologische Faktoren (z. B. eingeschränkte Herzratenvariabilität) als auch ein deutlich schlechteres Gesundheitsverhalten bei Depression verantwortlich.
- Patienten mit einer Depression haben es sehr viel schwerer, mit dem Rauchen aufzuhören oder Gewicht zu reduzieren – so lange sie nicht behandelt wird.
- Eine Depression lässt sich gut behandeln. Wirksam sind Psychotherapie, Antidepressiva und regelmäßiges Ausdauertraining. Bei einer leichten Form reicht meist eine dieser Möglichkeiten, bei schwerer oder chronischer Depression ist eine Kombination sinnvoll.

Bei einer schwer ausgeprägten Depression wird die Kombinationsbehandlung aus Psychotherapie und Antidepressiva empfohlen.

Bei vielen Patienten stellt sich in den ersten Wochen der Behandlung eine Besserung und in den ersten 3–6 Monaten ein nachhaltiger Effekt ein. Bei langanhaltender Depression oder wenn eine tiefer in der Biografie verwurzelte Problematik psychotherapeutisch behandelt werden muss, kann die Behandlung auch ein Jahr und länger dauern – eine Heilung ist aber auch dann noch gut möglich. Antidepressiva sollten etwa sechs Monate über das Eintreten einer deutlichen Besserung hinaus weiter eingenommen werden. Ein zu frühes Absetzen erhöht das Risiko eines Rückfalls.

Wenn die Besserung zu lange auf sich warten lässt, kann eine stationäre Behandlung in einer Krankenhausabteilung für psychosomatische Medizin oder in einer Rehaklinik für Psychosomatik sinnvoll sein. In den letzten Jahren gibt es auch zunehmend integrierte, psychokardiologische Behandlungsangebote (eine Liste findet sich unter www.psychokardiologie.org).

Schlaf

Es gibt ein Thema, das in der Medizin über Jahre hinweg vernachlässigt wurde und welches immer noch gerne vergessen wird: der Schlaf.

Schlafen ist mehr oder weniger selbstverständlich und – wenn man gerne immer wieder Aufregendes erleben möchte – für manche ein notwendiges Übel. Dabei wissen wir heute sehr genau, dass Schlafstörungen zu körperlichen oder psychischen Störungen führen können. Ein gestörter Schlaf begünstigt die Entstehung und führt zur Verschlechterung einer arteriellen Hypertonie, eines Diabetes mellitus und von Adipositas – alle drei bedeutsamen Risikofaktoren für eine koronare Herzkrankheit. Auch die Entstehung einer Depression kann durch länger anhaltende Schlafstörungen begünstigt werden. Im Gegenzug können körperliche oder psychische Erkrankungen zu Schlafproblemen führen, welche wiederum als Verstärker der zu Grunde liegenden Erkrankungen dienen können. Dass Stress, Angst und Depression den Schlaf stören, leuchtet ein. Aber auch eine Herzinsuffizienz kann durch nächtliche Luftnot oder häufiges nächtliches Wasserlassen den Schlaf stören. Ebenso können hormonelle Erkrankungen Schlafstörungen auslösen, am bekanntesten ist hier eine Überfunktion der Schilddrüse.

In diesem Kapitel möchten wir daher die häufigsten Schlafstörungen und ihre Bedeutung für die Psychokardiologie vorstellen.

Schlafmythen und ihre fatalen Folgen

Paradoxerweise kann bereits die Überzeugung, an einer Schlafstörung zu leiden, eine solche auslösen. Verantwortlich dafür ist der Insomnie-Teufelskreis. Wenn ich nachts im Bett liege und mich darüber aufrege oder ängstige, dass ich nicht einschlafen kann oder nachts um drei aufgewacht bin, löst dies eine Stressreaktion aus, die das Einschlafen beziehungsweise Wieder-Einschlafen verhindert.

Leider ist es gar nicht so selten, dass Menschen glauben, an einer Schlafstörung zu leiden, obwohl dies gar nicht der Fall ist. Die Ursache dafür ist, dass zahlreiche falsche Vorstellungen darüber, wie gesunder Schlaf auszusehen hat, in der Bevölkerung weit verbreitet sind. Viele Menschen glauben z. B., dass es für einen erholsamen Schlaf notwendig ist, die ganze Nacht tief durchzuschlafen, und dass es für eine Schlafstörung spricht, wenn man nachts aufwacht. Tatsächlich ist es aber völlig normal, mehrfach pro Nacht aufzuwachen. Für unsere Vorfahren war dies eine wichtige Orientierungsreaktion als Schutz vor sich in der Dunkelheit heranschleichenden Feinden. In der Regel können wir uns allerdings an diese sehr kurzen Wachphasen am nächsten Morgen nicht mehr erinnern. In einer ungewohnten Umgebung, wie einem Hotel oder Krankenhausbett kann diese Orientierungsreaktion etwas intensiver sein, sodass wir bewusst wach werden und uns auch daran erinnern können. Wenn wir es schaffen, hierbei entspannt und gelassen zu bleiben, schlafen wir nach kurzer Zeit problemlos wieder ein. Wenn wir uns allerdings darüber aufregen, wach geworden zu sein, bleiben wir auch wach. Wegen ihrer fatalen Folgen haben wir die wichtigsten Schlafmythen und ihren realen Hintergrund in der folgenden Tabelle dargestellt.

Was ist eine Schlafstörung?

Als Schlafstörung bezeichnen wir eine Einschlafstörung und/oder Durchschlafstörungen oder einen nicht erholsamen Schlaf mit einer daraus folgenden Beeinträchtigung der Leistungsfähigkeit oder Befindlichkeit am Tag. Dieser Zustand muss über mindestens einen Monat andauern. Eine Schlafstörung ist also nicht über eine bestimmte Mindest-Schlafdauer definiert. Entscheidendes Kriterium ist eine daraus resultierende Befindlichkeitsstörung am Tag. Kurz gesagt: Wer tagsüber nicht in beeinträchtigender Weise erschöpft oder müde ist, hat auch keine Schlafstörung!

Häufige Schlafmythen

Mythos	Wirklichkeit
Schlafunterbrechungen zeugen von schlechtem Schlaf.	Falsch: Mehrmaliges Aufwachen gehört zu einem gesunden Schlaf und ist physiologisch sinnvoll.
Nach einer »schlechten« Nacht muss der Schlaf nachgeholt werden.	Falsch: Der Körper reguliert seinen Schlafverlust durch die Schlafqualität und nicht durch die Schlafdauer. Längeres Schlafen am Morgen oder ein Mittagsschlaf führen oft dazu, dass man am nächsten Abend wieder schlecht einschläft.
Regelmäßiger nächtlicher Schlaf ist lebensnotwendig – Schlafstörungen sind katastrophal.	Falsch: Regelmäßiger Schlaf ist wichtig, aber verpasster Schlaf ist kurzfristig unschädlich und hat tatsächlich nur wenig Konsequenzen für die Leistungsfähigkeit am Tage. Schlafstörungen sind unangenehm, aber kein Grund zur Panik. Zu den oben genannten gesundheitlichen Folgen kommt es erst nach mehreren Wochen.
Das Befinden am Tage ist ausschließlich von der Qualität des Nachtschlafes abhängig. Wenn ich nachts schlecht geschlafen habe, muss ich mich tagsüber schonen.	Falsch: Das Befinden am Tage ist von vielen Faktoren abhängig. Schlechter Schlaf kann schnell zur Ausrede dafür werden, dass man nichts unternimmt. Ausreichende Tagesaktivität ist wichtig für einen gesunden Schlaf in der Nacht.
Der Schlaf vor Mitternacht ist der beste.	Falsch: Frühes Zubettgehen führt in der Regel zu frühem Erwachen. Das erste Drittel des Schlafes mit überwiegendem Tiefschlafanteil tritt unabhängig vom Einschlafzeitpunkt auf.
Acht Stunden Schlaf sind notwendig, um erholt zu sein.	Falsch: Die Schlafdauer ist individuell sehr unterschiedlich. Es gibt Kurzschläfer, die mit nur vier bis fünf Stunden pro Nacht auskommen, und Langschläfer, die acht bis neun Stunden brauchen, um ausgeschlafen zu sein.

Häufigste Schlafstörung

Die mit Abstand häufigste Schlafstörung ist die nicht organische Insomnie. Hinter diesem etwas sperrigen Begriff verbirgt sich eine Schlafstörung, die nicht durch eine körperliche Erkrankung oder chemischer Substanzen (z. B. Nikotin oder Aufputschmittel) verursacht wird.

Schlafstörungen kann man mit Fug und Recht als Zivilisationskrankheit bezeichnen: Unsere hektische Lebensweise, das ständige Input durch Medien, Sorgen und Stress sowie zu wenig Bewegung, die uns auf gesunde Weise müde machen könnte, führen dazu, dass unser Anspannungsniveau abends zu hoch ist. Hinzu kommt, dass wir uns mithilfe von künstlichem Licht vom natürlichen Tag-Nacht-Rhythmus entkoppelt haben. All diese Faktoren führen dazu, dass bei vielen Menschen der Schlaf störanfälliger wird.

Wir alle kennen es, dass wir eine oder auch ein paar Nächte schlecht schlafen. In der Regel gleicht unser Körper das aus, indem wir in einer der folgenden Nächte umso tiefer und besser schlafen. Dafür, dass aus einer schlecht geschlafenen Nacht eine über Monate anhaltende Schlafstörung wird, ist vor allem der oben bereits angesprochene Insomnie-Teufelskreis verantwortlich. Wenn wir beginnen, uns darüber aufzuregen, dass wir schlecht schlafen, erhöht das unser Anspannungsniveau und verhindert das Einschlafen. Auch der krampfhafte Versuch, unbedingt einzuschlafen, verstärkt das Problem.

Merke: Schlaf lässt sich nicht erzwingen!

Eine Schlafstörung wird also gerade durch den krampfhaften Versuch, sie zu überwinden, am Leben erhalten. Hierzu gehören auch Versuche, Schlaf durch einen Mittagsschlaf oder längeres Im-Bett-Bleiben nachzuholen. Hierdurch sinkt der Schlafdruck am nächsten Abend, weshalb auch die nächste Nacht wieder schlecht geschlafen wird. Um zu verhindern, dass aus einer schlecht geschlafenen Nacht eine Schlafstörung wird, sind die folgenden Tipps bei Schlafproblemen hilfreich:

- Das Schlafzimmer sollte kühl, dunkel und leise sein.
- Regelmäßige Bewegung und Ausdauertraining tagsüber fördern einen erholsamen Nachtschlaf.
- Nehmen Sie keine koffein- oder teeinhaltigen Getränke (auch keinen grünen Tee!) nach dem frühen Nachmittag zu sich.
- Alkohol erleichtert zwar das Einschlafen, verschlechtert aber sehr das Durchschlafen.
- Vermeiden Sie anstrengende oder stressige Tätigkeiten sowie schwere Mahlzeiten vor dem Zubettgehen.
- Schauen Sie in der Nacht nicht ständig auf die Uhr. Decken Sie diese lieber ab oder drehen Sie sie von sich weg.
- Versuchen Sie nicht, versäumten Schlaf nachzuholen, besser sind regelmäßige

Schlafenszeiten. Persönliche Einschlafrituale können helfen.

- Das Bett sollte zum Schlafen und für Sexualität reserviert sein. Fernseher oder PC haben dort nichts zu suchen!
- Gedanken, die einen am Einschlafen hindern, sind ein wertvoller Hinweis auf Probleme, die einen beschäftigen. Das Bett ist aber kein guter Ort, diese zu lösen! Schreiben Sie solche Gedanken lieber auf und nehmen Sie sich vor, sich am nächsten Tag damit zu beschäftigen.

Diese Hinweise brauchen Sie aber nur zu interessieren, wenn Sie ein Problem mit dem Schlafen haben. Wenn Sie gut schlafen, können Sie sie getrost ignorieren!

Behandlung von Schlafstörungen

Das Wichtigste ist, gelassen zu bleiben, wenn man mal einige Nächte schlecht schläft. In bestimmten Lebenssituationen, wie z. B. wenn man frisch verliebt ist, trauert oder vor einer Prüfung steht, ist dies völlig normal. Körper und Seele können dies ohne Probleme ausgleichen. Wenn die Schlafprobleme längere Zeit anhalten, können Sie zunächst versuchen,

Vorsicht mit Schlaftabletten!

Unproblematisch sind pflanzliche Schlafmittel auf Baldrian- oder Hopfenbasis. Allerdings wirken diese auch nicht so stark.
Schlafmittel vom Benzodiazepin-Typ oder ihre Nachfolger, die sogenannten Z-Substanzen, bieten allenfalls eine kurzfristige Lösung. Sie sind hilfreich, um ein temporäres Schlafproblem anzugehen, z. B. bei Jetlag oder wenn man im Krankenhaus einen schnarchenden Bettnachbarn hat. Sie sind aber nicht geeignet zur Behandlung längerfristiger Schlafprobleme. Zum einen ist nicht nachgewiesen, ob die Einnahme dieser Substanzen nach drei Monaten überhaupt noch einen Effekt hat. Viele Patienten nehmen sie wahrscheinlich dann nur noch, um Entzugserscheinungen vorzubeugen. Darüber hinaus unterdrücken diese Substanzen den Traumschlaf, was den Schlaf weniger erholsam macht. Hinzu kommen eine deutlich erhöhte Gefahr für schwerere Stürze gerade bei älteren Patienten und die hohe Abhängigkeitsgefahr. Verhaltenstherapie ist also die deutlich bessere Alternative.
Bei Schlafstörungen im Rahmen einer Depression können schlafanstoßende Antidepressiva eingesetzt werden, die die oben genannten Nebenwirkungen nicht haben.

sie durch Beachtung der oben genannten Hinweise in den Griff zu bekommen. Hilfreich sind in jedem Fall regelmäßige Bewegung (Seite 172) und das beständige Anwenden eines Entspannungsverfahrens (Seite 196). Bewegung ist überhaupt das beste Schlafmittel!

Wenn die Schlafprobleme bereits einige Wochen andauern und Sie ein Entspannungsverfahren erst neu lernen müssen, sollten Sie es zunächst in einer entspannten Situation tagsüber einüben und es erst zum Einschlafen nehmen, wenn Sie es gut beherrschen. Falls Sie bereits ein Entspannungsverfahren können, können Sie es natürlich sofort zum Einschlafen einsetzen.

Sollte dies nicht ausreichen, so ist die kognitive Verhaltenstherapie die mit Abstand wirksamste Behandlungsmethode. In der Regel reicht eine Kurztherapie von 5–10 Sitzungen aus. Bei sehr lang andauernden oder hartnäckigen Schlafstörungen wird mit Schlafrestriktion gearbeitet: Die Zeit im Bett wird schrittweise immer weiter verkürzt, so lange, bis der Schlafdruck so hoch ist, dass wieder ein guter natürlicher Schlafrhythmus einsetzt.

Spezielle Schlafstörungen

Im Folgenden möchten wir Ihnen einige spezielle, meist durch ihre Ursache definierte Schlafstörungen kurz vorstellen.

Schichtarbeit Menschen sind dafür gemacht, tagsüber wach zu sein und nachts zu schlafen. Aus ökonomischen Gründen werden wir aber oft in einen anderen Rhythmus gezwungen und dies kann zu gesundheitlichen Problemen führen. Ein besonderes Problem ist hierbei die Schichtarbeit, die vor allem bei häufiger Nachtschicht mit einem erhöhten Risiko von Adipositas, Stoffwechselerkrankungen, Herz-Kreislauf-Erkrankungen und wohl auch für einige Krebsarten verbunden ist. Von der Wirtschaft wird gelegentlich eine 24/7-Gesellschaft gewünscht, in der alle jederzeit verfügbar sind. Aus medizinischer Sicht ist dies strikt abzulehnen. Nachtschicht ist nur zu rechtfertigen, wo diese absolut notwendig ist, z. B. im Krankenhaus. Wie gut Nachtschicht vertragen wird, ist von Mensch zu Mensch unterschiedlich. Nur wenige können aber bis ins Rentenalter ohne gesundheitliche Probleme weiter Nachtschicht machen.

Der Schlaf sei das tägliche Brot deiner Seele.

Carl Ludwig Schleich (1859–1922),
deutscher Arzt, Erfinder der Anästhesie und Schriftsteller

Häufig übersehen: Schlafapnoe

Besonders wichtig für das Thema Psychokardiologie ist das sogenannte »obstruktive Schlafapnoe-Syndrom«, welches z. B. oft auch im Zusammenhang mit Übergewicht nachzuweisen ist. Hierbei handelt es sich um eine schlafbezogene Atmungsstörung, bei der es im Schlaf mehrmals stündlich zu einer Verlegung der oberen Atemwege kommt. Das ist ungefähr so, als hielte man viele Sekunden lang die Luft an. Nur, dass man das im Schlaf nicht wirklich bemerkt. Oft sind es auch die nahen Angehörigen von betroffenen Menschen, die eine solche Beobachtung mitteilen. Ausgiebiges und langanhaltendes Schnarchen kann hier ebenfalls einen Hinweis auf das Vorliegen einer solchen Atmungsstörung geben. Der Körper gerät aber durch die Verminderung des Sauerstoffgehalts im Blut und die fehlende Atmung unter Stress, sodass es unbemerkt durch Ausschütten von Stresshormonen zu einer vermehrten Herzfrequenz und Blutdruckerhöhungen kommt. Die möglichen Langzeitfolgen eines obstruktiven Schlafapnoe-Syndroms sind sehr umfangreich. Als Folge können Bluthochdruck, Herzschwäche, Herzkranzgefäßerkrankung, Herzrhythmusstörungen, Diabetes mellitus und auch Einschränkungen der Stimmung, der allgemeinen Leistungsfähigkeit und der Lebensqualität auftreten. Das am häufigsten beklagte Symptom ist die ausgeprägte Tagesmüdigkeit. Betroffene fühlen sich oft müde, erschöpft, schläfrig und schlecht motiviert. Es kann sogar zu plötzlichen Einschlafen während des Tages kommen, was z. B. zu einer erhöhten Unfallrate im Straßenverkehr beigetragen kann. Angstsymptome und Depression können bei einem obstruktiven Schlafapnoe-Syndrom häufiger nachgewiesen werden. Manchmal wird auch fälschlich bei chronischer Erschöpfung eine Depression als Ursache angenommen, obwohl eine Schlafapnoe besteht. Dieses Beispiel zeigt, dass man bei Herzerkrankungen und auch bei psychischen Erkrankungen durchaus immer auch an eine solche Schlafstörung denken sollte.

Daher wird bei diesen Erkrankungen immer häufiger durch ein sogenanntes Schlafapnoe-Screening oder durch eine Schlaflaboruntersuchung nach Ursachen geforscht. Hierbei werden die Atemzüge, der Sauerstoffgehalt im Blut, Schnarchen und andere Werte im Schlaf gemessen und entsprechend ausgewertet. Eine kleine Anzahl von Atempausen im Schlaf gilt als durchaus normal. Zeigen sich aber häufige Atempausen, so sind therapeutische Maßnahmen oft unumgänglich.

Als Therapie kommen hier wiederum Maßnahmen der Selbstfürsorge wie regelmäßige Bewegung, gesunde Ernährung, Verzicht auf Alkohol und Nikotin sowie Gewichtsreduktion infrage. Auch Maßnahmen der allgemeinen Schlafhygiene können hier hilfreich sein. In schwierigen Fällen kann Menschen durch eine sogenannte Überdruckbeatmung über eine Nasenmaske (CPAP-Behandlung) geholfen werden. Bei Patienten mit einer Herzschwäche oder nach einem Schlaganfall sehen wir gelegentlich auch eine zentrale Schlafapnoe. Diese kommt durch eine schlafbezogene Störung des Atemzentrums in unserem Gehirn zustande und ist manchmal schwerer therapierbar.

Wenn man an einer Herz-Kreislauf-Erkrankung oder einer Depression leidet, sollte man sich sehr genau überlegen, ob man weiter Nachtschicht macht oder ob man bereit ist, für die Gesundheit auch einen Einkommensverzicht hinzunehmen.

Schlafstörungen durch Drogen oder Medikamente Gelegentlich kann eine Schlafstörung auch eine Medikamentennebenwirkung sein. Diese tritt in der Regel auf, wenn Sie ein Medikament neu angesetzt haben. In diesem Fall sollten Sie mit Ihrem Arzt über einen Präparatewechsel sprechen. Häufiger sind jedoch Schlafstörungen als Folge des Konsums von Aufputschmitteln. Vor allem sind hier Nikotin und Koffein zu nennen. Immer häufiger werden in unserer Gesellschaft jedoch auch stärkere Aufputschmittel (vor allem Amphetamine) zur Steigerung der Leistungsfähigkeit eingesetzt. Dies führt nicht nur sehr häufig zu Schlafstörungen, sondern ist mit einem sehr hohen Risiko für das Herz verbunden. Gerade aus psychokardiologischer Sicht kann hiervon nur abgeraten werden.

Restless-Legs-Syndrom Hierbei handelt es sich um eine häufige Schlafstörung, die durch einen plötzlichen, meist nachts auftretenden, intensiven Bewegungsdrang mit Unruhegefühl in den Beinen verbunden ist. Wenn Sie solche Symptome bei sich verspüren, sollten Sie mit ihrem Arzt über Behandlungsmöglichkeiten sprechen.

Das Wichtigste in Kürze

- Schlafstörungen können als Folge einer Herzerkrankung oder einer psychischen Erkrankung auftreten. Gleichzeitig sind sie aber auch Risikofaktoren für eine Hypertonie, Stoffwechselerkrankung oder Depression.
- Falsche Vorstellungen über gesunden Schlaf führen zu nächtlichem Stress und können so Schlafstörungen auslösen. Wichtig ist es, gelassen zu bleiben, wenn man mal einige Nächte nicht so gut schläft.
- Gute Behandlungsmöglichkeiten sind Bewegung, Entspannungsverfahren und Verhaltenstherapie. Schlaftabletten sind eher ein Teil des Problems als ein Teil der Lösung.
- Häufig übersehen wird die Schlafapnoe: Typisch sind nächtliche Atemaussetzer, nicht erholsamer Schlaf und eine ausgeprägte Tagesmüdigkeit. Wirksamste Behandlung ist eine leichte Überdruckbeatmung mit einer Atemmaske.

Angsterkrankungen

Kein Mensch ist frei von Angst, denn sie kann auch lebensrettend sein, indem sie uns vorsichtig durchs Leben führt. Doch was tut man, wenn die ständige Furcht der Begleiter ist?

Angst gehört ebenso wie Schmerz zu den Warnsystemen des Menschen, ohne die wir nicht überlebensfähig wären. Angst nur als Alarmanlage zu sehen, greift aber zu kurz: Unser Angstsystem ist eher wie eine komplexe Automatik, die darauf programmiert ist, uns schnell und effektiv aus Gefahrensituationen herauszubringen. Stellen Sie sich einmal vor, dass ein (schlecht gelaunter) Tiger in Ihr Zimmer käme, während Sie diese Zeilen läsen. Was würde geschehen?

- Ihre Aufmerksamkeit würde augenblicklich von diesem Buch weg und hin zum Tiger wandern. Sie wären plötzlich hellwach. Das ist die Alarm- und Signalfunktion der Angst.
- Sie würden sofort den unwiderstehlichen Drang verspüren, den Raum zu verlassen. Angst löst einen Fluchtreflex aus. Ist eine Flucht nicht mehr möglich, kann es zum Erstarren kommen, was eine Art Totstellreflex darstellt und bei einem Tiger, der nur wütend, aber nicht hungrig ist, mit etwas Glück sogar funktionieren kann.
- Puls und Blutdruck würden sofort hochschnellen, die Atmung würde schneller werden, die Muskeln würden sich anspannen, die Hautdurchblutung sinken (kalte Hände). Gleichzeitig würde der Körper aber die Kühlung anwerfen: Sie schwitzen. Diese körperliche Alarm- oder Bereitstellungsreaktion wird über Stresshormone vermittelt und versetzt Sie sofort in die Lage, möglichst schnell zu fliehen oder zu kämpfen.

Diese Reaktion läuft automatisch unter Umgehung des Großhirns und somit des

Bewusstseins ab, sobald wir etwas wahrnehmen, das in unserem Gehirn als Gefahrenquelle vorprogrammiert ist – also z. B. Raubtiere, Abgründe oder das Gefühl, gefangen zu sein. Diese automatische Reaktion ist etwa eine halbe Sekunde schneller als eine willentlich bewusst ausgelöste – und diese halbe Sekunde kann lebensrettend sein. Unser Angstsystem ist also eigentlich sehr sinnvoll und effektiv, allerdings stammt seine Programmierung noch aus der Steinzeit. Stress- und Gefahrensituationen im 21. Jahrhundert benötigen in der Regel keine schnelle körperliche Reaktion mehr und die entsprechende Bereitstellung läuft daher ins Leere. Das Beispiel mit dem Tiger zeigt auch, wie direkt Herz und Angst zusammenwirken: Die Angstreaktion aktiviert sofort das Herz und das Kreislaufsystem. Angst wird also auch über das Herz deutlich spürbar und das kann zur Verwechselung von Zeichen der Angst mit Symptomen einer Herzkrankheit führen.

Angst zu haben ist also zunächst einmal völlig normal. Gerade im Falle einer ernsten Erkrankung, wie z. B. eines Herzinfarkts, ist die Angst – wenn sie nicht so stark ist, dass sie uns lähmt – durchaus sinnvoll. So führt sie dazu, dass wir sofort den Notarzt rufen und nicht zuerst die gerade begonnene Arbeit fertig machen oder dass wir nach dem Infarkt unser Gesundheitsverhalten verbessern, weil wir vermeiden wollen, noch einmal in eine so gefährliche Situation zu kommen.

Was ist eine Angststörung?

Zum Problem wird Angst erst, wenn sie regelmäßig in unangemessenen Situationen und in zu starker Ausprägung auftritt. Erst dann ist es gerechtfertigt, eine Angststörung zu diagnostizieren. Angststörungen gehören zusammen mit der Depression zu den häufigsten psychischen Erkrankungen. Bei einer in Deutschland sehr sorgfältig durchgeführten bundesweiten Erhebung zeigte sich, dass etwa jeder siebte 18- bis 65-Jährige (dies entspricht hochgerechnet ca. 7 Millionen Betroffenen) innerhalb der letzten 12 Monate unter einer klinisch relevanten Angststörung litten. Frauen erkrankten etwa doppelt so häufig wie Männer. Ähnlich wie die Depression wird eine Angststörung nicht nach einem Laborbefund, sondern nach den vom Patienten berichteten und bei ihm beobachtbaren Symptomen diagnostiziert. Folgende Angststörungen sind für die Psychokardiologie von Bedeutung.

Agoraphobie (Platzangst)

Das griechische Wort agora bedeutet »Marktplatz«. Als Agoraphobie wurde ursprünglich nur die Angst vor großen, weiten Plätzen bezeichnet. Inzwischen wird der Begriff aber weiter gefasst und meint Angst, die an Orten auftritt, die als unsicher erlebt werden und von denen aus ein »sicherer Ort« (meist die eigene Wohnung oder eine Klinik/Arztpraxis) nur schwer erreicht werden kann. Solche

Orte sind z.B. volle, enge Räume, öffentliche Verkehrsmittel, Staus auf der Autobahn, Kinos, Theater oder Schlangen an der Supermarktkasse und Aufzüge. Reduziert wird die Angst häufig durch die Anwesenheit vertrauter Personen oder das Mitführen von Medikamenten oder anderen Substanzen (z.B. homöopathischen Tropfen).

Die Angst führt dazu, dass die auslösenden Orte nach Möglichkeit vermieden werden. Durch dieses Vermeidungsverhalten engt sich der Lebensraum der Betroffenen zunehmend ein und die Lebensqualität verschlechtert sich. Das Krankheitsbild kann so auch zu erheblichen Einschränkungen im beruflichen Bereich führen, z.B. wenn Außendienstmitarbeiter Autobahnfahrten vermeiden oder die Arbeit an der Supermarktkasse zu starker Angst führt. Oft ist den Betroffenen die Ursache ihrer Beschwerden zunächst nicht klar und es werden medizinische Gründe für die Einschränkung gesucht (»In vollen Räumen bekomme ich nicht genug Sauerstoff« oder: »Das müssen Herzrhythmusstörungen sein!«). Im Rahmen der Agoraphobie kommt es nicht selten zu Panikanfällen (siehe Seite 82).

Fallbeispiel

Charlotte P.

» *Als Charlotte nach der Rehabilitation wieder zu Hause war, war sie stark verunsichert. Wegen eines Infekts hatte sie in der Reha nicht richtig mittrainieren können. Außerdem hatte sie Angst gehabt, ihr Herz und die Stents zu überlasten. Deshalb war sie bei der Entlassung viel weniger fit als ihre Mitpatienten. Als sie das erste Mal wieder einkaufen war, stand an der Kasse im Supermarkt eine lange Schlange. Sie dachte: »Ob ich das durchhalte, so lange anzustehen?« Sofort spürte sie Herzklopfen und etwas Luftnot. Sie bekam Angst vor einem neuen Infarkt, schob den Einkaufswagen in eine unbeobachtete Ecke und ging schnell aus dem Geschäft. Eigentlich wollte sie den Notarzt rufen, aber draußen wurde es schnell wieder besser. Sie war froh, als sie wieder in ihrer Wohnung war und Ruhe hatte. Von diesem Erlebnis an bat sie ihren Mann, die Einkäufe zu erledigen oder sie wenigstens in die Geschäfte zu begleiten.*

Ein paar Tage später kam sie mit dem Auto in einen Stau. Plötzlich kam der Gedanke: »Wenn ich jetzt wieder einen Infarkt bekomme, wird mir niemand helfen können!« Oft hatte sie schon gelesen, dass bei Staus der Notarzt zu spät kam, weil keine Rettungsgasse gebildet wurde. Und es war wie verhext: Kurz danach spürte sie tatsächlich ihr Herz klopfen und bekam Druck auf der Brust. Am liebsten wäre sie rechts rangefahren und hätte den Notarzt gerufen. Aber sie zwang sich, im Auto zu bleiben bis zur nächsten Abfahrt. Sie fuhr sofort zu ihrem Arzt, um sich untersuchen zu lassen. Schweißgebadet und mit starkem Herzklopfen kam sie dort an. Der meinte jedoch, mit dem Herzen sei alles in Ordnung und er könne sich die Beschwerden nicht erklären, was sie mehr irritierte als beruhigte. Durch dieses Ereignis war Charlotte stark verunsichert und sie mied von da an Situationen, in denen solche Beschwerden auftreten und in denen es schwer werden könnte, einen Arzt zu erreichen. Am sichersten fühlte sie sich in ihrer Wohnung, die sie von da ab immer seltener verließ.

Das Fallbeispiel Charlottes zeigt, wie sich als Folge einer Herzerkrankung eine Agoraphobie entwickeln kann. Durch den Herzinfarkt war sie schon stark verunsichert. Als sich dann in der Situation im Supermarkt und auf der Autobahn Angst und Herzbeschwerden im Sinne eines Teufelskreises (ausführlich im Kapitel »Panikstörung«, Seite 82) verstärkten, begann sie, solche Situationen zu meiden. In der Untersuchungssituation beim Arzt fühlte sie sich schnell wieder sicher, sodass die Beschwerden zurückgingen und der Arzt nichts feststellen konnte. Dies verunsicherte sie zusätzlich und sie kam sich wie eine Simulantin vor. Durch ihr Vermeidungsverhalten wurde sie immer mehr an ihre Wohnung gefesselt. So kam es zwar seltener zu den Angstbeschwerden, ihre Lebensqualität wurde jedoch immer schlechter, sie blieb arbeitsunfähig und sie hatte das Gefühl, ihrer Familie nicht mehr gerecht werden zu können. Das Leben zog immer mehr an ihr vorbei. Eine solche Entwicklung ist typisch für eine Agoraphobie. Zum Glück lässt sich das Krankheitsbild jedoch gut behandeln.

Behandlung Als besonders wirksam hat sich Verhaltenstherapie mit therapeutisch begleiteter Exposition erwiesen. Ziel ist es, die gemiedenen Situationen wieder aufzusuchen und dabei auftretende Angstsymptome zu bewältigen. Es geht also darum, die »Angst vor der Angst« zu verlieren. Entscheidend ist hierbei die Erfahrung, dass die Angstsymptome für das Herz nicht gefährlich sind und nach einer Weile von selbst wieder verschwinden, wenn man es schafft, in der Situation zu bleiben. Nach den therapeutisch begleiteten Übungen ist es wichtig, als Hausaufgabe auch allein die gemiedenen Situationen regelmäßig aufzusuchen, bis nach einer Weile die Angst kaum noch auftritt. Leider gibt es keinen Weg, die Angst mit einem Medikament oder per Hypnose einfach abzustellen, sodass nur dieser Weg über die Angstbewältigung zu einem nachhaltigen Erfolg führt.

Ist die Angst gefährlich für das Herz?

Oft fragen uns Patienten, ob Panikanfälle oder die Angst im Rahmen einer Agoraphobie aufgrund der Stressreaktion gefährlich für das Herz sind. Manche Patienten haben deshalb auch Bedenken, sich auf die oben beschriebene Expositionstherapie einzulassen, da sie befürchten, durch die Übungen das Herz zu überlasten.

Hier kann Entwarnung gegeben werden. Gerade weil Angst zu den natürlichen Warnsystemen gehört, ist sie so ausgelegt, dass sie dem Körper nicht schadet. In der Evolution hätte sich ein selbstschädigendes System sicher nicht durchgesetzt. Die Anstiege von Puls und Blutdruck, die im Rahmen von Agoraphobie, Panik oder therapeutischer Angstexposition auftreten, sind zwar messbar, bleiben aber in der Regel in einem völlig unbedenklichen Rahmen von 10–20 Pulsschlägen pro Minute bzw. einem Blutdruckanstieg von max. 30 mmHg systolisch und 10 mmHg diastolisch.

Für die häufigen Angsterkrankungen wie Panikstörung oder Agoraphobie konnte – anders als bei der Depression oder der posttraumatischen Belastungsstörung – kein Zusammenhang mit dem gehäuften Auftreten von Herzerkrankungen nachgewiesen werden. Sie sind also nicht als Risikofaktor für das Herz anzusehen.

Nur bei schweren und medikamentös nicht gut eingestellten Herzrhythmusstörungen sowie in den ersten Stunden nach einem Herzinfarkt kann intensive Angst in Einzelfällen die Rhythmusstörungen verstärken.

Wichtig ist, die Wechselwirkung von Angst, Depression und Herzkrankheit zu beachten: Viele Angstpatienten sind wegen der Folgen des Vermeidungsverhaltens auch depressiv. Ein möglicherweise beobachteter Anstieg von kardialen Komplikationen bei Patienten mit Angsterkrankungen ist also vor allem auf die begleitende Depression zurückzuführen – was ganz klar dafürspricht, mithilfe von Therapie das Vermeidungsverhalten zu überwinden und sich der Angst zu stellen. Bei Patienten mit einer schweren Herzerkrankung sollte das allerdings immer in Absprache mit dem behandelnden Kardiologen erfolgen oder in einer auf Psychokardiologie spezialisierten Einrichtung, wo man Erfahrung mit der Behandlung von Patienten hat, die an einer Kombination von Herzerkrankung und Angststörung leiden.

Beruhigungsmittel (vor allem Benzodiazepine) sollten bei einer Angststörung nicht eingesetzt werden, da sie schnell abhängig machen und dann auch ihre Wirkung verlieren. Die Patienten nehmen die Tabletten dann nur noch gegen die Entzugssymptome. Alkohol wirkt an ähnlichen Rezeptoren im Gehirn wie Benzodiazepine und wird daher von Patienten nicht selten zur »Selbstmedikation« gegen die Angst eingesetzt. Kurzfristig funktioniert das auch – leider hat Alkohol als Psychopharmakon aber sehr schwerwiegende Nebenwirkungen, wie Abhängigkeit, Demenz und Leberversagen, und kann daher nicht empfohlen werden.

Panikstörung

Als Panikanfall oder Panikattacke wird ein Anfall von intensiver Angst bezeichnet, der in der Regel abrupt und unvorhersehbar beginnt und einige Minuten anhält. Die Dauer ist aber variabel; besonders wenn man versucht, die Angstsymptome zu unterdrücken, kann eine Attacke auch eine halbe Stunde und länger dauern. Der Anfall ist verbunden mit starken körperlichen Symptomen und dem Gefühl von Todesangst oder Kontrollverlust.

Bei einem Panikanfall kommt es zu einem Teufelskreis aus der Angst und der durch sie ausgelösten körperlichen Reaktion, die sich gegenseitig aufschaukeln. Die folgende Abbildung verdeutlicht das. Auslöser können sowohl minimale, für die Betroffenen häufig nicht erinnerbare körperliche Veränderungen oder auch Gefühle und Gedanken sein. Panikanfälle können auch nachts aus dem Schlaf heraus auftreten. Als Folge der Sympathikus-Aktivierung kommt es zu Symptomen wie Herzklopfen, Herzrasen, Schwitzen, kalten Extremitäten und Muskelanspannung. Bei einigen Patienten kann es auch durch eine Begleitreaktion des Parasympathikus zu Durchfall kommen.

Hyperventilation (übersteigerte Atmung) kann die Angstsymptome zusätzlich verstärken. Im Rahmen der oben geschilderten Bereitstellungsreaktion beschleunigt der Körper bei Angst automatisch die Atmung. Hierdurch gelangt zusätzlicher Sauerstoff in den Körper und durch Muskelarbeit anfallendes Kohlendioxid (CO_2) wird abgeatmet. Im Falle einer tatsächlichen Flucht vor dem Tiger wäre das sinnvoll. Meist vermeiden wir heute aber bei einem Panikanfall körperliche Anstrengung. Wenn wir nun mehr CO_2 abatmen, verschiebt sich in unserem Blut kurzfristig das Gleichgewicht zwischen Säuren und Basen, was wiederum das Nervensystem irritiert. Dies ist nicht gefährlich, führt aber zu intensiven und unangenehmen Symptomen wie Schwindel, Flimmern vor den Augen, Missempfindungen besonders im Gesicht sowie Ohnmachtsgefühlen. Zusätzlich können die Hände verkrampfen. Die Wahrnehmung dieser intensiven Vorgänge bestätigt die Betroffenen in ihrer Befürchtung, dass

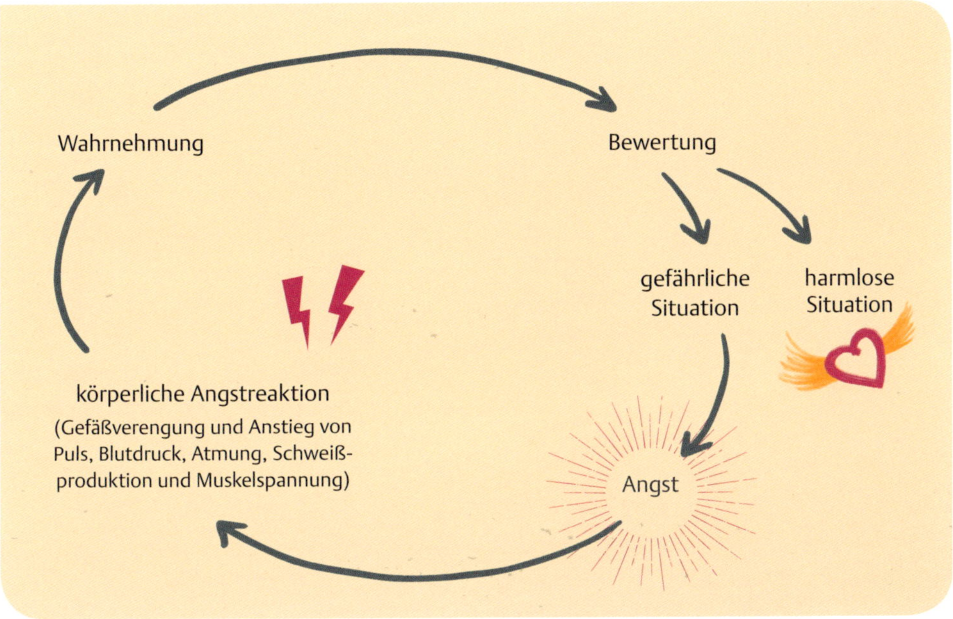

Angst-Teufelskreis bei einem Panikanfall

sich im Körper etwas sehr Bedrohliches abspielt.

Obwohl sich die Symptome der Hyperventilation bedrohlich anfühlen, sind sie absolut harmlos und bilden sich von selbst (meist binnen weniger Minuten) zurück. Wenn Sie Symptome von Hyperventilation spüren, helfen Techniken zur Atemberuhigung, damit es noch schneller besser wird:

- Entschleunigtes Atmen nach der 4711-Regel: 4 Sekunden einatmen, 7 Sekunden ausatmen, und das 11 Minuten lang = 4711; wobei es nicht unbedingt 11 Minuten sein müssen, aber mindestens 2 Minuten schon.
- Bewusstes Verlangsamen der Atmung über die Lippenbremse: Hierbei wird bei locker geschlossenen Lippen (nicht aufeinanderpressen) durch den Mund ausgeatmet, sodass sich die Backen beim Ausatmen leicht aufblasen.
- Bei ausgeprägten Symptomen wurde früher empfohlen, einige Atemzüge in eine Plastiktüte zu atmen. Hierdurch wird abgeatmetes CO_2 dem Körper wieder zugeführt. Dies ist vielen Patienten jedoch unangenehm. Genauso effektiv ist es, einfach für etwa eine halbe bis eine Minute die Luft anzuhalten.

Panikstörung und Herzkrankheit

Für Herzgesunde ist es bereits schwer, zwischen einem Panikanfall und organischen Herzbeschwerden zu unterscheiden. Umso schwieriger ist dies bei Patienten mit einer Herzkrankheit. Hier ist man natürlich schnell versucht zu sagen: »Lieber einmal zu viel den Notarzt gerufen als zu wenig!« Wenn man sich aber klarmacht, dass bei einer ausgeprägten Panikstörung mehrere Anfälle pro Woche auftreten können, wird schnell klar, dass dieser Satz hier nicht mehr zutrifft. Durch die ständigen Notarzteinsätze und Untersuchungen bliebe den Betroffenen keine Lebensqualität mehr. Es kommt in der Therapie also darauf an, zu lernen, zwischen den Symptomen der Panik und der Herzkrankheit zu unterscheiden und die Angstsymptome dann eigenständig zu bewältigen. Hierzu wird mit jedem Patienten ein **Ampelsystem** erarbeitet:

- Grün: Die Beschwerden sind mit sehr hoher Wahrscheinlichkeit angstbedingt und können eigenständig bewältigt werden.
- Gelb: Die Symptome sind nicht eindeutig zu klären. Wenn sie durch die erprobten Bewältigungsstrategien in absehbarer Zeit nicht besser werden, sollte ein Arzt aufgesucht werden.
- Rot: Es liegen eindeutige Gefahrenhinweise auf eine Herzkrankheit vor und es sollte sofort ein Arzt aufgesucht oder der Notarzt gerufen werden.

Ein solches Ampelsystem vermittelt Sicherheit und Orientierung in beide Richtungen: Wann kann ich die Symptome selbst bewältigen und wann brauche ich schnell Hilfe? Viele Herzpatienten mit Panikanfällen sind nach einigen ergebnislosen Notarzteinsätzen bei Panikanfällen so verunsichert, dass sie keinen Arzt rufen, auch wenn klare Gefahrenhinweise vorliegen.

Welche Symptome sprechen eher für eine Herzkrankheit, welche für einen Panikanfall?

- Ein Puls über 130 (in körperlicher Ruhe) oder ein plötzlich unregelmäßig werdender Pulsschlag sind nicht durch Angst zu erklären. Hier sollte ein Arzt aufgesucht werden. Allerdings ist es dafür wichtig, den Puls tatsächlich zu messen. Viele Patienten haben während eines Panikanfalls das Gefühl, ihr Puls sei bei 180. Wenn sie nachzählen, sind es aber nur 110 Schläge/Minute.
- Wenn sich die Beschwerden genauso anfühlen wie beim Herzinfarkt, ist dies ein klares Alarmsignal. Dieser Hinweis klingt banal, oft ist es in der Angst aber gar nicht so

einfach, richtig hinzuspüren. Deshalb ist es in einer Therapie auch wichtig, seine Körperwahrnehmung (Seite 193) zu trainieren.

- Wenn sich die Beschwerden nach Hyperventilation anfühlen, ist dies ein Sicherheitssignal. Durch Anwendung atemberuhigender Techniken (s. o.) werden sie schnell besser. Um zu wissen, wie sich Hyperventilation anfühlt, ist es sinnvoll, diese in der Therapie bewusst auszuprobieren.
- Wenn die Beschwerden durch Bewegung oder körperliche Anstrengung besser werden, spricht dies ebenfalls für Angst als Ursache. Bewegung ist der natürliche Weg des Körpers, ein aktiviertes Angst- oder Stresssystem wieder herunterzufahren!

Diese Liste soll Ihnen eine erste Orientierung geben, sie eignet sich aber nicht zur Selbstdiagnose. Weil die Symptome individuell sehr unterschiedlich ausgeprägt sind, können Sie Ihre persönliche Ampel nur in Zusammenarbeit mit einem Arzt erstellen, der Ihre Befunde kennt.

- Körperliches Ausdauertraining verschiebt in der Regel die Atemruhelage von der Hyperventilation weg. Wenn Sie also zu Hyperventilation neigen, hat regelmäßiges Ausdauertraining (Seite 189) einen vorbeugenden Effekt.

Bei einer reinen Panikstörung treten die Angstanfälle also gehäuft (mehrmals im Monat) für die Betroffenen unvorhersehbar und ohne erkennbare Ursache auf. Dies ist dadurch zu erklären, dass das Angstsystem automatisch unter Umgehung des Bewusstseins aktiviert wird. Eine kurze Wahrnehmung – z. B. wenn man sich nachts im Bett auf die linke Seite dreht und dadurch das Herz stärker spürt – oder ein unterschwelliger Gedanke kann die Angst blitzschnell aktivieren. Für die Betroffenen kommen die angstbedingten Kreislaufsymptome also »aus heiterem Himmel«, sodass eine körperliche Erkrankung als wahrscheinliche Ursache angenommen wird. Tatsächlich kommen Patienten mit Panikanfällen oft in die Notaufnahme; Panikattacken sind dort nach einer organischen Herzkrankheit die zweithäufigste Ursache für Herzbeschwerden. Da die Anfälle sehr unangenehm sind, kommt nach einer Weile die »Angst vor der Angst« hinzu, die auch außerhalb der Anfälle die Anspannung erhöht, das Wohlbefinden beeinträchtigt und selbst wieder Angstanfälle auslösen kann. Viele Patienten mit Panikstörung vermeiden alles, was Herzklopfen macht – also vor allem körperliche Aktivität. Dies führt aber dazu, dass ihr Trainingszustand schlechter wird und sie in immer mehr Situationen Herzklopfen und Kreislaufbeschwerden bekommen.

Das wiederum verstärkt das Gefühl, ernsthaft krank zu sein.

Etwa 3 % der Bevölkerung leiden an einer Panikstörung ohne organische Herzerkrankung. Herzpatienten haben aber öfter unangenehme Empfindungen am Herzen und machen sich verständlicherweise häufiger Sorgen um ihre Gesundheit. Beides erhöht die Anfälligkeit für eine Panikstörung. Deshalb treten Panikanfälle bei Herzpatienten eher häufiger auf als in der Allgemeinbevölkerung. Umgekehrt ist die Panikstörung aber kein Risikofaktor dafür, herzkrank zu werden. Da Panikanfälle sehr unangenehm sind, tun die Betroffenen alles, um diese zu vermeiden. Daher meiden sie oft auch Orte, an denen sie auftreten könnten. Dies führt dann zusätzlich zu einer Agoraphobie. Umgekehrt kann die Angst im Rahmen einer Agoraphobie durchaus das Ausmaß eines Panikanfalls erreichen (bei Charlotte P. war das z. B. in der Situation auf der Autobahn der Fall). Agoraphobie und Panik können also häufig in Kombination auftreten.

Behandlung Auch die Panikstörung lässt sich in der Regel mit kognitiver Verhaltenstherapie gut behandeln. Oft genügt eine Kurztherapie von 20–24 Sitzungen. Da es hier keine bestimmten angstauslösenden Situationen gibt, ergibt ein Expositionstraining an bestimmten Orten wenig Sinn. Stattdessen wird in der Therapie vor allem daran gearbeitet, die Bewertung von »Gefahr« in »harmlos« (siehe Abb. »Teufelskreis der Angst«, Seite 83) zu verändern. Außerdem wird geübt, gefürchtete Körpersymptome wie Herzklopfen oder Schwindel durch körperliche Anstrengung oder Hyperventilation gezielt herbeizuführen, um so direkt eine Neubewertung vornehmen und Bewältigungsstrategien erarbeiten und erproben zu können.

Da die Panikreaktion auch über Stresshormone vermittelt wird, ist unsere Anfälligkeit für Panikattacken in belasteten Lebensphasen, wenn unser Stresslevel ohnehin schon hoch ist, deutlich stärker. Zur Therapie gehört daher auch eine Analyse der individuellen Stressbelastung und ggf. das Erlernen von Stressbewältigungsstrategien sowie die Suche nach Möglichkeiten, Belastungen zu reduzieren. Zusätzlich ist das Erlernen eines Entspannungsverfahrens (Seite 196) wertvoll.

Darüber hinaus ist es für Angstpatienten sehr sinnvoll, mit einem regelmäßigen Ausdauertraining (Seite 189) zu beginnen oder dies konsequent weiterzuführen. Regelmäßiges Training ist der natürliche Weg, Stresshormone und erhöhte Muskelspannung abzubauen, und wirkt deshalb vorbeugend. Außerdem hilft die hierdurch verbesserte Fitness, wieder Zutrauen zum eigenen Körper zu finden. Im Fall einer beginnenden Panikattacke kann diese auch durch Bewegung gestoppt werden.

Für Beruhigungsmittel und Alkohol gilt das Gleiche, was oben über die Agoraphobie gesagt wurde: Beide können die Angst kurzfristig dämpfen, führen aber zu Abhängigkeit und schwerwiegenden Nebenwirkungen, sodass hiervon abzuraten ist. Wenn Psychotherapie nicht verfügbar ist oder vom Patienten nicht gewünscht wird, sind Antidepressiva vom SSRI-Typ bei der Panikstörung eine erfolgversprechende Behandlungsmöglichkeit. Zu beachten ist aber, dass gerade am Anfang Nebenwirkungen, wie z. B. Schwindel auftreten können, die die Angst zunächst verstärken. Die Wirkung hingegen tritt erst nach etwa zwei Wochen ein, sodass den Patienten ein gewisses Durchhaltevermögen abverlangt wird.

Herzbezogene Ängste

Bis vor 30 Jahren gab es die »Herzphobie« als eigenes Krankheitsbild. Gemeint war damit die Angst Herzgesunder, an einer schweren Herzerkrankung zu leiden. Heute wird dies nicht mehr als eigenes Krankheitsbild gesehen, sondern fällt mit unter die Panikstörung. Auch wenn Herzangst kein eigenes Krankheitsbild mehr ist, wurde in den vergangenen Jahren zunehmend über die Bedeutung herzbezogener Ängste sowohl bei Herzkranken als auch bei organisch Herzgesunden geforscht. Herzangst kann in drei Arten unterteilt werden:

- herzbezogene Furcht (z. B., eine Herzkrankheit zu haben oder dass sich diese verschlimmert hat oder nicht ausreichend untersucht worden zu sein)
- herzbezogene Selbstaufmerksamkeit (z. B. ständig in sich hineinzuhorchen, ständige Beschäftigung mit Pulsmessen oder Beobachten von Herzsymptomen)
- Vermeidungsverhalten (z. B. Vermeiden von Sport oder anderen Aktivitäten, die den Herzschlag beschleunigen oder bei denen man das Herz spürt)

Auch hier gilt, dass ein gewisses Ausmaß von herzbezogenen Ängsten normal ist. Es scheint so zu sein, dass nach einem Herzinfarkt oder einer Herzoperation ein mittleres Angstniveau mit der besten Prognose verknüpft ist. Patienten, die von gar keiner Angst berichten, verleugnen meist die reale Gefahr, die von der Herzerkrankung ausgeht. Sie schaffen es daher nicht, ihr Gesundheitsverhalten und ihre Belastung der neuen Situation anzupassen, und gefährden sich auf diese Weise selbst. Bei einer sehr hohen Ausprägung der Angst ist die Lebensqualität sehr schlecht und es kann zu einer Art Schockstarre kommen: Jeder Gedanke an die Herzkrankheit löst so starke Angst aus, dass er sofort unterbunden werden muss, z. B. durch Ablenkung. Auch dies kann dazu führen, dass sinnvolle Maßnahmen, wie regelmäßige Bewegung, das Rauchen aufgeben oder zu einer Kontrolluntersuchung gehen, unterbleiben.

In einer Partnerschaft kann es passieren, dass die Angst unterschiedlich unter den Partnern aufgeteilt wird: Es kann z. B. so sein, dass die Frau sich sehr um ihren Mann sorgt und ihn stark zu Verhaltensänderungen drängt, was in ihm aber vor allem Abwehr und Verdrängung auslöst und ihn an seinem ungesunden Verhalten festhalten lässt. Eine solche Konstellation kann für die Partnerschaft sehr belastend sein und auch Fortschritte bei der Krankheitsverarbeitung blockieren. Hier kann eine Einbeziehung des Partners im Rahmen von Paargesprächen in der Rehabilitation, einer Psychotherapie oder der psychokardiologischen Betreuung sinnvoll sein.

Die einzelnen Komponenten der Herzangst haben eine individuell unterschiedliche Bedeutung. Bei Herzgesunden ist vor allem die Selbstaufmerksamkeit Ausgangspunkt dafür, dass Panikanfälle auftreten, und es ist therapeutisches Ziel, deren Zahl zu reduzieren.

Bei organisch Herzkranken ist ein angemessenes Maß an Selbstaufmerksamkeit aber wichtig, um sowohl Sicherheits- als auch Gefahrensignale erkennen zu können (siehe Ampelsystem, Seite 84).
Hier ist vor allem das herzbezogene Vermeidungsverhalten ein Problem, weil dies dazu führt, dass die Gesundheit erhaltende Maßnahmen, wie Sport, Bewegung oder Kontrolluntersuchungen, unterbleiben. Studien konnten inzwischen nachweisen, dass eine ausgeprägte Vermeidung mit einer schlechteren Lebensqualität und wahrscheinlich auch mit einer höheren Sterblichkeit verknüpft ist. Angst ist in diesem Fall wirklich ein schlechter Ratgeber.

Behandlung Herzbezogene Ängste sind so häufig, dass sie in der Regel durch Gespräche in der kardiologischen Rehabilitation oder der psychokardiologischen Grundversorgung mitbehandelt werden. Auch die Trainings- und Bewegungstherapie in der Rehabilitation oder der Herzsportgruppe haben hier einen starken Effekt. Wenn dies nicht ausreicht, ist Psychotherapie hilfreich, optimal in Kombination mit Bewegungstherapie. Der Bewegungstherapie kommt hier auch die Funktion der Exposition bei der Agoraphobie zu.

Generalisierte Angststörung

Die generalisierte Angststörung müsste eigentlich »Sorgenstörung« heißen. Es geht nämlich nicht um Angst, die generalisiert in allen möglichen Situationen auftritt, sondern um die übersteigerte Neigung, sich Sorgen um alle möglichen Lebensthemen zu machen.

Diese Sorgen treten über mindestens sechs Monate über mehrere Stunden am Tag auf und führen zu vermehrter Anspannung sowie zu Beschwerden in Herz und Brustkorb, Beklemmungsgefühl, Ruhelosigkeit und Schlafstörungen. Als Folge der erhöhten Anspannung kommt es oft zu chronischen Schmerzen. Die Sorgen beziehen sich auf verschiedene Lebensthemen, wie Gesundheit, finanzielle Sicherheit, den Arbeitsplatz oder die Gefahr, dass man selbst oder ein Familienmitglied Opfer eines Verbrechens werden könnte. Jede einzelne Sorge ist verständlich. Zum Problem werden die Sorgen erst durch ihre Intensität und Dauer. Hierbei wird die Grenze zwischen sinnvollem Problemlösen und unproduktivem Grübeln mit innerlichem »Heißlaufen« deutlich überschritten. Die Betroffenen neigen dazu, sehr schnell von einem Sorgenthema zum nächsten zu springen.

Eine generalisierte Angststörung besteht meist schon vor der Herzerkrankung und tritt nicht als deren Folge auf. Ob eine generalisierte Angststörung das Risiko von Herzkrankheiten erhöht, ist noch nicht genügend erforscht. Aufgrund der ständig erhöhten Anspannung ist ein Zusammenhang mit Bluthochdruck aber wahrscheinlich. Eine vorbestehende generalisierte Angststörung kann die Verarbeitung einer Herzkrankheit erheblich stören und zu vermehrten Herzsymptomen und herzbezogenen Ängsten führen.

Behandlung Auch eine generalisierte Angststörung lässt sich erfolgreich behandeln. Als Behandlungsmöglichkeiten stehen in erster Linie die kognitive Verhaltenstherapie und Antidepressiva vom SSRI-Typ zur Verfügung. Allerdings dauert die Psychotherapie in der Regel etwas länger als bei der Panikstörung und Agoraphobie. Zentrales Element einer erfolgreichen Therapie ist auch hier eine Art Konfrontation: Die Betroffenen lernen, nicht ständig zwischen den Sorgenthemen hin und her zu springen, sondern bei einem Thema zu bleiben und die damit verbundene Anspannung auszuhalten, bis diese von selbst wieder zurückgeht.

Das Wichtigste in Kürze

- Angst ist ein normales Warnsystem des Körpers und als solches nicht gefährlich.
- Angststörungen treten häufig als Folgekomplikation einer Herzerkrankung auf und verschlechtern deutlich die Lebensqualität. Sie führen in der Regel aber nicht zu vermehrten Komplikationen der Herzkrankheit oder einer erhöhten Sterblichkeit.
- Bei herzbezogenen Ängsten führt vor allem übersteigertes Vermeidungsverhalten dazu, dass hilfreiche Maßnahmen wie Ausdauertraining oder Arzttermine nicht genutzt werden.
- Angststörungen sind gut behandelbar, vor allem durch kognitive Verhaltenstherapie, Bewegungstherapie, Entspannungsverfahren und Antidepressiva vom SSRI-Typ. Beruhigungsmittel und Alkohol sollten wegen der hohen Abhängigkeitsgefahr nicht eingesetzt werden.

Herz und Trauma

Vergangenes ist immer Teil des Lebens und es kann nicht rückgängig gemacht werden. Sich mit einem Trauma auseinanderzusetzen, kann aber eine nachträgliche Verarbeitung ermöglichen.

In diesem Kapitel geht es um die Zusammenhänge zwischen Trauma und Herzkrankheiten. Was ist ein Trauma, und was kann es in uns auslösen? Verstärkt es Herzkrankheiten? Außerdem besteht auch die Wechselwirkung, dass ein negatives Herz-Kreislauf-Ereignis ein Trauma bedeuten kann. Es besteht also eine starke Wechselwirkung zwischen Herz und Psyche. Zur Bewältigung erfordert es manchmal ärztliche und psychotherapeutische Hilfe.

Schon der Ausdruck »gebrochenes Herz« zeigt die Neigung, ein traumatisches Ereignis als Gefahr für unser Herz anzusehen. Hierzu gehört auch die Befürchtung, das Herz könne bei einem starken Schreck einfach stehen bleiben. Dies passiert z. B. beim sog. Voodoo-Tod als selbsterfüllende Prophezeiung durch extreme Angst vor einem Fluch. Tatsächlich sind solche extrem seltenen Einzelfälle beschrieben, in der Praxis spielen sie aber keine Rolle.

Es gibt aber mehrere für die Psychokardiologie ebenso häufige wie relevante Zusammenhänge zwischen Herzkrankheit und Traumatisierung:

- Bei extremem Stress kann es zu einer vorübergehenden durch Stresshormone induzierten Herzmuskelschwäche kommen, dem sogenannten Broken-Heart-Syndrom (Seite 46). Diese ist aber in der Praxis auch eher selten.
- Dramatische Ereignisse im Rahmen einer Herzkrankheit oder ihrer Verarbeitung können wie ein Trauma wirken und eine Posttraumatische Belastungs-

störung auslösen. Hiervon sind z.B. mehr als 10% der Patienten nach Herztransplantation und 3–5% nach Herzinfarkt betroffen. Eine als Folge der Herzkrankheit aufgetretene posttraumatische Belastungsstörung kann dann wiederum den Krankheitsverlauf ungünstig beeinflussen.
- Sowohl traumatische Belastungen in Kindheit und Jugend als auch das Auftreten einer posttraumatischen Belastungsstörung im Erwachsenenalter sind mit einer höheren Auftretenswahrscheinlichkeit einer koronaren Herzkrankheit verbunden und können als entsprechende Risikofaktoren betrachtet werden.

Die beiden letztgenannten Aspekte sollen im Folgenden näher beleuchtet werden.

Was ist ein Trauma?

Der Begriff »Trauma« wird im Moment in der öffentlichen Debatte etwas zu großzügig verwendet. Wenn uns etwas belastet, neigen wir schnell dazu, es als Trauma zu bezeichnen. In der Medizin wird der Begriff »Trauma« aber aus gutem Grund enger definiert.

Das in Deutschland aktuell verbindliche Diagnosesystem ICD-10 definiert Trauma als »kurz oder lang anhaltendes Ereignis oder Geschehen von außergewöhnlicher Bedrohung oder mit katastrophalem Ausmaß, das nahezu bei jedem tiefgreifende Verzweiflung auslösen würde.« Nach dieser Definition sind belastende Ereignisse, wie sie zum Leben der meisten Menschen dazugehören (z.B. der Tod der Eltern), kein Trauma. Damit soll nicht gesagt werden, dass solche Ereignisse einen Menschen nicht sehr schwer belasten können oder nicht so schlimm sind.

Der entscheidende Punkt ist, dass ein traumatisches Ereignis im medizinischen Sinne eine posttraumatische Belastungsstörung auslöst. Dafür muss die emotionale Belastung in einer bestimmten, umgrenzten Situation so hoch sein, dass sie die Verarbeitungsfähigkeit unserer Psyche übersteigt.

Trauma-Gedächtnis und normales Gedächtnis

Normalerweise wird alles, was wir erleben, in unserem biografischen, auf Sprache basierenden Gedächtnis abgespeichert. Dies setzt eine gewisse Verarbeitung voraus. In traumatischen Situationen ist die emotionale Belastung aber so hoch, dass eine normale Verarbeitung nicht mehr möglich ist. Das Ereignis wird quasi unverarbeitet gespeichert. Wir nennen das »Trauma-Gedächtnis«.

Das Abrufen von Erinnerungen aus unserem normalen Gedächtnis ist unserem Willen unterworfen. Entweder wir erinnern uns bewusst an etwas, oder Erinnerungen werden durch eine Assoziation ausgelöst. In diesem Fall können wir die Erinnerung jedoch zurückdrängen, wenn wir gerade nicht daran denken wollen. Auch bei intensiven Erinnerungen ist uns immer klar, dass das jeweilige Ereignis in der Vergangenheit liegt, auch wenn die Erinnerung mit intensiven Gefühlen verbunden sein kann. Beispiele sind die Erinnerung an den ersten Kuss oder die Fahrprüfung.

Erinnerungen im Trauma-Gedächtnis, die nicht verarbeitet werden konnten, haben hingegen eine ganz andere Qualität. In der Fachsprache nennen wir sie Intrusionen. Sie treten unwillkürlich auf, entweder wenn uns ein Sinneseindruck an das Trauma erinnert, wenn Gedanken an das Trauma geweckt werden oder auch spontan in Ruhe, wenn Ablenkung fehlt. Bei einem Patienten, der nach einem schweren Autounfall im Auto eingeklemmt war, können z. B. Reifenquietschen, der Klang eines Martinshorns, der Geruch von Benzin oder das Gefühl, gefangen zu sein, das Trauma-Gedächtnis aktivieren. Hierbei haben die Betroffenen den Eindruck, dass sich das Trauma gerade wieder abspielt. Traumatische Erinnerungen haben also nicht die Qualität des Vergangenen, sondern alle quälenden Emotionen wie Angst, Panik oder Schmerz kommen in voller Intensität wieder hoch. Dies führt dazu, dass die Erinnerungsbilder so heftig sind, dass sie die aktuelle, reale Situation überlagern können. Deshalb werden sie auch »Flashbacks« genannt.

Posttraumatische Belastungsstörung

Wegen der heftigen damit verbundenen Emotionen führen Intrusionen auch zu einer Aktivierung des Stress-Systems mit einem Anstieg von Puls und Blutdruck. Bei einer posttraumatischen Belastungsstörung haben die Betroffenen meist mehrmals in der Woche solche sehr belastenden Intrusionen.

Belastende Ereignisse unterhalb der Traumaschwelle können natürlich auch großes Leid verursachen; unsere Psyche ist aber darauf angelegt, diese so zu verarbeiten, dass sie in unser normales Gedächtnis integriert werden können.

Weil aber diese Intrusionen so belastend sind, tun die Betroffenen alles, um sie zu vermeiden. Bei einem Patienten, der einen Autounfall erlebt hat, kann dies z. B. die Strecke sein, auf der der Unfall passierte. Das Vermeidungsverhalten kann sich aber auch auf Autofahren generell ausweiten. Oft werden auch Fernsehsendungen gemieden, in denen z. B. ein Martinshorn vorkommen könnte. Wenn die Intrusionen in Ruhe auftreten, neigen die Betroffenen zu Hyperaktivität und Arbeiten z. B. jeden Tag bis zur Erschöpfung, um sich so von den Intrusionen abzulenken. Das Vermeidungsverhalten engt (wie bei einer Angststörung) den Lebensraum der Betroffenen immer stärker ein und führt zu einer deutlichen Verschlechterung der Lebensqualität.

Aufgrund der immer wiederkehrenden Intrusionen, die sich so anfühlen, als ob das traumatische Ereignis gerade wieder geschähe, fühlen sich die Betroffenen immer wieder in Gefahr. So kommt es zu einer Daueraktivierung des Stress-Systems. Medizinisch nennen wir das Übererregung. Die Folge davon können hoher Blutdruck, Schlafstörungen, Muskelverspannungen oder auch Herzrhythmusstörungen sein.

In den ersten Stunden und Tagen nach einem traumatischen Ereignis sind solche Symptome normal und bilden sich oft von selbst wieder zurück. Dies wird als akute Belastungsreaktion bezeichnet. Den meisten Betroffenen hilft es, mit anderen Menschen über ihre schlimmen Erfahrungen sprechen zu können. Eine spezielle Therapie ist aber nicht erforderlich und Beruhigungsmittel können die Verarbeitung sogar behindern. Erst wenn Flashbacks nach zwei und mehr Wochen noch immer auftreten und in ihrer Intensität nicht nachlassen, ist eine Traumatherapie in Erwägung zu ziehen.

Merke: Die Kernsymptome einer posttraumatischen Belastungsstörung sind regelmäßig auftretende Intrusionen (Flashbacks), darauf bezogenes Vermeidungsverhalten sowie Übererregung mit Schreckhaftigkeit, Verspannungen, Schlafstörungen und Albträumen, die mehr als vier Wochen nach einem traumatischen Ereignis anhalten.

Anpassungsstörung

Als »kleine Schwester« der posttraumatischen Belastungsstörung kann man die Anpassungsstörung beschreiben. Hierbei handelt es sich um ein recht häufiges Krankheitsbild nach belastenden Lebensereignissen. Damit ist aber nicht gemeint, dass der Patient sich »unangepasst« verhält, sondern es geht um Schwierigkeiten bei der Verarbeitung einer schweren Belastung. Typische Symptome sind immer wiederkehrende Gedanken an die Situation (»Warum musste gerade ich den Infarkt bekommen?« oder: »Es wird mir bald wieder geschehen!«) sowie ständige Sorgen bezogen auf die Erkrankung. Hinzu kommen Symptome der Fehlanpassung, wie Verlust des Interesses an der Arbeit, dem sozialen Leben, der Beziehung zu anderen und den Freizeitaktivitäten. Es kann auch zu Konzentrations- und Schlafproblemen kommen. Weitere Symptome können depressive Verstimmung, Ängste oder ständige Gereiztheit und sozialer Rückzug sein. Es kommt deutlich häufiger zu einer spontanen Rückbildung der Symptome als bei einer posttraumatischen Belastungsstörung. Wenn die Beschwerden aber länger als sechs Wochen anhalten, sollte man mit seinem Hausarzt oder Kardiologen darüber reden. Hilfreich sind zunächst Gespräche im Rahmen der psychosomatischen Grundversorgung (Seite 139). Sind diese nicht ausreichend, ist ambulante Psychotherapie die Behandlungsmethode der Wahl. Meist ist eine Kurzzeittherapie ausreichend. Psychopharmaka sind eher nicht erfolgversprechend.

Herzkrankheit als Trauma

Traumatische Ereignisse können auch im Rahmen einer Herzerkrankung auftreten. Beispiele dafür sind:

- eine teilweise bewusst miterlebte Reanimation im Rahmen eines Herzinfarktes,
- eine längere Phase quälender und mit Todesangst verbundener Luftnot während der Wartezeit auf eine Herztransplantation,
- eine Serie von mehreren ICD-Entladungen,
- die Situation, plötzlich beatmet (und damit ohne die Möglichkeit zu sprechen) auf der Intensivstation aufzuwachen, nachdem man zuvor wegen einer Herzrhythmusstörung plötzlich ohnmächtig wurde.

Bei Patienten, die wegen einer sehr schweren Herzerkrankung lange auf einer Intensivstation (siehe ICU-Syndrom, Seite 96) künstlich beatmet werden mussten, tritt relativ häufig eine posttraumatische Belastungsstörung auf. Betroffen sein können auch Angehörige, die belastende Situationen eines geliebten Menschen miterleben mussten. Wenn die Patienten in der schlimmsten Krankheitsphase nicht bei Bewusstsein sind, sind es die Angehörigen, die traumatische Situationen erleben und eine posttraumatische Belastungsstörung entwickeln können. Ein Beispiel ist das Miterleben einer Reanimation durch das Notarztteam im häuslichen Umfeld mit der Ungewissheit, ob der geliebte Mensch den Herzinfarkt überleben wird.

Das Problem bei einer durch die Herzkrankheit ausgelösten posttraumatischen Belastungsstörung ist nun, dass sich das Vermeidungsverhalten auch auf notwendige Behandlungsmaßnahmen beziehen kann, die an die traumatische Situation erinnern. Hierzu kann die Einnahme von Medikamenten genauso gehören, wie das Aufsuchen der Klinik oder einer Arztpraxis zu einem wichtigen Kontrolltermin. Im Extremfall tun die Betroffenen einfach so, als habe es die Herzerkrankung nie gegeben, um nicht daran erinnert zu werden. Ein solches Vermeidungsverhalten ist zwar verständlich, gefährdet die Betroffenen aber in hohem Maße. Hinzu kommt, dass sowohl die Spitzenbelastung während der Intrusionen als auch die ständige Aktivierung des Stress-Systems durch die Übererregung das Herz-Kreislauf-System belasten.

Lange Zeit wurde nicht erkannt, dass dramatische Episoden im Verlauf einer Krankheit oder auch medizinische Behandlungsmaßnahmen eine posttraumatische Belastungsstörung auslösen können. Es ist das Verdienst der kanadischen Forscherin Amanda Dew, dieses Phänomen in den 1990er-Jahren bei Pa-

tienten vor und nach Herztransplantation erkannt zu haben. Sie und ihre Arbeitsgruppe fanden auch heraus, dass eine auf die Herztransplantation bezogene posttraumatische Belastungsstörung nicht nur zu einer deutlich schlechteren Lebensqualität, sondern auch zu einer deutlich erhöhten Sterblichkeit bei den Betroffenen führte. Eine posttraumatische Belastungsstörung war bei diesen Patienten der mit Abstand stärkste Risikofaktor für eine erhöhte Sterblichkeit, noch vor organmedizinischen Faktoren wie z. B. der immunologischen Passung des Spenderorgans. Die Ursache dafür war tatsächlich das deutlich schlechtere Einhalten von Kontrolluntersuchungen und Behandlungsmaßnahmen im Vergleich zu Transplantierten ohne posttraumatische Belastungsstörung.
In ausführlichen Gesprächen berichteten die Betroffenen öfter, dass sie die immunsuppressiven Medikamente wegließen oder nicht zur Kontrolluntersuchung erschienen, um das hierdurch ausgelöste quälende Auftreten von Intrusionen hinauszuzögern. Auch bei Patienten mit einem implantierten Defibrillator war die Sterblichkeit im Fünfjahresverlauf deutlich erhöht, wenn sie an einer posttraumatische Belastungsstörung litten. Dieses Risiko war unabhängig von der Schwere der Krankheit, d. h., es war nicht so, dass die Patienten mit posttraumatischer Belastungsstörung deshalb früher starben, weil sie die schwerere Herzerkrankung hatten.
Mehr als 15 % der von Amanda Dew untersuchten Patienten hatten eine solche auf die Herzkrankheit bezogene posttraumatische Belastungsstörung. Auslöser waren meist Situationen mit Luftnot und Todesangst während der Wartezeit und erst in zweiter Linie Erlebnisse in der Zeit nach der Transplantation. Nur bei den wenigsten Betroffenen war die posttraumatische Belastungsstörung zuvor in der psychotherapeutischen Betreuung festgestellt worden. Dieses Phänomen kennen wir auch von eigenen Studien: Obwohl wir die Patienten aus der klinischen Betreuung kannten, war uns entgangen, dass sie an einer posttraumatischen Belastungsstörung litten. Als wir die Patienten darauf ansprachen, berichteten sie uns, dass sie sich häufig schämten, über die Flashbacks zu sprechen, weil sie sie für ein Zeichen von Verrücktheit hielten. Wir haben daraus gelernt, dass es wichtig ist, Patienten, die ein traumatisches Ereignis erlebt haben, in der Folge gezielt darauf anzusprechen, ob Symptome einer posttraumatischen Belastungsstörung vorliegen, weil die Hemmschwelle, spontan darüber zu berichten, sehr hoch ist.

Eine Besonderheit einer posttraumatischen Belastungsstörung als Folge einer Herzkrankheit ist, dass die Quelle der Bedrohung nicht außen, sondern innen im Körper liegt. Als Quelle der Bedrohung wird also z. B. nicht ein Gewalttäter oder eine Naturkatastrophe, sondern das eigene Herz wahrgenommen. Dies macht

Durchgangssyndrom und ICU-Syndrom

Patienten, die längere Zeit auf einer Intensivstation oder ICU (für engl. intensive care unit) künstlich beatmet wurden, oder Patienten nach Herzoperation, erleiden oft ein Durchgangssyndrom.

Beim Durchgangssyndrom handelt es sich um einen vorübergehenden Zustand auf dem Weg von Narkose oder Koma zurück ins normale Bewusstsein. In der Fachsprache wird dies heute Delir genannt, womit aber nicht das Delir nach Alkoholentzug gemeint ist. Typische Symptome sind Verwirrtheitszustände und Halluzinationen. Die Betroffenen erleben z. B. die Apparate auf der Station als bedrohliche Maschinen und die Pfleger als Kriminelle, sodass sie sich bedroht fühlen und von der Station fliehen wollen. Es kann auch vorkommen, dass ein bis dahin psychisch völlig unauffälliger Patient im Delir nach einer Herzoperation seine Angehörigen plötzlich wüst beschimpft, weil er im Wahn das Gefühl hat, sie wollten ihn hintergehen. Zum Glück erinnern sich viele Patienten nach dem Abklingen des Delirs hieran nicht mehr, für die Angehörigen kann dies aber eine sehr verstörende Erfahrung sein. Deshalb ist es wichtig, die Angehörigen vor einem Besuch entsprechend vorzuwarnen und zu informieren.

Trotz der eindrucksvollen Symptomatik ist ein Delir in der Regel eine vorübergehende Erscheinung. Halluzinationen und Wahnvorstellungen klingen in der Regel innerhalb von Tagen wieder folgenlos ab. Länger bestehen bleiben können in einigen Fällen allerdings Konzentrationsstörungen.

Früher dachte man, ein Durchgangssyndrom sei ein besonderes Risiko bei einer Operation mit der Herz-Lungen-Maschine. Heute wissen wir aber, dass es auch bei anderen schweren Operationen vorkommen kann. Risikofaktoren dafür sind eine lange Operationsdauer, Phasen mit sehr schwachem Kreislauf während der Operation, Langzeitbeatmung, zerebrale Durchblutungsstörungen bereits vor der Operation oder dem Infarkt sowie die Gabe von Beruhigungsmitteln (Benzodiazepinen).

Bei der Erholung vom Delir sind ein einfühlsames Pflegepersonal, das dem Patienten immer wieder hilft, in die Realität zurückzufinden, sowie der häufige und lange Besuch von Angehörigen hilfreich, ebenso wie Aktivierung durch Krankengymnastik oder Ergotherapie.

Wenn Patienten sich an ihre zutiefst verstörenden Halluzinationen auf der Intensivstation erinnern, kann es sein, dass sie diese für reale Erinnerungen halten. Daher ist es nicht selten, dass in der Folge eine posttraumatische Belastungsstörung auftritt. In Studien mit Patienten, die über Monate beatmet werden mussten, war dies in bis zu 50 % der Fälle so. Oft haben die Patienten Hemmungen, über diese verstörenden Erfahrungen zu sprechen. Deshalb sollte früh darüber aufgeklärt werden, dass es solche Zustände gibt, denn dies macht es leichter, sie als nicht real zu erkennen und im Nachhinein darüber zu sprechen. Eine posttraumatische Belastungsstörung nach einem Durchgangssyndrom lässt sich ebenfalls mit Psychotherapie gut behandeln. Oft hilft es, gemeinsam mit dem Therapeuten nochmals auf die Intensivstation zu gehen. Häufig werden dort die realen Ausgangspunkte von Visionen wiedererkannt (z. B. Beatmungsgerät, das als Alien-Maschine wahrgenommen wurde), was hilft, die gemachten Erfahrungen endgültig richtig einzuordnen.

Fallbeispiel

Alfred P.

» *Herr P., ein bis dahin psychisch unauffälliger 76-jähriger pensionierter Steuerberater, entwickelte nach einem unkompliziert verlaufenden Herzklappenersatz ein ausgeprägtes Durchgangssyndrom. Er fühlte sich von den Ärzten und vom Pflegepersonal bedroht und beschimpfte alle, die in seine Nähe kamen, mit den unflätigsten Schimpfwörtern. Als seine Ehefrau zu Besuch kam, schrie er sie an und beschuldigte sie in sehr grober Sprache, ihn mit dem Nachbarn zu betrügen. Frau P. war hierüber tief verzweifelt und versicherte ihrem Mann, seit 50 Jahren treu zu sein. Alle Beteuerungen ihrerseits machten ihn nur aggressiver. Frau P. benötigte zwei stützende psychologische Gespräche, um zu verstehen, dass ihr Mann als Folge der Operation vorübergehend nicht zurechnungsfähig war. Sein Zustand besserte sich in den nächsten Tagen und er wurde wieder zu dem höflichen Herren, der er vor der Operation war. An die Zeit auf der Intensivstation hatte er - im Gegensatz zu seiner Frau - keine Erinnerung. Frau P. konnte verstehen, dass er für sein Verhalten nicht verantwortlich war und konnte ihm verzeihen.* «

Das Wichtigste in Kürze

Warum ist eine posttraumatische Belastungsstörung als Folge einer Herzkrankheit gefährlich?

- Das Vermeidungsverhalten führt dazu, dass Behandlungsmaßnahmen (Medikamente, Herzsport) sowie Untersuchungstermine nicht wahrgenommen werden.
- Oft wird Herzklopfen und damit jede körperliche Anstrengung vermieden, was den Trainingszustand sehr verschlechtert.
- Die dauernde Übererregung führt zu einer erhöhten Ausschüttung von Stresshormonen wie Cortisol und Katecholaminen sowie einer niedrigen Aktivität des Vagusnervs und einer Überaktivität des Sympathikus. Der Stress begünstigt Entzündungen und die Bildung von Thromben, was die Gefäßwand schädigt.
- Zur »Selbstbehandlung« werden von den Betroffenen oft Alkohol und Nikotin eingesetzt.

es quasi unmöglich, sich an einen sicheren Ort zurückzuziehen – die Quelle der Bedrohung ist immer bei einem. Hinzu kommt, dass die Inhalte der quälenden intrusiven Bilder auch in der Zukunft liegen können, also z. B. eine bevorstehende Herzoperation oder ein erneuter Herzinfarkt – also ein »Flash-Forward« statt eines »Flash-Back«.

Gute Behandlungsmöglichkeiten

Es ist sehr wichtig, eine posttraumatische Belastungsstörung in der Folge einer Herzerkrankung zu erkennen: Sie hat einen negativen Einfluss auf den Verlauf der Herzkrankheit und sie ist gut zu behandeln. Tatsächlich sind in den letzten 20 Jahren in der Psychotherapie sehr effektive Techniken zur Behandlung intrusiver Symptome entwickelt worden. Hier ist zunächst die verhaltenstherapeutische Trauma-Konfrontation zu nennen. Ähnlich wie bei der Angst-Exposition werden die Betroffenen angeleitet, die traumatische Situation nicht zu meiden, sondern sich ihr zu stellen. Dies geschieht allerdings nicht in der traumatischen Situation selbst, die ja in der Vergangenheit liegt. Stattdessen wird bei der Trauma-Konfrontation mit Vorstellungsbildern (Imagination) gearbeitet. Wichtig ist hierbei, dass der Patient so lange in der Vorstellung bleibt und darüber mit dem Therapeuten spricht, bis es zu einem spontanen Rückgang von Angst und Anspannung kommt. Wir gehen davon aus, dass hierdurch eine Nachverarbeitung der traumatischen Situation erfolgt und das Traumagedächtnis in ein»normales« Gedächtnis umgewandelt wird. Mit dieser Methode können die Intrusionen schnell abgeschwächt und reduziert werden. Die Erinnerungsbilder verlieren ihren quälenden und drängenden Charakter. In der Folge gehen dann auch das Vermeidungsverhalten und die Übererregbarkeit zurück und die Lebensqualität verbessert sich.

Eine Modifikation der Traumakonfrontation ist das Eye Movement Desensitization and Reprocessing, kurz EMDR. Bei dieser Methode wird der Patient zunächst aufgefordert, sich den schlimmsten Moment des Traumas vorzustellen. Gleichzeitig erfolgt die Stimulation beider Hirnhälften, entweder durch die Aufforderung, dem Finger des Therapeuten zu folgen, der langsam vor dem Gesicht des Patienten hin und her bewegt wird (die linke und die rechte Hälfte unseres Gesichtsfeldes wird jeweils von der gegenüberliegenden Hirnhälfte verarbeitet) oder durch abwechselnde kurze Berührung der linken und der rechten Körperhälfte. Der genaue Wirkmechanismus ist noch nicht verstanden, aber es ist gut belegt, dass hierdurch die notwendige Dauer der Traumakonfrontation geringer wird, sodass die Behandlung gerade für Herzpatienten weniger belastend ist.

Studien zeigen, dass der Effekt von Traumakonfrontation durch parallel durchgeführtes Ausdauertraining gesteigert werden kann.

Merke: Eine posttraumatische Belastungsstörung kann durch speziell dafür entwickelte Psychotherapieverfahren, wie verhaltenstherapeutische Traumakonfrontation oder EMDR, sehr wirkungsvoll behandelt werden. Auch nach vielen Jahren Krankheitsdauer ist hierdurch noch eine weitgehende Symptomreduktion möglich.

Allgemeine Psychotherapie oder Psychopharmaka sind im Vergleich hierzu weit weniger wirksam.

Fallbeispiel

Laura S.

» *Als Laura S. (eine 53-jährige Verkäuferin) gesagt wird, dass sie eine neue Herzklappe braucht, hat sie bereits große Angst. Sie kennt in ihrem Umfeld niemanden, der am Herzen operiert werden musste.*

Aus medizinischer Sicht verläuft die Operation komplikationslos und mit gutem Erfolg. Allerdings tritt am Tag danach Vorhofflimmern auf (eine eher ungefährliche Herzrhythmusstörung (Seite 32), sodass das Herz mit einem Stromstoß wieder in den richtigen Rhythmus gebracht werden muss. Als der Arzt auf der Intensivstation ihr das erklärt und sie gleichzeitig das

Herzrasen spürt, bekommt sie Todesangst. Nie zuvor war sie auf einer Intensivstation und die Umgebung dort empfindet sie als sehr bedrohlich. Sie verfällt in eine Art Schockstarre und lässt alles klaglos über sich ergehen.
Nach der Operation überfallen sie immer wieder die Bilder von dieser Situation. Sie hat dann das Gefühl, sie sei erneut in Todesgefahr. Auch das Herzrasen kommt dann wieder. Sie sucht wegen des Herzrasens zweimal ihren Kardiologen auf, erzählt aber nichts von den Bildern vor ihrem inneren Auge, weil sie das für verrückt hält. Bei der EKG-Kontrolle findet sich kein auffälliger Befund. Als die nächste Kontrolle im Herzzentrum ansteht, bekommt sie schon Panik bei dem Gedanken, wieder dorthin zu müssen. Die Bilder werden so unerträglich schlimm, dass sie den Termin absagt. Sie meidet immer mehr Situationen, in denen die Bilder auftauchen. Hierzu gehören Sport, körperliche Anstrengung, Fernsehsendungen, in denen es um das Herz gehen könnte, und auch die Einnahme ihrer Medikamente. Sie lebt in ständiger Angst, dass diese schrecklichen Bilder und die Todesangst wieder auftauchen könnten. Ihre Stimmung wird immer schlechter und sie geht kaum noch vor die Tür. Wird sie nun auch noch verrückt?
Der Hausarzt spürt ihre Anspannung und Verzweiflung. Obwohl Laura ihn darum bittet, verschreibt er nicht einfach eine Schlaftablette, sondern fragt nach, was sie so bedrücke. Als er nicht lockerlässt, erzählt sie ihm schließlich von den Bildern in ihrem Kopf. Er kann sie schnell beruhigen, dass sie nicht verrückt wird, und erklärt ihr, dass sie eine posttraumatische Belastungsstörung hat.
Sie ist erleichtert, endlich eine Erklärung für ihren Zustand zu bekommen, und nimmt den Vorschlag, zu einem Psychotherapeuten zu gehen, dankbar an. Die Sitzungen, in denen sie sich bewusst wieder an die Situation auf der Intensivstation erinnern soll, sind sehr belastend, doch es hilft Laura, dass der Therapeut ihr vorher genau erklärt hat, warum dies notwendig ist. Schon nach wenigen Sitzungen lassen die quälenden Erinnerungsbilder nach und sie kann wieder besser schlafen. Auch wenn sie Herzklopfen spürt, kommen bald keine Erinnerungsbilder mehr und sie traut sich wieder, zum Herzsport zu gehen. Nach Vorbereitung mit ihrem Therapeuten besucht sie noch einmal die Intensivstation und spricht auch mit dem Arzt, der die Kardioversion durchgeführt hat. Nun versteht sie besser, was damals mit ihr passiert ist. Nach etwa drei Monaten hat Laura »ihr altes Leben zurück«.

Herzkrankheit und (frühes) Trauma

Die posttraumatische Belastungsstörung ist seit den 1980er-Jahren als eigenständiges Krankheitsbild anerkannt und wird wissenschaftlich erforscht. Schon früh stellte man sich die Frage, ob ein Trauma oder eine posttraumatische Belastungsstörung dem Herzen schaden kann. Eine diesbezüglich sehr gut untersuchte Gruppe sind amerikanische Vietnamkriegsveteranen, deren Gesundheitsdaten über Jahrzehnte systematisch erfasst wurden. Viele von ihnen kamen nicht nur mit körperlichen Verwundungen, sondern auch mit einer posttraumatischen Belastungsstörung aus dem Krieg zurück. Vergleiche zwischen Veteranen mit und ohne posttraumatischer Belas-

Das Wichtigste in Kürze

Wenn Sie sich unsicher sind, ob Sie an einer posttraumatischen Belastungsstörung leiden, können Sie sich folgende Fragen stellen:

- Haben Sie Ihr Herzereignis bzw. Ihre Herzerkrankung als so schlimm erlebt, dass Sie im letzten Monat:
  - Albträume davon hatten oder daran denken mussten, obwohl Sie nicht wollten?
  - Situationen gemieden haben, die Sie an das Herzereignis bzw. die Herzerkrankung erinnerten?
  - dauernd in erhöhter Alarmbereitschaft oder schreckhaft waren?
  - sich Menschen entfremdet haben oder weniger Gefühle empfinden konnten?
- Wenn Sie eine dieser Fragen mit Ja beantworten, sollten Sie mit Ihrem Arzt darüber sprechen. Er kann durch weitere Fragen abklären, ob es sich um eine posttraumatische Belastungsstörung oder eine Anpassungsstörung handelt.
- Angehörige, die eine entsprechende Situation miterleben mussten, können genauso betroffen sein.
- Wahrscheinlich wird es Ihnen schwerfallen, mit jemandem über Ihre Symptome zu sprechen. Denken Sie daran, dass »Vermeiden« zur posttraumatischen Belastungsstörung dazugehört. Ihr Empfinden, dass »darüber reden« es zunächst schlimmer macht, ist ja richtig, aber eben zum Glück nur kurzfristig.
- Oft lässt sich eine posttraumatischen Belastungsstörung durch eine Traumatherapie innerhalb weniger Wochen deutlich bessern, während Abwarten nur zu einer Verlängerung des Leidens führen und den Verlauf der Herzerkrankung verschlechtern kann.

tungsstörung fanden zunächst heraus, dass diejenigen mit posttraumatischer Belastungsstörung höhere Cholesterinwerte aufwiesen. In Folgeuntersuchungen ergab sich dann auch, dass bei ihnen die koronare Herzkrankheit und tödliche Herzinfarkte häufiger vorkamen als in der Gruppe ohne posttraumatischer Belastungsstörung.

Inzwischen sind viele Zusammenhänge zwischen posttraumatischer Belastung und somatischen Problemen bekannt. Diese Vorgänge können bis auf eine zelluläre und biochemische Ebene zurückverfolgt werden. Beschrieben bzw. in Diskussion sind Telomer-Dysfunktionen (Telomere sind die stabilisierenden Enden unserer Chromosomen), Störungen der Bestandteile unserer Körperzellen (z. B. der Mitochondrien) und – besonders im Zusammenhang mit Herz-Kreislauf-Erkrankungen wichtig – die Aktivierung von Stresshormonen und des Sympathikus. Auf diese Weise kommt es im Rahmen einer »Bereitstellungsreaktion« auch zu der oben beschriebenen Erhöhung der Cholesterinwerte. Zusätzlich setzten die von einer posttraumatischen Belastungsstörung Betroffenen häufiger ungesunde Strategien wie Alkohol- oder Nikotinkonsum oder den Verzehr von Fastfood zur Stressreduktion ein.

Diese Befunde konnten später auch an Menschen bestätigt werden, die im zivilen Leben traumatisiert wurden, also z. B. durch Naturkatastrophen, Unfälle oder Verbrechen. Es zeigte sich, dass das bloße Erleben eines Traumas nur zu einer geringen, im Einzelfall bedeutungslosen und nur statistisch nachweisbaren Erhöhung des Risikos für das Herz führte. Erst wenn dieses Trauma zu einer posttraumatischen Belastungsstörung führt, steigt das Herzinfarktrisiko deutlich an. Zusammenfassen lässt sich folgende Reihenfolge der Gefährdung beschreiben:

- Das Erleben eines Traumas führt nur zu einer statistisch geringen und praktisch bedeutungslosen Erhöhung des kardialen Risikos.
- Wenn daraus eine posttraumatische Belastungsstörung entsteht, steigt das Risiko für das Herz als Folge der dauerhaften Aktivierung des Stresssystems und gesundheitsschädigender Bewältigungsversuche deutlich an.
- Noch ungünstiger ist eine als Folge der Herzkrankheit entstandene posttraumatische Belastungsstörung, weil hier zusätzlich die ungünstigen Folgen des Vermeidens von Kontrolluntersuchungen, Medikamenteneinnahme und Bewegung hinzukommen.

Zum Glück lässt sich die posttraumatischen Belastungsstörung aber psychotherapeutisch gut behandeln, wodurch das Stresssystem wieder heruntergefahren wird und sich das Gesundheitsverhalten verbessern kann. Dies ist aber kein Selbstläufer, vielmehr ist es wichtig, in der Therapie auch gezielt an einer Verbesserung des Gesundheitsverhaltens (z. B. Nikotinfreiheit) zu arbeiten.

Merke: Auch eine durch andere Traumata als die Herzkrankheit entstandene posttraumatische Belastungsstörung kann das Herz schädigen. Betroffene sollten deshalb Risikofaktoren, wie hohen Blutdruck und hohe Cholesterinwerte, überprüfen lassen und besonders auf ihr Gesundheitsverhalten (Nikotin- und Drogenfreiheit, allenfalls mäßiger Alkoholkonsum, Bewegung) achten.

Selbstfürsorge lernen

Eine der spannendsten und wichtigsten Studien für die Psychosomatik und die Psychokardiologie ist die Adverse-Childhood-Experience-Studie von Vincent J. Felitti und Kollegen aus San Diego in Kalifornien. Sie befasst sich mit dem Zusammenhang von ungünstigen Erfahrungen in Kindheit und Jugend mit dem späteren Gesundheitszustand im Erwachsenenalter.

Ausgangspunkt war die Beobachtung, dass bei einem Anti-Adipositas-Programm gerade diejenigen Teilnehmer, die zunächst schnell an Gewicht abnahmen, ein hohes Risiko hatten, das Programm abzubrechen und bald wieder zu ihrem Ausgangsgewicht zurückzukehren. Eine genaue Befragung dieser Gruppe ergab hier überzufällig häufig eine Vorgeschichte von sexueller Misshandlung. Offensichtlich war für diese Patienten die Adipositas sowohl Problem als auch Lösungsversuch. Einerseits reduzierte das Essverhalten Spannungszustände, andererseits wirkte das Übergewicht als Schutz vor weiteren sexuellen Übergriffen.

Ausgehend von dieser Beobachtung interessierte sich Felitti zunehmend für den Zusammenhang zwischen früher Traumatisierung und späterer Gesundheit. In ihrer ACE-Studie befragten sie ca. 17.500 Probanden Ende der 1990er-Jahre nach Kindheitsbelastungsfaktoren, wie sexueller und körperlicher Misshandlung, häuslicher Gewalt, schwerer Vernachlässigung sowie Verlust, Inhaftierung oder Abhängigkeitserkrankung eines Elternteils. Untersucht wurden nicht Patienten, sondern eine Stichprobe aus der Bevölkerung. Umso erschreckender war das Ergebnis: Die Belastungsfaktoren wurden je nach Kategorie mit einer Häufigkeit von 8–25 % genannt – und zwar unabhängig von der Gesellschaftsschicht. Felitti fand eine Häufung ungünstiger Lebensumstände bei Kindern, die man durchaus als Epidemie bezeichnen kann. Seine Befunde wurden inzwischen auch für Deutschland und andere europäische Länder bestätigt.

Wenn bei einem Menschen vier oder mehr dieser Belastungsfaktoren in der Kindheit vorlagen, führte dies zu einem zwei- bis viermal höheren Risiko, im Erwachsenenalter an folgenden körperlichen Erkrankungen zu leiden:

- Diabetes mellitus Typ 2
- Schlaganfall

- koronarer Herzerkrankung
- chronisch-obstruktiver Lungenerkrankung (COPD)
- Lungenkrebs

Durch ungünstige Umweltbedingungen in der Kindheit können also lebenslang die Weichen für die spätere Gesundheit gestellt werden. Man kann sagen, dass Kindheitsbelastungsfaktoren der Einzelfaktor mit dem stärksten Einfluss auf die spätere Gesundheit ist – stärker als alle Gene oder anderen Einzelfaktoren.

Hierfür sind unter anderem durch die Traumatisierung in der Kindheit ausgelöste Veränderungen im neurologischen und hormonellen System zur Stressregulation verantwortlich. Eine möglicherweise noch bedeutendere Rolle spielt aber das Gesundheitsverhalten.

Sowohl in der Studie von Felliti als auch in Folgestudien waren bei Menschen, die unter mehr als vier Kindheitsbelastungsfaktoren litten, folgende riskanten Verhaltensweisen um mehr als das Doppelte erhöht:

- Rauchen (sowohl ein höherer Anteil von Rauchern insgesamt als auch ein häufigerer Beginn sehr früh im Leben – was besonders gefährlich ist – und ein höherer Anteil starker Raucher)
- ausgeprägte Adipositas (BMI über 35)
- vermehrter Verzehr von Junk- und Fast-Food
- Bewegungsmangel
- Alkoholabusus und missbräuchliche Einnahme von Medikamenten
- riskantes Sexualverhalten

Es gibt einen direkten Zusammenhang zwischen der Zahl der Kindheitsbelastungsfaktoren und der Zahl der riskanten Verhaltensweisen. Wie lässt sich das erklären?

Forscher haben zwei Zusammenhänge zwischen dem Gesundheitsverhalten und den Kindheitsbelastungsfaktoren herausgefunden:

- Eine hohe Belastung in der Kindheit schädigt unsere spätere Fähigkeit, Stress zu verarbeiten. In belastenden Situationen wird deshalb verstärkt auf selbstschädigende Strategien, wie Alkohol, Medikamente und Rauchen, zurückgegriffen.
- Wer in seiner Kindheit und Jugend schlecht behandelt oder sogar traumatisiert wurde, dem fällt es deutlich schwerer, später im Leben ein gutes Selbstwertgefühl und die Fähigkeit zur Selbstfürsorge zu entwickeln. Man kann sagen: Wer als Kind schlecht behandelt wurde, der geht später im Leben schlecht mit sich selbst um!

Zum Glück gibt es aber auch Schutzfaktoren, die die ungünstige Wirkung der Kindheitsbelastungsfaktoren teilweise oder sogar ganz ausgleichen können. In der Kindheit und Jugend ist es wichtig, dass eine emotional unterstützende und feinfühlige Hauptbezugsperson vorhanden ist. Wenn die Traumatisierung vom Vater ausgeht, ist eine alternative männliche Bezugsperson innerhalb der Familie oder im familiären Umfeld, die auch Vorbildfunktion haben kann, hilfreich. Einen starken schützenden Einfluss haben auch über längere Zeit verfügbare Bezugspersonen aus der weiteren Familie, aus dem Freundeskreis oder »Lieblingslehrer«. Wichtig ist auch eine gute Einbindung unter Gleichaltrigen.

Auch im Erwachsenenalter kann der Einfluss der Kindheitsbelastungsfaktoren noch ausgeglichen wurden, vor allem durch:

- verlässliche soziale Unterstützung,
- eine emotional einfühlsame und
- sexuell befriedigende Partnerbeziehung.

Lagen mindestens zwei dieser Faktoren im Erwachsenenalter vor, hatten auch Menschen mit vier oder mehr Kindheitsbelastungsfaktoren in den untersuchten Gesundheitsproblemen kein erhöhtes Risiko mehr. Allerdings fällt es Menschen mit einer belasteten Kindheit schwerer, eine gute und unterstützende Beziehung einzugehen. Nicht selten entsteht hier ein Teufelskreis, der die Traumatisierung fortsetzt. Hier stellt eine Psychotherapie eine gute Möglichkeit dar, aus diesem Teufelskreis auszubrechen und die Weitergabe von Traumatisierung an die nächste Generation zu verhindern.

Umdenken in Prävention und Therapie

Die Bedeutung dieser Befunde ist leider in Medizin und Gesundheitspolitik bisher noch nicht ausreichend angekommen. Die Verminderung von Kindheitsbelastungsfaktoren durch frühe Hilfen für Familien und entsprechende Präventionsprogramme könnte die Risikofaktoren für zahlreiche Volkskrankheiten und damit deren Häufigkeit deutlich reduzieren.

In der Medizin ist es bisher so, dass Kindheitsbelastungsfaktoren kaum erfragt werden und deshalb unentdeckt bleiben. Wenn diese Patienten dann z. B. weiter rauchen oder sich ungünstig ernähren, bekommen sie oft den Vorwurf zu hören, dass sie an ihrer Erkrankung selbst schuld seien. Tatsächlich hatten sie aber weniger Gelegenheit, die Fähigkeit zur Selbstfürsorge zu lernen, als andere Menschen. Bei genauerer Kenntnis der Kindheitsbelastungsfaktoren wäre es z. B. besser möglich, zwischen Patienten zu unterscheiden, bei denen ein kurzes Nichtrauchertraining reicht, damit sie rauchfrei werden, oder die im Rahmen einer längeren Therapie erst die Fähigkeit zur Selbstfürsorge aufbauen müssen. In der Psychotherapie ist es wiederum wichtig, darauf zu achten, dass Patienten mit vielen Kindheitsbelastungsfaktoren besonders auf ihr Herz und ihr Gesundheitsverhalten achten.

Fallbeispiel

Emma T.

» *Emma T. ist 49 Jahre alt und hat seit ihrem 17. Lebensjahr in der Gastronomie gearbeitet. Nach einem schweren Herzinfarkt kam es zu einer sich weiter verschlechternden Herzinsuffizienz. Als Risikofaktoren bestanden bei ihr ein starker Nikotinkonsum (bis zu 40 Zigaretten täglich seit dem 14. Lebensjahr), eine schlecht eingestellte arterielle Hypertonie sowie eine Fettstoffwechselstörung. Für Ausdauertraining fehlten ihr bei ihrem anstrengenden Beruf die Kraft und die Zeit. Schließlich wurde die Herzinsuffizienz so schlimm, dass eine Herztransplantation notwendig war. Diese überstand Emma zum Glück gut. In der Folge kam es jedoch immer wieder zu Komplikationen, die teilweise längere Krankenhausaufenthalte notwendig machten. Bei einem dieser Aufenthalte wurde Emma beim Rauchen erwischt. Sie beteuerte, dass dies nur ein einmaliger Ausrutscher gewesen sei. Als sie in der Folge aber noch zweimal erwischt wurde, zog sie den Ärger der Ärzte und des Pflegeteams auf sich. Wie konnte sie mit dem Spenderherzen nur so schlecht umgehen! Ein weiteres Problem waren schwankende Medikamentenspiegel, die auf eine unregelmäßige Medikamenteneinnahme hinwiesen. Vom hinzugezogenen Arzt für psychosomatische Medizin wurde erwartet, sie wegen ihres Fehlverhaltens zur Rede zu stellen. Stattdessen sprach er sie aber darauf an, dass sie so erschöpft und fertig aussehe, und bot ihr unterstützende Gespräche und Entspannungsübungen an. Langsam baute sich ein Vertrauensverhältnis auf. Auf dieser Grundlage war es Emma erstmals möglich, über ihre Kindheit und Jugend zu sprechen, die aufgrund der Alkoholkrankheit beider Eltern von Gewalt, Vernachlässigung und auch von sexuellen Übergriffen geprägt war. Sie brach früh die Schule ab und nahm einen Job in der Gastronomie an, um aus dem Elternhaus herauszukommen. Eigentlich hatte sie sich ihr Leben ganz anders vorgestellt, sie wäre gerne weiter zur Schule gegangen. Schließlich konnte sie auch darüber berichten, dass sie in ihrer Ehe nach wie vor häuslicher Gewalt ausgesetzt war. Sie habe den Glauben daran verloren, dass es in ihrem Leben noch einmal besser werden könne, und die Zigaretten seien oft ihr einziger Trost. Aufgrund der Bedrohung zu Hause vergesse sie oft die Medikamenteneinnahme.*

Das Erklärungsmodell, dass sie Selbstfürsorge nie habe lernen können, wirkte für Emma entlastend und ermöglicht ihr, die Problematik der unregelmäßigen Tabletteneinnahme zu offenbaren, die sie bisher aus Scham verschwiegen hatte. Sie ließ sich überzeugen, dass es für sie lebensgefährlich sei, in die häusliche Gewalt zurückzukehren. Sie wurde auf die psychosomatische Station aufgenommen, wo sie im Rahmen einer zehnwöchigen stationären Psychotherapie ihre Lebensgeschichte bearbeitete und Selbstfürsorgestrategien erlernen konnte. Mithilfe der Sozialarbeiterin schaffte sie es, sich eine eigene Wohnung zu suchen. Es schloss sich eine zweijährige ambulante Psychotherapie an. Mit deren Hilfe schaffte es Emma nach einem Jahr auch, endgültig mit dem Rauchen aufzuhören. Sie war sehr stolz darauf, dass ihre Tochter dies zum Anlass nahm, selbst damit aufzuhören: »Endlich konnte ich einmal Vorbild sein!« Sie entschloss sich, mithilfe einer Maßnahme zur beruflichen Rehabilitation umzuschulen und aus der Gastronomie auszusteigen. Tatsächlich gelang ihr der berufliche Wiedereinstieg als Bürokauffrau und im Rahmen der Umschulung lernte sie ihren jetzigen Partner kennen, mit dem eine sehr liebevolle und unterstützende Beziehung entstand. «

Das Wichtigste in Kürze

- Belastungsfaktoren in Kindheit und Jugend sind eine wesentliche Ursache für ungünstiges Gesundheitsverhalten und damit für Volkskrankheiten wie koronare Herzkrankheit, Schlaganfall oder Diabetes Typ 2.
- Diesen Patienten fällt es deutlich schwerer, ihr Gesundheitsverhalten zu verbessern, weil sie Rauchen oder Essen zur Stressbewältigung einsetzen und es schwer hatten, ein angemessenes Selbstwertgefühl und Strategien zur Selbstfürsorge zu entwickeln.
- Eine intensive Psychotherapie kann helfen, die Stressregulation und das Selbstwertgefühl zu verbessern und langfristig stabile und unterstützende Beziehungen einzugehen.
- Die Problematik der Kindheitsbelastungsfaktoren wird in der Kardiologie bisher noch zu wenig erfragt und berücksichtigt. Weitere Forschung auf diesem Gebiet erscheint vielversprechend.

Stress

Stress kann durchaus etwas Positives sein, z. B. um effektiver zu arbeiten. Doch negativer Stress schadet uns auf Dauer. Daher sollte bei Herzerkrankungen die Stressbewältigung ein Thema sein.

Ohne Frage, unser Leben ist schnell geworden. E-Mails wollen wir sofort beantworten, Logistik muss hundertprozentig funktionieren, Fehler sind nicht zulässig, die Ansprüche des Kunden müssen erfüllt werden etc. Aber auch die Ansprüche an sich selbst sind ja noch da. Dazu regen wir uns öfters mal auf, z. B. weil öffentliche Verkehrsmittel immer häufiger Verspätung haben, Parkplätze Mangelware sind oder der Kollege »mal wieder« krank ist und man dessen Arbeit übernehmen muss. Bei der Arbeit ist die Aufregung fast schon vorprogrammiert.

»Irgendwas ist immer!«, sagen wir. Aber wie meinen wir diesen Spruch? Soll diese Tatsache uns besänftigen oder sagt uns dieser Satz, dass wir niemals zur Ruhe kommen werden? Der Satz wird oft verwendet, wenn wir uns selbst zu mehr Gelassenheit ermahnen möchten – aber er wird typischerweise mit einem gewissen Seufzen ausgesprochen. Tatsächlich wird es in keinem Leben so sein, dass an einem Tag »nichts« ist. Es ist immer irgendwas und damit können wir auch umgehen. »Normaler« Stress ist eine Reaktion auf eine gehobene Anforderung und dieser Herausforderung kann man sich stellen. Es ist im Zusammenhang mit dem Thema Psyche und Herz dennoch wichtig, einen einfachen Gedanken anzuregen. Ist es eigentlich wirklich immer wert oder ist es gar notwendig, sich ständig über so vieles aufzuregen? Vielleicht kommt es Ihnen als Vorschlag zu banal vor, aber: Es ergibt Sinn, sich nicht immer über alles aufzuregen!

Wie könnte man der aufkommenden Aufregung begegnen? Entspannungsübungen helfen oder auch das deutliche Denken von hilfreichen Sätzen: »Wer wird denn gleich in die Luft gehen?« ist ein guter Satz, solange die Zigarette, die mit diesem Satz beworben wurde, nicht als »Beruhigungsmittel« genutzt wird. Oder Sie arbeiten mit positiven Affirmationen, wie sie im Mentaltraining empfohlen werden. Formulieren Sie den Satz so, wie Sie es gerne hätten. Zum Beispiel: »Ich bin gelassen!« Wiederholen Sie diesen Satz mehrfach am Tag und längere Zeit. Auch das unten stehende Zitat von Konfuzius kann helfen.

Stress – was ist das eigentlich?

Wenn man Patienten nach einem Herzinfarkt fragt, was die Ursache dafür war, lautet die häufigste Antwort: »Stress!« Die wissenschaftlichen Befunde zum Thema Stress und Herzkrankheit sind aber nicht so eindeutig. Um diese Zusammenhänge zu verstehen und um den richtigen Weg zu finden, mit Stress umzugehen, ist es wichtig, genauer zu verstehen, was mit Stress gemeint ist.

Stress als Anpassungsleistung

Einer der Ersten, die sich wissenschaftlich mit diesem Thema beschäftigten, war der Mediziner und Biochemiker Hans Selye. Er beschrieb in den 1930er-Jahren Stress als »allgemeines Anpassungssyndrom«. Am Anfang steht die biologisch sinnvolle Alarm- und Bereitstellungsreaktion, wie wir sie schon von der Angst (ausführlich im Kapitel »Angsterkrankungen«, Seite 77) her kennen. Die Stressreaktion hilft uns, schnell wach, aufmerksam und körperlich leistungsfähig zu werden, wenn dies erforderlich ist. Wir kennen dies aus Gefahrensituationen, aber auch von Wettkämpfen beim Sport oder von Prüfungen.

Wird etwas als Bedrohung oder auch als Herausforderung wahrgenommen, verändern sich nicht nur Gedanken und Gefühle, sondern auch Vorgänge im Körper. Im Sinne einer genetisch präformierten Kampf- oder Flucht-Reaktion wird der Körper an eine Gefahrensituation adaptiert, die körperliche Aktivität erfordert, obwohl dies in unserer heutigen Lebenswirklichkeit nur noch selten vonnöten ist.

Dies führt unmittelbar zu einer Aktivierung des sympathischen Nervensystems.

Wenn du es eilig hast, geh langsam.

Konfuzius (551–479 v. Chr.)

Die Stresshormone Adrenalin, Noradrenalin und Cortisol werden in den Blutkreislauf abgegeben. Es kommt zu einer Veränderung der neuroendokrinen Sekretion, des hormonalen Gleichgewichts. Dies kann folgende körperliche Reaktionen hervorrufen:

- beschleunigten Herzschlag
- Blutdruckanstieg
- schnellere Atmung
- erhöhten Muskeltonus
- stärkere Durchblutung in der Muskulatur im Herz- und Kopfbereich
- schlechtere Durchblutung des Magen-Darm-Bereichs und der Hautoberfläche
- Erhöhung des Blutzuckerspiegels, erhöhte Blutfette zwecks besserer Energieversorgung besonders der Muskulatur
- Anstieg der Gerinnbarkeit des Blutes
- Änderung des Immunsystems, Schwächung bei längerer Stressdauer

Es ist sinnvoll, zu lernen, diese Symptome wahrzunehmen und als Warnzeichen für eine Aktivierung des Stresssystems zu erkennen, da sie dann als Hinweis für den Einsatz von Stressbewältigungstechniken genutzt werden können. Wenn man lange Jahre gelernt hat, Körpersignale auszublenden, um besser zu funktionieren, muss diese Fähigkeit erst langsam wieder trainiert werden (ausführlich im Kapitel »Körperwahrnehmung«, Seite 193).

Die erhöhte Aktivität des sympathischen Nervensystems hat auch Auswirkungen auf die Psyche: Spannung, Unruhe, Erregung, Ungeduld, Nervosität können sich bedingt einstellen. Ebenfalls werden Wahrnehmung und Denken auf das potenziell Gefährliche eingeengt (»Tunneleffekt«). Diese Einengung der Wahrnehmung kann in der akuten Stresssituation ebenfalls sinnvoll sein. So ist es z. B. für einen Profi-Sportler sinnvoll, die Wahrnehmung der Zuschauer auszublenden, um sich voll auf den eigenen Körper und die zu erfüllende Aufgabe zu fokussieren.

Stress als Anpassungsleistung im Sinne Selyes ist also nicht negativ zu bewerten. Hinzu kommt, dass sowohl negative Emotionen wie Angst und Wut als auch positive Motivation oder Freude eine solche Reaktion auslösen können. Eine einzelne Stressreaktion ist also eine normale Reaktion des Körpers ohne negative Folgen für die Gesundheit. Eine Ausnahme sind sehr intensive Ärgerreaktionen, für die in den ersten zwei Stunden danach tatsächlich ein etwas erhöhtes Herzinfarktrisiko nachgewiesen werden konnte. Zum Problem wird die Stressreaktion erst, wenn sie zu häufig über einen zu langen Zeitraum auftritt und zu einem Erschöpfungssyndrom führt. McEwen entwickelte darauf aufbauend das Konzept der erhöhten »allostatic load« (allostatische Last), die als Folge wiederholter Stress-Situationen ohne zwischenzeitliche Erholung zu einer Aufsummierung ungünstiger Stoffwechselvorgänge führt und die Gesundheit schädigt. Hierzu kann es kommen, wenn

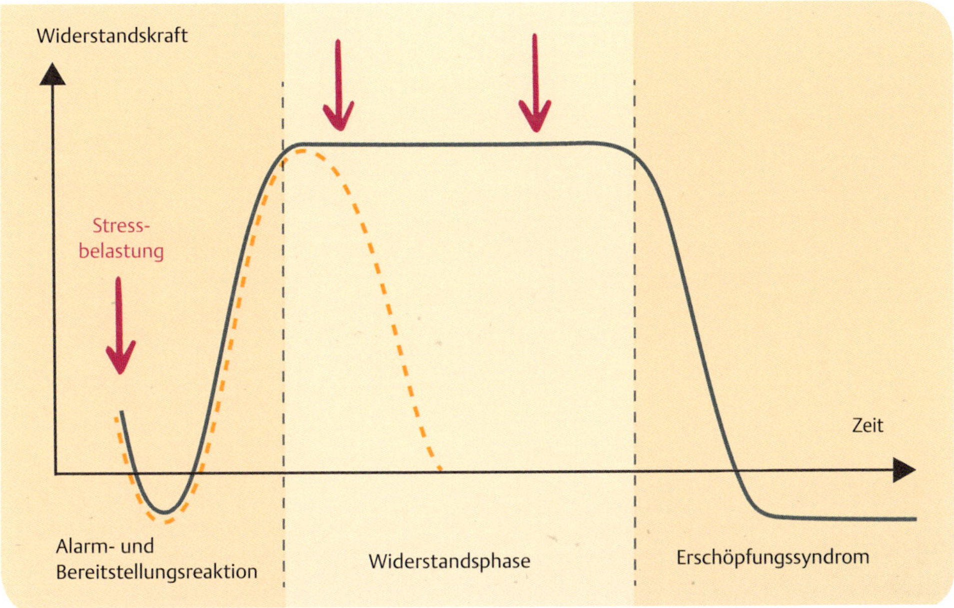

Wirkung einmaliger (gestrichelte Kurve) und wiederholter Stressbelastung (durchgezogene Kurve) nach Selye

- die Stress-Situationen zu häufig und intensiv auftreten,
- die normale Adaptation (Gewöhnung) an wiederholte Stressoren ausbleibt,
- die Stressreaktion aufgrund individueller Faktoren verlängert ist.

Tatsächlich fand z. B. die Interheart-Studie, in der über 10.000 Patienten in verschiedenen Ländern untersucht wurden, heraus, dass das Infarktrisiko deutlich ansteigt, wenn andauernder Stress sowohl im privaten als auch im beruflichen Bereich erlebt wurde und somit nicht mehr kompensiert werden konnte.

Stress entsteht durch Bewertung

Selyes Konzept war der erste erfolgreiche Versuch, Stress wissenschaftlich fassbar zu machen, und stellt den Ausgangspunkt der modernen Stressforschung dar. Allerdings beschreibt es Stress als Automatismus: Auf einen geeigneten Stressor erfolgt automatisch eine Stressreaktion. Dies widerspricht jedoch der Beobachtung, dass Menschen auf Stressoren ganz unterschiedlich reagieren: Die einen gehen sofort an die Decke, während die anderen die Ruhe weghaben. Der Versuch, dies durch – vielleicht sogar genetisch bedingte – Reaktionstypen zu erklären, greift zu kurz. Die Stressreagibilität kann sich im Laufe des Lebens ändern und Menschen reagieren auf verschiedene Stressoren unterschiedlich intensiv.

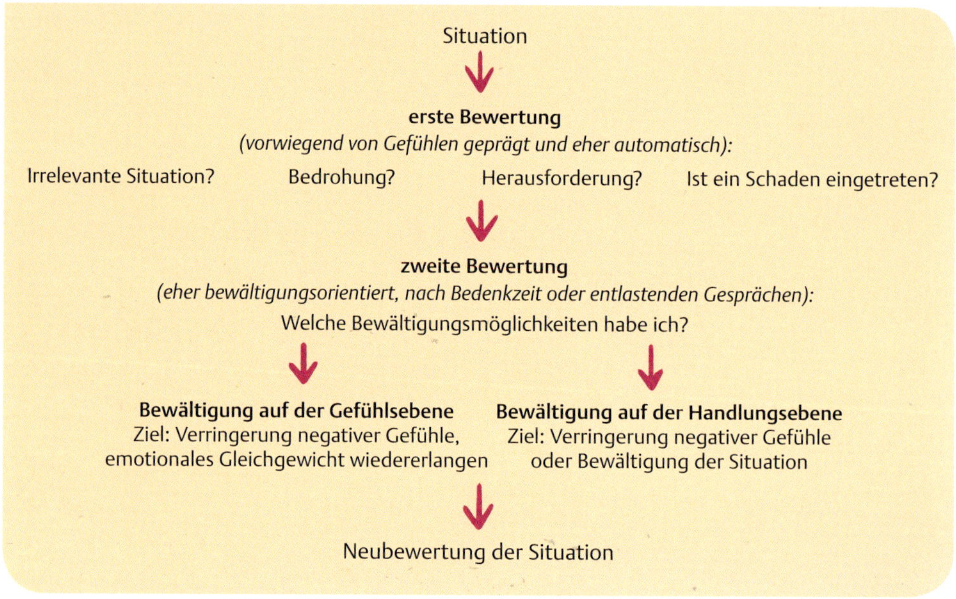

Phasen der Stressreaktion (nach Lazarus und Folkmann)

Entscheidend für die Auslösung einer Stressreaktion im Sinne von Selye ist also, wie eine Situation bewertet wird:

- Bei einer Bewertung als irrelevant erfolgt keine Stressreaktion.
- Bei einer Bewertung als Bedrohung (verbunden mit Angst und/oder Ärger) oder als Herausforderung (verbunden mit positiv besetzter Anspannung oder Erwartung) erfolgt eine durch Adrenalin/Noradrenalin geprägte Stressreaktion.
- Bei einer Bewertung als Schaden erfolgt eine Trauerreaktion, die durch eine Cortisolerhöhung geprägt ist.

Erste (gefühlsorientierte) und zweite (bewältigungsorientierte) Bewertung laufen nicht starr hintereinander ab, sondern sie können gleichzeitig auftreten oder einander ablösen.

Am Ende kommt es zu einer Neubewertung der Situation, die im positiven Fall zu einer Adaptation an die Situation mit nachfolgend geringerer Stressreaktion führt (»Ich habe das schon dreimal geschafft, ich werde das wieder schaffen!«). Im ungünstigen Fall erfolgt eine negative Bewertung (»Ich werde das nie schaffen!« oder: »Ich hatte bisher nur Glück, das dicke Ende kommt bestimmt noch!«) und das Stressniveau bleibt auch bei Wiederholungen der Situation gleich hoch oder steigt sogar noch an. Die Veränderung der primären Bewertung oder der Neubewertung ist ein wichtiger Ansatzpunkt für das Stressbewältigungstraining.

Ein tieferes Verständnis individuell unterschiedlicher Stressreaktionen und einen Schlüssel zur Veränderung ungünstiger Stressreaktionen brachte in den 1980er-Jahren das transaktionale Stresskonzept der Psychologen Lazarus und Folkman. Sie konnten nachweisen, dass die Stressreaktion durch unterschiedli-

Es sind nicht die Dinge selbst, die uns beunruhigen, sondern unsere Vorstellungen und Meinungen von den Dingen.

Epiktet (50–135 n. Chr.)

che Bewertungen einer Situation verändert werden kann. Dies wusste allerdings schon der griechische Philosoph Epiktet vor fast 2000 Jahren.

Das Verdienst von Lazarus und Folkman ist es aber, die unterschiedlichen Phasen, in denen die Stressreaktion abläuft, untersucht und beschrieben zu haben (siehe Abb. »Phasen der Stressreaktion«, Seite 112).

Ihr Modell soll an einem Fallbeispiel verdeutlicht werden.

Fallbeispiel

Johannes M.

Sie erinnern sich an Johannes, den 58-jährigen Versicherungskaufmann. Sowohl er selbst als auch sein Umfeld wundern sich, warum er wohl trotz Fehlens der »klassischen« Risikofaktoren einen Herzinfarkt bekommen hat.
Johannes hat vor zwei Jahren einen neuen Vorgesetzten bekommen. Ursprünglich hatte er sich selbst Hoffnung auf den Posten als Regionalleiter gemacht und über viele Jahre hart darauf hingearbeitet – sozusagen als Krönung seiner Karriere. Doch dann wird ein deutlich jüngerer Kollege aus einer anderen Firma geholt und ihm vor die Nase gesetzt, was ihn sehr ärgert und kränkt. Außerdem hat er das Gefühl, dass der neue Chef nicht aushalten kann, dass er aufgrund seiner Erfahrung in vielen Bereichen kompetenter ist, und ihn deshalb loswerden möchte.
Eines Tages kommt dieser Chef in sein Büro und sagt: »Ich habe da eine Aufgabe, für die brauche ich einen meiner besten und erfahrensten Leute!« Nun gibt es verschiedene Möglichkeiten, die Situation zu bewerten:

- *Irrelevant: »Das sagt der doch zu jedem, wenn er was von ihm will!«*
- *Bedrohung: »Das ist bestimmt eine Falle!«*

- *Schaden: »Oje, die nächsten Wochen sind versaut, jede Menge Arbeit für nichts und wieder nichts!«*
- *Herausforderung: »Vielleicht erkennt er jetzt doch, was er an mir hat. Das ist meine Chance, zu zeigen, was ich kann!«*

Sie ahnen es schon: Johannes wittert die Falle und fühlt sich bedroht. Sein Puls und sein Blutdruck steigen sofort an, seine Muskulatur verspannt sich. Er denkt sich, dass er sich nun besonders anstrengen und besonders wachsam sein muss, um sich nur keine Blöße zu geben. Er verspannt sich immer mehr und schläft immer schlechter, versucht sich tagsüber aber nichts anmerken zu lassen, und überspielt seinen inneren Druck mit aufgesetzter Fröhlichkeit. Mit letzter Kraft bringt er das Geschäft zu einem erfolgreichen Abschluss. Seine Neubewertung der Situation ist: »Das habe ich ja so gerade noch mal geschafft – beim nächsten Mal wird mir aber bestimmt ein Fehler passieren und dann macht er mich fertig!« Diese Bewertung führt natürlich dazu, dass er immer mehr auf der Hut ist und sich weiter maximal anstrengt, um möglichst unangreifbar zu sein. Er schläft zunehmend schlechter und braucht tagsüber immer mehr Kaffee, um wach zu bleiben. Sein Stresslevel und sein Blutdruck steigen. Letzteres bleibt aber unentdeckt, da er keine Zeit hat, zum Arzt zu gehen.

Johannes neigt dazu, Situationen mit seinem neuen Chef als Bedrohung zu erleben. Dies löst eine deutlich stärkere und meist auch längere Reaktion aus als eine Bewertung als Herausforderung. Ein ähnlich erfahrener Kollege wie Johannes denkt in einer ähnlichen Situation vielleicht: »Den Satz hat er bestimmt in seinem Management-Training gelernt, um das Äußerste an Leistung aus uns herauszuquetschen. Jetzt heißt es ruhig bleiben!« Er bewertet die Situation also eher als irrelevant und es kommt zu keiner Aktivierung des Stress-Systems.

Weil Johannes das Äußerste aus sich herausholt, die Situation erfolgreich bewältigt und nach außen nicht zeigt, wie belastet er ist, ist die Gefahr groß, dass der Chef sich in einer vergleichbaren Situation wieder an ihn wendet. Gleichzeitig bleibt sein Stress-Level aufgrund seiner gesteigerten Wachsamkeit andauernd hoch. Es kommt also zu einer Verfestigung des Bluthochdrucks und zu einem Erschöpfungssyndrom im Sinne Selyes. Vitale Erschöpfung konnte aber zusätzlich als Risikofaktor für einen Herzinfarkt nachgewiesen werden. «

Gibt es eine Stresspersönlichkeit?

Als klar wurde, dass für das Infarktrisiko weniger die äußere Belastung als die innere Stressreaktion verantwortlich ist, begann man zu erforschen, ob es nicht einen bestimmten Persönlichkeitstyp gibt, der mit einem erhöhten Infarktrisiko verbunden ist. Postuliert wurde in den 1970er-Jahren die sogenannte Typ-A-Persönlichkeit. A-Typen sind durch besonderen Ehrgeiz gekennzeichnet, sie setzen sich unter Zeitdruck, neigen zum Rivalisieren und können schlecht delegieren. Ein typischer Satz von ihnen ist: »Ehe ich das jemand anderem erklärt habe, habe ich es schon dreimal selbst gemacht!« Tatsächlich erwies sich in großen Studien der 1970er-Jahre Typ-A-Verhalten als unabhängiger Risikofaktor für die Entstehung eines Herzinfarktes. Es wurde schließlich auch von der Amerikanischen Kardiologischen Gesellschaft in die offizielle Liste der Risikofaktoren aufgenommen. Allerdings fand in den 1990er-Jahren eine Nachbeobachtungsstudie heraus, dass A-Typen zwar leichter einen Herzinfarkt bekommen, dafür aber mit einer höheren Wahrscheinlichkeit zu den Langzeitüberlebenden nach dem Infarkt gehören. In späteren Studien war dann das Typ-A-Verhalten nicht mehr als Risikofaktor nachweisbar.

Das Spannende an diesem Stück Forschungsgeschichte ist, dass die frühen Studien, die Typ A bestätigten, solide gemacht waren und mit ihren Ergebnissen ernst genommen werden müssen. Sie haben wahrscheinlich einen Zusammenhang entdeckt, den es so wenige Jahre später bereits nicht mehr gab. Eine mögliche Erklärung dafür ist, dass in den 1970er-Jahren die Bedeutung der verhaltensbezogenen Risikofaktoren wie Rauchen und Bewegungsmangel, Hypertonie und Fettstoffwechselstörung in der Bevölkerung noch nicht so bekannt waren. Als nach einem Infarkt darüber informiert wurde, gelang es den ehrgeizigen und verhaltensorientierteren A-Typen möglicherweise schneller, ihr Gesundheitsverhalten entsprechend anzupassen, und sie hatten nach dem Infarkt die höhere Überlebenschance. Als das Risikofaktorenkonzept allgemein bekannt wurde, waren es möglicherweise wiederum die A-Typen, die schneller ihr Gesundheitsverhalten änderten, was ihr erhöhtes Infarktrisiko neutralisieren konnte. Dies zeigt, dass wissenschaftliche Befunde nicht für die Ewigkeit gelten, sondern immer im Kontext der jeweiligen Epoche verstanden werden müssen.

Wie wirkt sich Stress auf das Herz aus?

Schwer ausgeprägte akute Stresssituationen können über die sofortige Antwort der Stresshormone, des Immunsystems und des Gerinnungssystems, Plaquerupturen begünstigen und einen Herzinfarkt auszulösen. Auch eine vorübergehende Herzmuskelschwäche ist möglich (siehe Broken-Heart-Syndrom, Seite 46).

Eine große Studie zeigte, dass in den ersten 24 Stunden nach einer schweren Belastung, z. B. durch den Tod eines nahestehenden Angehörigen, das Risiko, einen Herzinfarkt zu erleiden, um das 21-Fache erhöht ist. Allerdings konnten eine gute soziale Unterstützung durch Freunde oder das positiv erlebte Zusammenleben in einer Familie als Schutzfaktoren wirken und das Risiko, eine koronare Herzerkrankung zu erleiden oder daran zu versterben, verringern.

Chronischer Stress wirkt sich sowohl über Verhaltensmechanismen als auch durch direkte biologische Mechanismen negativ aus. Zu den biologischen Mechanismen gehören sowohl die Entstehung von Plaques als auch deren Instabilität und Ruptur, wobei die genauen Mechanismen noch nicht geklärt sind. Mit Verhaltensfaktoren ist gemeint, dass Menschen in Stress-Situationen dazu neigen, mehr zu rauchen, weniger Sport zu machen, sich ungesünder zu ernähren und an Gewicht zuzunehmen. Dies macht es allerdings schwierig, den Effekt von chronischem Stress zu erfassen, indem z. B. Rauchen als eigener Risikofaktor geführt und aus dem Stresseffekt herausgerechnet wird.

Das Konzept der unabhängigen — Risikofaktoren

Bei der Erforschung von Risikofaktoren für Herzerkrankungen sucht man jeweils nach unabhängigen Faktoren. Ein solcher Faktor muss in der Lage sein, einen Teil des Krankheitsrisikos unabhängig von anderen Faktoren zu erklären. Dies stellt man sicher, indem man den Effekt bereits bekannter Risikofaktoren statistisch herausrechnet. Dieses Vorgehen ist zunächst sinnvoll, um zwischen echten Krankheitsauslösern und nur zufällig damit verknüpften Faktoren zu unterscheiden.

Hier ein Beispiel: Sowohl in Deutschland als auch in den USA haben Teetrinker eine geringere Wahrscheinlichkeit, einen Herzinfarkt zu bekommen, als Kaffeetrinker. Begriffe man diesen statistischen Zusammenhang als ursächlich, wäre Kaffee ein Risikofaktor für eine koronare Herzerkrankung oder bestimmte Substanzen im Tee ein Schutzfaktor. In England ließ sich dieser Zusammenhang aber überraschenderweise nicht finden. Des Rätsels Lösung: In Kaffeetrinker-Gesellschaften wie Deutschland ist Teetrinken mit einem gesünderen Lebensstil verbunden. Teetrinker sind bei uns häufiger Nichtraucher als Kaffeetrinker. In Gesellschaften, in denen fast alle Menschen Tee trinken, gibt es diesen Zusammenhang aber nicht. Der Unterschied zwischen Tee- und Kaffeetrinken in Deutschland verschwindet, wenn man die unterschiedliche Anzahl der Raucher in beiden Gruppen herausrechnet. Tee schützt also leider nicht vor Herzinfarkt – dafür darf man aber seinen Kaffee sorgenfrei genießen – solange man dabei nicht raucht.

Allerdings führt dieses statistische Vorgehen dazu, Risikofaktoren in ihrer Bedeutung zu unterschätzen, die mittelbar über eine Verschlechterung des Gesundheitsverhaltens wirken. Hierzu gehören sowohl chronischer Stress als auch psychische Erkrankungen.

Stressbewältigung

Pathologie ist die Lehre von den Krankheiten. Hierzu gehört auch die Frage der Pathogenese, also nach der Entstehung von Krankheiten. Dies ist in der Medizin zweifellos eine wichtige Frage. Eine Medizin, die den Menschen, seine Gesundheit und seine Erkrankungen nur unter diesem Aspekt betrachtet, greift aber zu kurz. Sie läuft Gefahr, wichtige Ressourcen zum Erhalt der Gesundheit aus dem Blick zu verlieren.

Ein einseitig pathogenetischer Blick geht davon aus, dass Gesundheit einfach da ist, so lange sie nicht von Krankheitserregern, Verletzungen oder Risikofaktoren bedroht wird. So lange man sich vor diesen schützen kann, bleibt einem die Gesundheit erhalten. Die Folge ist ein sehr defensives Lebenskonzept: Am besten bleibe ich in meiner sicheren Umgebung, um vor Krankheitserregern und Stressoren geschützt zu sein.

Es ist das Verdienst des israelischen Medizinsoziologen Aaron Antonovsky, auf die komplementäre (also gegensätzliche) Sichtweise hingewiesen zu haben: In seinem Konzept der Salutogenese wird davon ausgegangen, dass Gesundheit nicht einfach so da ist, sondern in jedem Moment aktiv hergestellt wird. In unserem Körper laufen ständig unzählige Stoffwechselvorgänge ab, um unsere Gesundheit herzustellen. Der Körper benötigt regelmäßige Aktivität und Bewegung, um gesund zu bleiben. Kaum etwas ist so gefährlich wie permanente Schonung. Noch vor 40 Jahren wurden mit der Verordnung strenger Bettruhe nach einem Herzinfarkt oder durch mangels guter Schmerztherapie erzwungener Bettruhe nach einer Operation jedes Jahr Tausende von Patienten umgebracht. Die Folgen der Bettruhe waren Infektionen, Embolien, der Verlust von Muskulatur und die Versteifung von Gelenken. Ähnlich verheerende Folgen hat erzwungene Inaktivität für die Seele – sie ist ein sehr sicherer Auslöser für eine Depression.

Antonovsky kam die Idee zu dem Konzept der Salutogenese bei der Untersuchung von Frauen in Israel, die den Holocaust überlebt hatten. Erwartungsgemäß war diese Gruppe gesundheitlich stärker belastet als eine Vergleichsgruppe von nicht entsprechend traumatisierten Frauen. Ein erheblicher Teil von ihnen erfreute sich aber bester Gesundheit. Anstatt – wie in der Medizin sonst üblich – der Erforschung der Kranken nachzugehen, interessiere sich Antonovsky zunehmend für die Frage, wie die Gesunden es trotz dieser Belastung geschafft hatten, gesund zu bleiben. Er begann, epidemiologische Daten neu zu analysieren mit dem Blick darauf, was diese Frauen gesund gehalten hat.

Er fand heraus, dass sie sich durch ein hohes »Kohärenzgefühl« auszeichneten. Hierbei handelt es sich um eine überdauernde Lebenseinstellung aus den drei Komponenten:

- **Verstehbarkeit** (»Ich kann zumindest ungefähr oder in den meisten Situationen vorhersehen, welche Konsequenzen mein Handeln haben wird.«)
- **Handhabbarkeit** (»Ich habe Herausforderungen, für die es sich lohnt, aktiv zu sein, aber auch die Ressourcen, um diese Herausforderungen zu bewältigen.«)
- **Bedeutsamkeit** (»Etwas in meinem Leben hat einen Sinn, der über mich hinausweist.« Hierbei kann es um die eigene Familie gehen, um soziales oder politisches Engagement oder auch um eine spirituelle Dimension im Leben.)

Den größten Einfluss scheint der letzte Punkt zu haben. Dies korrespondiert auch mit den Beobachtungen des Psychologen Viktor Frankl, der selbst das Konzentrationslager überlebte und dort die Beobachtung machte, dass diejenigen, die sich aufgaben, schnell starben, während diejenigen, die weiterleben wollten, z. B. um vor der Nachwelt Zeugnis über die Gräuel der Konzentrationslager ablegen zu können, eine größere Überlebenschance hatten.

Einer auf Schonung und die Vermeidung von Risikofaktoren fixierten Denkweise entspringt der auch heute noch gelegentlich von Herzpatienten gehörte ärztliche Rat: »Vermeiden Sie möglichst jeden Stress!« Abgesehen davon, dass dieser Rat mit einem erfüllten Leben kaum zu vereinbaren und mit dem hohen Risiko einer Depression verbunden ist, kann er sehr paradoxe Konsequenzen haben: Wenn man trotz Rückzug und Vermeidung in eine Stresssituation gerät, löst dies zusätzliche Panik aus im Sinne von: »Aber ich darf mich doch nicht aufregen!«. Hinzu kommt, dass bei einem sehr zurückgezogenen Leben, im Sinne einer Absenkung der Reizschwelle, bereits sehr kleine Belastungen als starke Stressoren erlebt werden können. Es gilt also, Stress zu bewältigen statt Stress zu vermeiden.

Es ist also weder sinnvoll noch möglich oder gar erstrebenswert, Stress vollständig zu vermeiden und ein »stressfreies Leben« zu führen. Erfolgversprechender ist es, mit den eigenen Ressourcen gut umzugehen und daran zu arbeiten, Stress-Situationen möglichst gesund zu bewältigen.

Dafür ist es wichtig, sich noch einmal klarzumachen, dass eine einzelne Stress-Situation (mit Ausnahme von katastrophalen Ereignissen, wie z. B. dem Verlust des Partners) keine besondere Gefahr für das Herz darstellen. Zum Problem werden zu häufige Stressbelastungen ohne angemessene Möglichkeit zur

Erholung und ohne abschließendes Erfolgserlebnis.

Um Stress-Situationen gesund zu bewältigen, ist es zunächst wichtig, deren Ablauf besser zu verstehen.

Typisch ist – in Anlehnung an Lazarus und Folkman – folgender Ablauf:

Auslösende Situation → Bewertung der Situation → Verhalten (= Stressreaktion) → Konsequenzen

Die Stressreaktion hat mehrere Aspekte: Zum einen gibt es die Bereitstellungsreaktion unseres Körpers, die wir z. B. als Herzklopfen oder Druck auf der Brust wahrnehmen. Zum anderen gibt es das aus der Bewertung folgende Gefühl, also Ärger, Angst oder auch Freude. Und schließlich gibt es unser Verhalten, mit dem wir versuchen, die Situation zu lösen.

Bei den Konsequenzen ist es wichtig, zwischen langfristigen und kurzfristigen Konsequenzen zu unterscheiden. Auf Kosten unseres Herzens geht leider unsere Neigung, uns durch kurzfristige Konsequenzen stärker beeinflussen zu lassen als durch langfristige. So neigen wir z. B. dazu, dem Chef oder dem Kollegen, der uns eine zusätzliche Arbeit aufbrummen will, »um des lieben Friedens willen« nachzugeben. Kurzfristig vermeiden wir dadurch einen Konflikt und die Situation entspannt sich. Da sich Arbeit aber oft den Weg des geringsten Widerstandes sucht, werden wir in Zukunft wahrscheinlich immer öfter angesprochen, je bereitwilliger wir Ja sagen. Erschöpfung, Burn-out und eine für das Herz ungesunde Lebensweise sind die Folge. Der gleiche Effekt führt dazu, dass sich jemand wegen der kurzfristigen Entspannung eine Zigarette anzündet, obwohl er doch um die langfristigen Konsequenzen weiß.

Die persönliche Stressanalyse

Um unsere persönliche Stressreaktion zu verstehen und gesundheitsförderlicher zu machen, sind folgende auf die unterschiedlichen Aspekte der Stressreaktion bezogenen Fragen hilfreich:

Was ist eine typische Situation, in der ich immer wieder unter Stress gerate?
Lässt sich diese Situation vielleicht irgendwie vermeiden oder verändern? Wenn ich z. B. immer wieder auf dem Weg mit dem Auto zur Arbeit unter Stress gerate, lässt sich dies verhindern, indem ich z. B. früher losfahre oder auf öffentliche Verkehrsmittel oder das Fahrrad umsteige. Wenn ich täglich zwei bis drei Stunden mit der Fahrt zur Arbeit verbringe, könnte ich umziehen oder den Arbeitsplatz wechseln. Wichtig ist hierbei, keine Möglichkeit zu schnell auszuschließen und sich klarzumachen, dass es Gesundheit nicht zum Nulltarif gibt. Oft sind die negativen Konsequenzen einer Änderung jedoch gar nicht so stark, wie befürchtet. Deshalb lohnt es sich, mögli-

che Alternativen (wie den Bus oder das Fahrrad) zwei- oder dreimal auszuprobieren, bevor man sie voreilig verwirft.

Wie bewerte ich diese Situation? Wären vielleicht andere Bewertungen möglich? Kenne ich Menschen, die diese Situation anders bewerten würden? Hier ist es sinnvoll, zunächst im Sinne eines Brainstormings alle möglichen Bewertungen aufzuschreiben und dann zu überlegen, zu welchen alternativen Reaktionen diese neuen Bewertungen führen würden.

Wie ist mein Verhalten in dieser Situation? Was wäre auf einem Video zu sehen, wenn ich in der Situation gefilmt würde? Welches andere Verhalten wäre möglich und was hätte das für Konsequenzen? Wie sind meine Gefühle in dieser Situation? Und wie reagiert mein Körper? Was spüre ich im Körper? Gerade die Wahrnehmung des Körpergefühls ist wichtig und sollte daher trainiert werden (ausführlich im Kapitel »Körperwahrnehmung«, Seite 193). Die Körpersymptome von Stress können meine persönliche Warnlampe werden, die mir zeigen, wann ich unter Stress stehe und ob sich meine Stressreaktion abschwächt, wenn ich eine andere Bewertung oder ein anderes Verhalten ausprobiere.

Welche Konsequenzen hat mein Verhalten? Hier ist es wichtig, zwischen kurz- und langfristigen Konsequenzen zu unterscheiden. Welche langfristigen Nachteile nehme ich in Kauf, um kurzfristig etwas Erleichterung zu bekommen? Erreiche ich mit meinem Verhalten in der Stress-Situation langfristig die Ziele, die mir wichtig sind? Und wird ungesundes Verhalten vielleicht dadurch beibehalten, dass ich mich selbst dafür belohne oder von anderen dafür belohnt werde? (Zum Beispiel gönne ich mir vielleicht nur dann Pausen oder erhalte Zuwendung, wenn ich krank bin? Und bestrafe ich mich für Gesundheit durch Selbstüberforderung so lange, bis nichts mehr geht?)

Diese Fragen können Sie sich selbst stellen oder mit einem guten Freund oder ihrem Partner/Ihrer Partnerin besprechen. Wichtig ist es, alle alternativen Bewertungen und Verhaltensweisen zunächst aufzuschreiben und erst in einem zweiten Schritt auszuwählen, welche zu Ihnen passen und welche Sie ausprobieren möchten.

Strategien zur Problemlösung

Eine wertvolle Ergänzung zur Stressanalyse ist die Anwendung eines strukturierten Vorgehens zur Problemlösung. Besonders in Stress-Situationen reagieren wir oft panisch oder tun das, was wir schon immer getan haben, z. B. versuchen wir, das Problem durch intensivere Anstrengung zu lösen. Es ist schwer, kreativ zu sein, wenn man gestresst ist. Deshalb kann es helfen, sich in einer solchen Situation kurz zurückzuziehen und die Lage mithilfe der unten gezeigten Fragen systematisch zu durchdenken.

Problemlösebogen

Der vom deutschen Psychologen Jürgen Margraf entwickelte Problemlösebogen kann als Arbeitsmaterial zur Durchführung eines Lösungsverfahrens dienen. In Stresssituationen ist es hilfreich, systematisch anhand dieses Bogens vorzugehen, um nicht den Überblick zu verlieren oder mögliche Lösungen vorschnell zu verwerfen.

Schritt 1: Was ist das Problem?
Hier wird bestimmt, was das Problem ist, und welche Faktoren in der Umwelt dazu beitragen.

Schritt 2: Problem- und Zieldefinition
Das Problem, an dem gearbeitet werden kann und das Ziel, das angestrebt wird, werden bestimmt.

Schritt 3: Lösungsmöglichkeiten aufschreiben
Alle Vorschläge erst einmal notieren. Hier erfolgen noch keine Bewertungen der Vorschläge.

Schritt 4: Lösungsmöglichkeiten diskutieren
Jeder Vorschlag wird hinsichtlich seiner Vor- und Nachteile diskutiert.

Schritt 5: Beste Lösungsmöglichkeit auswählen

Schritt 6: Planung
Überlegen, wie die beste Lösungsmöglichkeit nun in die Tat umgesetzt werden kann.

1. ______________________________
2. ______________________________
3. ______________________________
4. ______________________________

Schritt 7: Rückblick und Bewertung
Überprüfen, ob die Schritte eingehalten wurden und wie gut sie funktioniert haben. Jeden Versuch loben!

Wichtig ist, erst mal alle möglichen Lösungen aufzuschreiben und keine vorschnell zu verwerfen. Bei der Suche nach neuen Lösungen kann ein Gespräch mit Freunden oder Kollegen hilfreich sein. Wenn dies gerade nicht möglich ist, kann man sich auch vorstellen, was ein Freund oder ein Mensch, von dem man sich Hilfe erwarten kann in dieser Situation tun oder vorschlagen würde.

Wo finde ich Hilfe bei der Stressbewältigung?

Wenn Sie das Gefühl haben, Hilfe zu benötigen, so bieten sich zunächst Stressbewältigungskurse oder ein -training an, wie sie von vielen Krankenkassen für ihre Mitglieder oder auch von größeren Betrieben im Rahmen der Prävention und des betrieblichen Gesundheitsmanagements angeboten werden.

Sollte dies nicht ausreichen, so kann ein Stressbewältigungstraining auch bei einem ärztlichen oder psychologischen Psychotherapeuten im Rahmen einer Verhaltenstherapie durchgeführt werden, wenn die ungünstige Stressverarbeitung ein wesentlicher aufrechterhaltender Faktor der Herzerkrankung ist.

Seminare zur Stressbewältigung gehören auch zum Therapieangebot kardiologischer oder psychosomatischer Rehabilitationskliniken.

Fallbeispiel

Johannes M.

» *Nach seiner Reha begann Johannes eine ambulante Verhaltenstherapie. Er realisierte, dass es sowohl für seine Gesundheit als auch für seine Lebensqualität besser war, beruflich kürzerzutreten. Bei der Arbeit entschied er sich dafür, in den Innendienst zu gehen, obwohl dies mit finanziellen Einbußen verbunden war. So war es ihm möglich, einen Teil der stressauslösenden Situationen tatsächlich zu meiden. Allerdings war er zunächst entsetzt, als er hörte, dass er trotz der Versetzung denselben Chef behalten würde. Er entschloss sich dazu, einmal auszuprobieren, das Verhalten seines Vorgesetzten nicht sofort als Bedrohung zu bewerten. In der Folge gelang es ihm, gelassener zu bleiben und das Verhältnis zum Chef entspannte sich. Der Infarkt und die damit verbundene Bedrohung seines Lebens halfen Johannes auch, viele Dinge in seinem Leben neu zu bewerten. So genoss er es zunehmend, Zeit mit seinen Enkeln zu verbringen und Kontakte zu alten Schulfreunden wieder aufzunehmen, während es weniger wichtig wurde, was für ein Auto er fuhr und wo er im Verkaufs-Ranking im Vergleich zu den Kollegen stand.* «

Lässt sich wirklich alles bewältigen?

Die oben beschriebenen Techniken zur Stressbewältigung sind vor allem effektiv bei der Verarbeitung der täglichen kleinen Ärgernisse, die, wenn wir uns von ihnen gefangen nehmen lassen, immer wieder dazu führen, dass unser Herz-Kreislauf-System »hochfährt«. Das Anwenden dieser Techniken kann also dazu führen, dass wir gelassener auf Stress reagieren und so unser Herz schonen. Die Problemlösetechniken können uns helfen, auf neue, kreative Lösungen zu kommen. Wir möchten hier aber nicht den Eindruck erwecken, dass sich jedes Problem lösen oder auf technischem Wege bewältigen lässt. Für die kleinen Ärgernisse des Alltags mag das zutreffen – nicht aber für schwere Belastungen und existenzielle Krisen, wie den Verlust eines geliebten Menschen oder das Scheitern unseres bisherigen Lebenskonzepts. In solchen Situationen geht es vor allem darum, sich auf die Werte zu besinnen, die einem wichtig sind, und zu schauen, welche Menschen einem jetzt guttun. Auch solche Situationen lassen sich bewältigen – aber nicht in einem kurzfristigen Sinn von Stressbewältigung, sondern in einem tieferen, existenzielleren Sinn, der den Geltungsbereich von Medizin oder Psychotherapie hinter sich lässt.

Eine Anmerkung können wir hierzu jedoch aus psychokardiologischer Sicht machen: Es ist wissenschaftlich gut belegt, dass die Chance, den Verlust eines geliebten Menschen, eine Krise oder auch einen Herzinfarkt zu überleben, größer ist, wenn man sich nicht isoliert. Man braucht Menschen, die einem zur Seite stehen und mit denen man über das sprechen kann, was einen belastet. Das muss nicht unbedingt die Familie sein oder gute Freunde. Oft macht es eine Krisensituation ja aus, dass diese Menschen gerade nicht da sind. Hilfreiche Menschen kann man z. B. auch unter Mitpatienten oder in einer Selbsthilfegruppe finden oder an Orten, wo man bisher nicht mit ihnen gerechnet hat. Um sie zu sehen hilft es, sein Herz zu öffnen.

Das Wichtigste in Kürze

- Stress und die darauf folgende Stressreaktion sind nichts Ungesundes, sondern normaler Bestandteil eines aktiven Lebens.
- Zum Problem wird die Stressreaktion, wenn sie zu oft auftritt und kein Abschalten mehr möglich ist.
- Entscheidend für die Stärke und Dauer der Stressreaktion ist, wie wir die auslösende Situation bewerten. Dies lässt sich durch Erlernen und Üben von Stressbewältigungstechniken positiv beeinflussen.
- Bei der Stressbewältigung helfen auch Entspannungsverfahren, Bewegung und Gemeinschaft mit anderen Menschen.

Berufliche Belastungsfaktoren für das Herz

Erkennen Sie die äußeren Faktoren an Ihrem Arbeitsplatz, die das Herzinfarktrisiko erhöhen können. Wie können Sie adäquat darauf reagieren?

Oft besteht nach einem Herzinfarkt große Angst und Unsicherheit, wieder an den Arbeitsplatz zurückzukehren, wegen der Befürchtung, die damit verbundene Belastung könne dem Herzen schaden. Diese Befürchtung ist in den meisten Fällen allerdings unbegründet. Im Gegenteil, es wurde sogar nachgewiesen, dass im Jahr nach einer Berentung die Häufigkeit von Schlaganfällen und Herzinfarkt zunahm, auch wenn diese aus Altersgründen und nicht wegen einer Erkrankung erfolgte. Die Ursache dafür ist wahrscheinlich der damit verbundene Wegfall sozialer Bindungen und des gesellschaftlichen Status. Noch höher ist das Risiko für das Herz, wenn man arbeitslos wird. Sowohl die Zeit nach einem Arbeitsplatzverlust als auch eine längere Phase der Arbeitsplatzunsicherheit ist mit einer erhöhten Rate von Herzinfarkten, Gewichtszunahme und einer Verschlechterung eines bestehenden Diabetes verbunden. Hinzu kommt eine deutliche Zunahme von Depressionen und anderen psychischen Erkrankungen. Der Verlust des Arbeitsplatzes bedroht in unserer Gesellschaft in erheblichem Maße das Selbstwertgefühl und auch die materielle Existenzgrundlage und damit das Gefühl, für sich selbst sorgen zu können.

Auch wenn uns die Arbeit manchmal nervt: Sie hat viele für unser Wohlbefinden wichtige Funktionen. Sie hilft uns, unseren Tag zu strukturieren, wir finden die Möglichkeit, für uns selbst zu sorgen, und sie ergibt soziale Kontakte. Arbeit ist also insgesamt etwas Gesundes, vor allem wenn es eine gute Arbeit ist.

Welche Art von Arbeit macht krank?

Bestimmte Faktoren in der Arbeitswelt können aber tatsächlich die Entstehung einer Herzkrankheit begünstigen. Als besonderer Risikofaktor ist hier Schichtarbeit (Seite 73) zu nennen. Ungünstig ist auch exzessive Mehrarbeit (längerfristig mehr als zehn Überstunden pro Woche). Es gibt auch bestimmte Berufsgruppen, für die ein höheres koronares Risiko nachgewiesen wurde. Hierzu gehören z. B. städtische Busfahrer oder Fluglotsen. In beiden Berufen kommt die Verantwortung für andere Menschen mit erheblichem Zeitdruck zusammen. Für alle anderen Berufe gibt es solch einen allgemeinen Zusammenhang nicht. Und auch bei den genannten ist der Zusammenhang zwar statistisch nachweisbar, aber nicht so stark, dass man Patienten nach einem Herzinfarkt generell raten sollte, diesen Beruf nicht mehr auszuüben. Das mit einem Arbeitsplatzverlust verbundene Risiko wäre wahrscheinlich höher. Es gibt aber tatsächlich Faktoren in der Arbeitswelt, die nachweislich mit einem erhöhten Infarktrisiko einhergehen.

Die Bedeutung der Selbstkontrolle

Menschen brauchen in der Regel das Gefühl der Selbstkontrolle und der Selbstbestimmung, um sich wohlzufühlen und um gesund zu bleiben. Arbeitsplätze lassen sich hinsichtlich der gestellten mentalen Anforderungen und der Kontrollmöglichkeiten in vier Gruppen unterteilen:

- geringe Anforderung/hohe Kontrollmöglichkeit: Dies wäre der ideale Arbeitsplatz, um sich auszuruhen. Auf den ersten Blick klingt es verführerisch. Man hat insgesamt eher wenig zu tun und kann das Arbeitstempo auch noch selbst bestimmen. In dieser Konstellation kann es allerdings zu Langeweile und Unterforderung kommen. Ob dies gesundheitsschädlich ist, wurde bisher noch nicht untersucht. Problematisch sind vor allem Konstellationen, in denen ein Mensch täglich acht Stunden bei der Arbeit sein muss, ohne etwas zu tun zu haben. Dies kann im Rahmen der Wegrationalisierung von Stellen geschehen oder wenn ein Betrieb einen Mitarbeiter loswerden möchte. Der daraus resultierende Zustand wurde auch als Bore-out (engl.: to bore = sich langweilen) bezeichnet und kann durchaus gesundheitsschädlich sein.
- geringe Anforderung/geringe Kontrollmöglichkeit: Das sind eher monotone Arbeitsplätze, z. B. Fließbandarbeit oder einfache Bürotätigkeiten. Diese Arbeitsplätze sind mit keinem erhöhten Risiko für das Herz verbunden.
- hohe Anforderungen/hohe Kontrollmöglichkeit: Hier hat man anspruchsvolle Arbeitsplätze, die von den Menschen aber meist als befriedigend erlebt werden. Die hohe Kontrollmög-

lichkeit hilft, die Anforderungen zu regulieren und zu bewältigen. Trotz der hohen Anforderungen besteht kein erhöhtes Risiko für das Herz.

- hohe Anforderungen/geringe Kontrollmöglichkeit: Diese Kombination wird als »high strain« bezeichnet und ist tatsächlich eine Risikokonstellation für das Herz. Wenn wir hohe Anforderungen bewältigen müssen, ohne das Gefühl von Kontrolle zu haben, so erzeugt es krankmachenden Dauerstress, der dem Herzen schaden kann. Für diese Konstellation wurde in zahlreichen wissenschaftlichen Studien ein erhöhtes Herzinfarktrisiko nachgewiesen.

Zur Veranschaulichung kann man sich eine Intensivstation vorstellen, in der das Pflegepersonal viele schwer kranke und auch sterbende Menschen zu betreuen hat. Die Anforderungen sind hoch. Bisher war es jedoch so, dass das Pflegeteam bei kritischen Entscheidungen mit einbezogen wurde. Das Pflegepersonal hatte das Gefühl, ernst genommen zu werden und mitreden zu können. Die Station hatte einen geringen Krankenstand. Nach einem Chefwechsel wurden dem Pflegepersonal wesentlich strengere Vorgaben gemacht. Die Ärzte entschieden auch in ethisch kritischen Situationen allein, die Pflegenden waren nur noch Befehlsempfänger – eine »High-strain«-Situation entstand. In der Folge ging der Krankenstand hoch und bei einer Krankenpflegerin kam es zu einem Herzinfarkt.

Die Bedeutung von Anerkennung und Belohnung

Das Ausbleiben einer erwarteten Belohnung ist eine weitere Risikokonstellation. Sie wurde vom Düsseldorfer Medizinsoziologen Johannes Sigrist erstmals beschrieben und erforscht. Er prägte dafür den Begriff »Gratifikationskrise«.

Vor allem, wenn wir uns im Beruf engagieren und anstrengen, erwarten wir zumindest langfristig eine entsprechende Anerkennung oder Belohnung. Hierbei geht es nicht nur um die Bezahlung, sondern auch um beruflichen Aufstieg, Fortbildungsmöglichkeiten oder einfach um Anerkennung. Wenn eine solche Belohnung dann ausbleibt oder versagt wird, kommt es zur Gratifikationskrise. Auch diese geht mit einem erhöhten Risiko eines Herzinfarkts einher. Dieses Modell erklärt, warum gerade beruflich sehr engagierte Mitarbeiterinnen und Mitarbeiter auf einen Arbeitsplatzverlust oder eine berufliche Kränkung besonders häufig mit einem Herzinfarkt reagieren.

Mobbing

Den größten Teil unserer wachen Zeit verbringen wir am Arbeitsplatz. Die Beziehung zu unseren Kolleginnen und Kollegen ist deshalb für unser seelisches Wohlbefinden und auch für unsere Gesundheit von hoher Bedeutung. Im Falle von Mobbing oder Bossing (hier mobbt der Chef) ist diese Beziehung schwer gestört und wir bekommen anstatt Anerkennung und Unterstützung Feindseligkeit zu spüren und werden in unserer Arbeit boykottiert. Eine solche Konstellation ist in hohem Maße gesundheitsgefährdend. Nachgewiesen wurde sowohl eine deutlich erhöhte Suizidrate als auch unter anderem ein erhöhtes Herzinfarktrisiko. Gute Arbeitgeber haben deshalb in ihren Betrieben Mobbing-Beauftragte und reagieren bereits auf Frühzeichen dieser Problematik sensibel mit entsprechender Teamsupervision und Unterstützung.

Unterstützung bei der Rückkehr in den Beruf

Nach einer längeren Krankheitsdauer kann die Rückkehr in den Beruf schwierig sein. Es können sich massive Ängste vor dem Arbeitsplatz herausbilden, der Arbeitgeber kann gekündigt haben oder der bisherige Beruf kann wegen der Herzkrankheit nicht mehr ausgeübt werden (z. B. körperlich schwere Arbeit bei Herzinsuffizienz). Hilfe gibt es in diesen Situationen in der kardiologischen Rehabilitation, die Patienten nach einem Infarkt oder einer Herzoperation zusteht. Zum interdisziplinären Reha-Team gehören auch Sozialarbeiter und Psychotherapeuten, die hier ihre Unterstützung anbieten. Im Verlauf einer Rehabilitation erfolgt bei Menschen im erwerbsfähigen Alter immer eine sozialmedizinische Begutachtung, in der entschieden wird, ob eine Rückkehr an den alten Arbeitsplatz oder in den bisherigen Beruf medizinisch günstig ist, oder ob ein Berufswechsel oder gar eine Berentung erforderlich werden. Bei der Notwendigkeit eines Berufswechsels gibt es Unterstützung durch die Rentenversicherung in Form von Leistungen zur Teilhabe am Arbeitsleben.

Das Wichtigste in Kürze

- Auch bei der Arbeit gilt: Die Dosis macht das Gift! Ab etwa zehn Überstunden pro Woche über längere Zeit steigt das Herz-Kreislauf-Risiko.
- Ebenso ungesund ist es, keine Arbeit zu haben: Auch (drohende) Arbeitslosigkeit erhöht das Risiko einer Herz-Kreislauf-Erkrankung.
- Bei Nachtschicht kann das Herz-Kreislauf-Risiko erhöht sein. Sie wirkt sich besonders ungünstig bei Adipositas und Bluthochdruck aus.
- Unabhängig von der Arbeitszeit sind berufliche Kränkungen und Arbeitsplätze mit hohen Anforderungen und dabei geringen Selbstkontroll- und Steuerungsmöglichkeiten ungünstig für das Herz.

Männer und Frauen reagieren anders!

Natürlich gibt es viele Unterschiede zwischen Männern und Frauen. Doch stellt sich auch die Frage, ob Männerherzen anders schlagen als Frauenherzen.

Lange Zeit galten Herzkrankheiten und vor allem der Herzinfarkt als »Männerkrankheit«. Inzwischen wissen wir, dass dies nicht stimmt. Zwar sind Frauen sowohl durch die weiblichen Geschlechtshormone (Östrogene) als auch durch ihr besseres Gesundheitsverhalten stärker vor einem Herzinfarkt geschützt als Männer und erkranken deshalb ca. 10 Jahre später. Über die gesamte Lebensspanne gesehen kann die koronare Herzerkrankung aber auch bei Frauen einen Verlauf nehmen, der dem der Männer sehr ähnlich sein kann. Das müsste dazu führen, dass die koronare Herzerkrankung bei Frauen auch mit gleicher Intensität verfolgt und behandelt wird.

Der alte Irrtum »Herzinfarkt = Männerkrankheit« hat heute noch fatale Folgen: Bei Frauen wird ein Herzinfarkt im Durchschnitt etwas später erkannt und behandelt als bei Männern. Dies liegt sowohl daran, dass er bei Frauen öfter mit atypischen Symptomen einhergeht als bei Männern, aber eben auch an dem Vorurteil von der Männerkrankheit.

Ein weiteres Problem ist, dass wissenschaftliche Studien sowohl zu Herzkrankheiten insgesamt als auch in der Psychokardiologie wegen der besseren Vergleichbarkeit der Daten öfter an rein männlichen als an gemischten Patientengruppen gemacht wurden. Deswegen gibt es zum Krankheitsverlauf und zur Krankheitsverarbeitung bei Frauen weniger Daten.

Insgesamt zeigen bei der koronaren Herzkrankheit (die diesbezüglich am besten untersucht wurde) Frauen eine höhere psychische Belastung als Männer. Sie berichten sowohl über mehr Angst als auch über mehr depressive Symptome als Männer. Erhöhte Angstsymptome treten bei Frauen mehr als doppelt so häufig auf wie bei Männern (25 % versus 12 %). Dieser Unterschied findet sich allerdings auch in der Allgemeinbevölkerung ohne Herzkrankheit. Eine mögliche Erklärung dafür ist, dass Frauen ihre Angst deutlicher spüren, während Männer sie eher verdrängen, als Körpersymptome fehlinterpretieren oder mit Alkohol betäuben. Im Langzeitverlauf nahm die psychische Belastung nach Herzinfarkt bei Männern eher zu und bei Frauen eher ab – was auch für die funktionaleren Verarbeitungsmuster bei Frauen spricht.

Bei der Bedeutung psychosozialer Faktoren für die Entstehung und den Verlauf der koronaren Herzkrankheit scheinen die Gemeinsamkeiten zwischen den Geschlechtern insgesamt die Unterschiede zu überwiegen:

- Depression, Angst und chronischer Stress wirken sich bei beiden Geschlechtern etwa gleich ungünstig aus. Bei Männern erhöhen aber zusätzlich noch Ärger und Feindseligkeit das Risiko einer koronaren Herzkrankheit. Der Einfluss einer posttraumatischen Belastungsstörung wurde bisher nur bei Männern gut genug untersucht, um hierzu eine Aussage zu machen.
- Ein Mangel an sozialer Unterstützung und Einsamkeit führt vor allem bei Frauen zu einer höheren Infarkt-Sterblichkeit, während sich bei Männern vor allem der Tod der Ehefrau negativ auswirkt. Nur bei Männern, nicht aber bei Frauen, hat es einen das Herz schützenden Effekt, verheiratet zu sein.
- Chronischer beruflicher Stress, hohe Arbeitsbelastung (z. B. mehr als zehn Überstunden pro Woche) und Gratifikationskrisen (ausführlich im Kapitel »Berufliche Belastungsfaktoren für das Herz«, Seite 124) wirken sich bei beiden Geschlechtern gleich stark negativ aus. Bei Männern steigt das Infarktrisiko vor allem in der klassischen »High-strain«-Konstellation (hohe Anforderung bei geringer Kontrollmöglichkeit; ausführlich im Kapitel »Die Bedeutung der Selbstkontrolle«, Seite 125), während bei Frauen auch die Kombination hoher Anforderungen mit hoher Autonomie risikobehaftet ist.
- Chronischer Stress im privaten Bereich, anhaltende Ehekonflikte und vor allem eine starke Doppelbelastung aus Familie und Beruf erhöhen vor allem bei Frauen das Infarktrisiko. Für Frauen ist es besonders ungünstig, wenn sie bei chronischen Ehekonflikten dazu neigen, ihren Ärger zu unterdrücken.
- Einen spannenden Befund ergab die INTERHEART-Studie bezüglich des geschlechtsspezifischen Effekts von Stress. Bei Männern spielte Berufsstress die größte Rolle und das Infarktrisiko stieg parallel zur Stärke des be-

ruflichen Stresses an. Bei Frauen wirkte sich eine moderate Ausprägung von beruflichem Stress hingegen günstig auf das Infarktrisiko aus, während keine Angabe von beruflichem Stress (was wohl oft fehlende Berufstätigkeit bedeutet hat) bei Frauen ähnlich ungünstig war wie stark ausgeprägter Stress.

Wirkt psychologische Unterstützung bei Frauen anders?

Bei der Wirksamkeit psychologischer oder psychotherapeutischer Unterstützung finden sich einige spannende Unterschiede zwischen den Geschlechtern. Studien mit eher kurzen telefonischen Unterstützungsangeboten führten meist nur bei Männern zu einer Besserung. In einer kanadischen Studie kam es bei den Frauen nach einer solchen Intervention im Vergleich zur Kontrollgruppe ohne Telefonkontakte sogar zu einer Verschlechterung des Krankheitsverlaufs.

In amerikanischen Studien scheinen eher nur die Männer von der psychologischen Intervention zu profitieren, während sich in europäischen Studien eher gleich gute Effekte sowohl bei Frauen als auch bei Männern fanden. In der großen, in Deutschland durchgeführten SPIRR-CAD-Studie (A Stepwise Psychotheraphy Intervention for Reducing Risk in Coronary Artery Disease) profitierten Männer und Frauen hinsichtlich der Depression gleich gut, bei der vitalen Erschöpfung war der Effekt sogar bei den Frauen stärker ausgeprägt. Eine mögliche Erklärung für diesen Unterschied ist, dass in den amerikanischen Studien meist nur telefonische Kontakte oder Kurzzeittherapien mit unter zehn Stunden Therapiedauern angeboten wurden, während die Therapiedosis in den Europäischen Studien eher bei 20–25 Doppelstunden lag. Möglicherweise benötigen Frauen eine höhere Therapiedosis und konstante Ansprechpartner, während Kurzkontakte wie in der kanadischen Studie für sie sogar kontraproduktiv sein können.

Für diese Vermutung spricht auch der Befund, dass Männer eher von Information und Patientenschulung (Psychoedukation) sowie von Stressbewältigungstrainings profitieren, während bei Frauen vor allem empathisches Zuhören effektiv war – was mehr Zeit benötigt. Dieser Befund deutet darauf hin, dass die Interventionen in der kardiologischen Rehabilitation eher auf die Bedürfnisse von Männern zugeschnitten sind.

Das Wichtigste in Kürze

- Frauen sind stärker durch Symptome von Angst und Depression belastet als Männer – das gilt nach einem Infarkt aber nicht stärker als in der Bevölkerung insgesamt.
- Beim Effekt psychischer Risikofaktoren zeigen sich mehr Gemeinsamkeiten als Unterschiede. Männern schadet eher die berufliche Überlastung, Frauen eher die Doppelbelastung aus Familie und Beruf. Bei Männern wirken tendenziell offen ausgelebter Ärger und Feindseligkeit ungünstig, bei Frauen unterdrückter Ärger, vor allem in der Partnerschaft.
- Männer profitieren mehr von Patientenschulungen, Frauen eher vom Zuhören und Empathie. Von psychologischen Kurzinterventionen scheinen vor allem Männer zu profitieren, während bei etwas längeren Interventionen (20–25 Sitzungen) der Geschlechtsunterschied verschwindet. Die sollte bei der Planung individueller Therapien berücksichtigt werden.

Niemand ist allein krank

Bei der Bewältigung einer Herzkrankheit ist soziale Unterstützung von großem Nutzen. Wer Menschen hat, mit denen er offen reden kann, überwindet viele Probleme.

Eine besondere Rolle kommt in der Phase einer Herzerkrankung dem Partner zu. Statistisch betrachtet profitieren erkrankte Männer in dieser Situation deutlich mehr von ihren Frauen als erkrankte Frauen von ihren Männern. Um dies zu ändern, braucht es von den Männern eine gewisse Anstrengung, auf die Bedürfnisse ihrer Partnerinnen einzugehen. Wir haben viel Erfahrung mit Gruppen zur Unterstützung bei der Krankheitsverarbeitung, z. B. vor und nach einer Herzoperation oder Herztransplantation. Wir haben hierbei auch die Angehörigen eingeladen. Dabei haben die Frauen fast immer ihre erkrankten Männer begleitet, während die Frauen oft allein zu den Terminen kommen mussten. Wenn sich aber ein Mann auf die Situation eingelassen und seine Frau begleitet hat, war das nicht nur für die erkrankte Ehefrau eine große Hilfe. Oft konnten beide wieder zu mehr Nähe finden. Wir möchten die Männer daher ausdrücklich ermutigen, hier aktiver zu werden. Im Zweifelsfall ist sowohl in der Reha-Klinik als auch in einer ambulanten Psychotherapie ein Paargespräch möglich. Auch viele Hausärzte und Kardiologen bieten kürzere Beratungstermine an, zu denen Partner mitkommen können.

Wenn Sie alleine leben, finden sich vielleicht Verwandte oder Freunde, mit denen Sie sich über die Erkrankung und die veränderte Lebensperspektive austauschen können. Eine sehr wirkungsvolle Unterstützung sind Selbsthilfegruppen, die die Möglichkeit zum Austausch mit anderen Betroffenen bieten. Oft kann hierdurch freier gesprochen werden, weil alle »im gleichen Boot sitzen«. Selbsthilfegruppen speziell zur Psychokardiologie finden Sie unter www.herz-ohne-stress.de. Eine Suchmöglichkeit für Selbsthilfegruppen insgesamt bietet www.nakos.de.

»In all den Jahren hat nie jemand gefragt, wie es mir geht.« Das sagte die Ehefrau eines Patienten nach Herztransplantation. Tatsächlich bekommen die Patienten häufiger Zuwendung und Unterstützung, während es von den Partnern als selbstverständlich angenommen wird, diese zu geben. Es ist aber eine große Leistung, seinen Partner in der schwierigen Phase der Krankheit zu unterstützen, und es ist wichtig, dafür Anerkennung und Unterstützung zu bekommen. Und ebenso wichtig ist es, die eigenen Bedürfnisse dabei nicht völlig zu vergessen.

Studien haben gezeigt, dass Partner von schwer herzkranken Patienten oft psychisch ähnlich stark belastet sind wie die Patienten selbst. Wenn Sie als Angehörige oder Angehöriger eines herzkranken Patienten dieses Buch lesen und bei einem der Kapitel (vor allem Depression, Ängste oder Traumafolgestörung) gedacht haben: »So geht es mir auch!«, dann scheuen Sie sich nicht, mit Ihrem Arzt darüber zu sprechen und sich Hilfe zu holen. Denken Sie daran, dass Sie sehr viel leisten, wenn Sie Ihren Partner oder Ihre Partnerin in der schweren Zeit der Krankheit unterstützen. In einer akuten Situation kann man für einige Wochen die eigenen Bedürfnisse zurückstellen. Wenn es um die Begleitung eines chronisch Kranken über viele Jahre geht, funktioniert das aber nicht mehr. Sie können nur gut für Ihre Mitmenschen sorgen, wenn Sie auch auf sich selbst achten. Schon in der Bibel steht: »Liebe deinen Nächsten wie dich selbst.« Wenn Sie Ihre eigenen Bedürfnisse vernachlässigen und in ein Burn-out geraten, hat niemand etwas davon. Unsere Erfahrung ist, dass auch die Angehörigen von psychotherapeutischer Unterstützung im Bedarfsfall sehr profitieren können.

Das Wichtigste in Kürze

- Mit vertrauten Menschen über seine Gefühle, Sorgen und Hoffnungen sprechen zu können ist eine wichtige Ressource für die erfolgreiche Krankheitsverarbeitung.
- Partnerinnen und Partner können durch die Erkrankung ebenfalls belastet sein. Bei schweren Erkrankungen weisen sie ähnlich oft psychische Symptome auf wie die Patienten selbst.
- Es ist daher für die Partner von Patienten wichtig, auf die eigene Gesundheit zu achten und im Bedarfsfall Hilfe anzunehmen.

Herz, Seele, Gesundheit: Was tun?

Ganz eng ist die Gesundheit von Herz und Seele verknüpft. Versuchen Sie, auf Ihr Herz zu hören, und holen Sie sich bei Bedarf auch Hilfe.

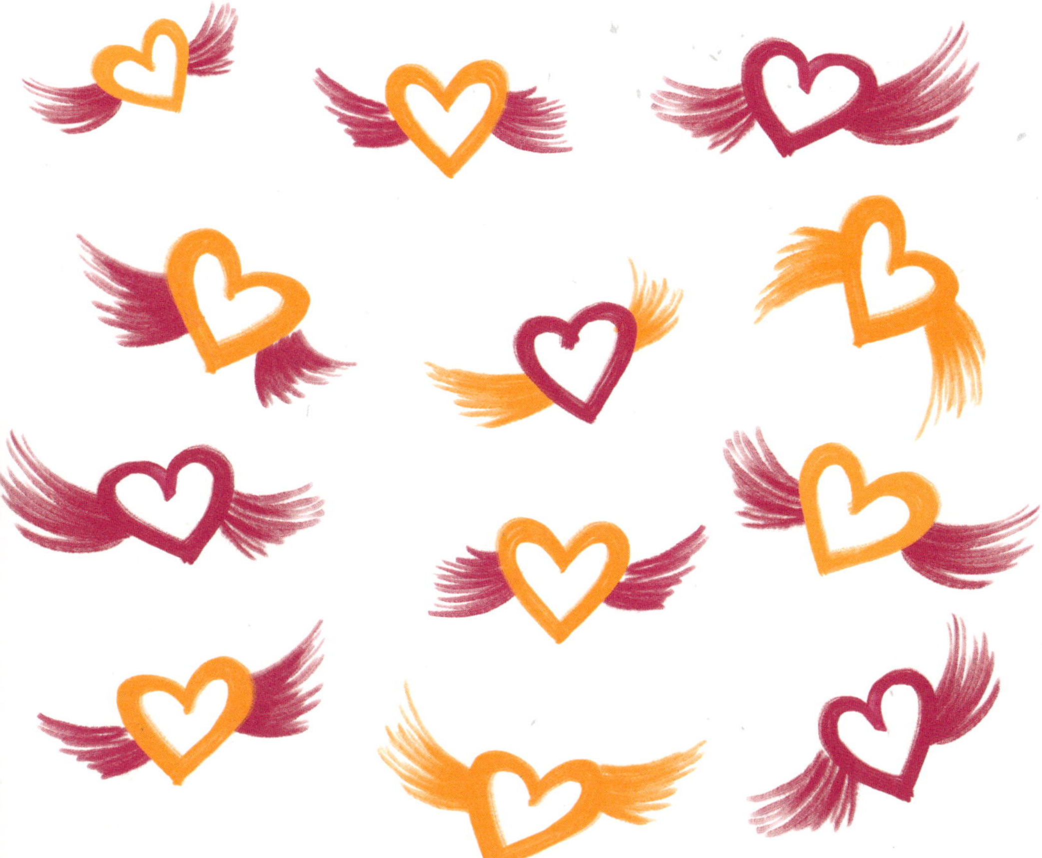

Gute Lebensqualität trotz Herzkrankheit

Eine gelungene Anpassung an die Krankheit führt auch wieder zu mehr Wohlbefinden und einer positiven Einstellung zur Zukunft.

Krankheit bedeutet für uns normalerweise etwas Körperliches. Irgendetwas am Körper ist gestört und funktioniert nicht richtig und das ist erst einmal nicht gut. Diese Funktionsstörungen können bei vielen Erkrankungen schnell besser werden, wie beispielsweise bei einem Infekt. Es können sich aber auch chronische Probleme ergeben, mit denen man sich dauerhaft herumschlagen muss und das passt oft nicht in das Bild, welches wir von uns oder von anderen haben.

Im Alltag fällt uns dabei oft etwas ganz Wichtiges auf. Da gibt es Menschen, über die wir sagen: »Der oder die macht das unheimlich toll: Ist immer gut drauf, trotz der Krankheit! Also wenn ich so was hätte, ich weiß nicht.«

Das Problem, dass verschiedene Menschen mit einer sehr ähnlichen Funktionsstörung ganz unterschiedlich umgehen, wird im sogenannten ICF-Modell der Weltgesundheitsorganisation (WHO) beleuchtet. Dieses Modell ist inhaltlich sowohl für die ärztliche Behandlung als auch für Betroffene bahnbrechend und nahezu genial. ICF bedeutet »International Classification of Functioning, Disability and Health« und beschreibt ein – sozusagen – bio-psycho-soziales Krankheitsmodell. Die Frage, ob es mir mit ein und derselben Erkrankung gut oder schlecht geht, ist von vielen sich gegenseitig verstärkenden oder abschwächenden Faktoren abhängig. Diese Faktoren können sich auf unsere Person bzw. Persönlichkeit, aber auch auf die uns in unserer Umwelt umgebenden Dinge be-

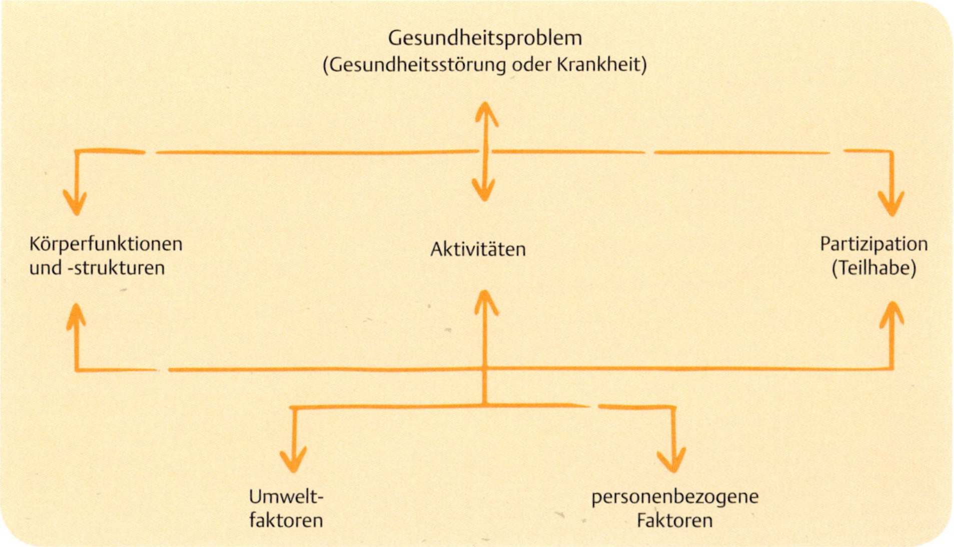

Das bio-psycho-soziale ICF-Modell mit Wechselwirkung der Komponenten (Internationale Klassifikation der Funktionsfähigkeit, Behinderung und Gesundheit ICF, Herausgegeben vom Deutschen Institut für Medizinische Dokumentation und Information (DIMDI), 2005, S. 21)

ziehen und damit die Teilhabe und Lebensqualität mitbestimmen. Eigentlich zeigt uns dieses System, wo wir überall »Hebel ansetzen« können, um das Leben mit einer Krankheit oder Funktionseinschränkung zu beeinflussen.

Merke: Nicht die Diagnose bestimmt, wie es einem geht und was man kann oder nicht kann, sondern vielmehr das, was uns im Alltag umgibt und was wir auch selbst aus dem Leben mit der Diagnose machen.

Wenn man Heilung so versteht, dass der Originalzustand aus der Zeit von vor dem Ausbruch der Erkrankung wiederhergestellt wird, so ist dies bei chronischen Erkrankungen oft nicht mehr möglich. Das bei einem Herzinfarkt abgestorbene Herzmuskelgewebe kann einem niemand mehr zurückgeben. Zum Glück hat der Körper aber die Möglichkeit zur Selbstheilung und zur Kompensation. Und unsere Psyche kann sich an neue Lebensumstände anpassen und lernen, »das Beste daraus zu machen«. Gesundheit und Krankheit sind also keine polaren Gegensätze (siehe dazu auch den Abschnitt Salutogenese im Kapitel »Stress«, Seite 108). Der Film »Ziemlich beste Freunde« zeigt sehr eindrucksvoll, wie es einem Menschen gelingt, trotz schwersster Behinderung seine Lebensqualität zurückzugewinnen. Jemand kann also eine schwere Herzinsuffizienz haben und im Laufe der Zeit lernen, die damit verbundenen Einschränkungen zu verringern und zu kompensieren sowie Lebensqualität aus neuen Quellen zu schöpfen. Eine Aufgabe von Rehabilitation ist es, Menschen zu helfen, trotz Einschränkungen bei Körperfunktionen und -strukturen Aktivität und Teilhabe am Leben zurückzugewinnen. Oft ist hierbei Hilfe erforderlich, gerade wenn es um die seelische Verarbeitung der Herzkrankheit geht. Auf den folgenden Seiten wollen wir Ihnen deshalb einige Möglichkeiten der Unterstützung vorstellen.

Das Wichtigste in Kürze

- Gerade bei chronischen Erkrankungen bestimmt die Schwere der Erkrankung nicht unbedingt die Lebensqualität.
- Das bio-psycho-soziale Modell der Internationalen Klassifikation der Gesundheitsstörungen, Behinderungen und der Gesundheit (ICF) hilft zu verstehen und zu erforschen, wie trotz Krankheit Aktivität und Teilhabe am Leben erhalten werden können.
- Ziel ist es, trotz Krankheit eine möglichst gute Lebensqualität zu haben.

Wo finde ich die richtige Unterstützung?

Benutzen Sie unseren Kompass durch den Versorgungsdschungel, um sich adäquate Hilfe zu holen. Dafür gibt es viele Möglichkeiten.

In Deutschland gibt es im Vergleich zu anderen Ländern ein sehr gut ausgebautes System der medizinischen und psychotherapeutischen Versorgung. Gerade im Psychotherapiebereich sind die Angebote aber so ausdifferenziert, dass man leicht den Überblick verliert. Wir möchten deshalb die für die Psychokardiologie wichtigen Versorgungsstrukturen kurz darstellen.

Ambulanter Bereich

Hausarzt Psychische und psychosomatische Erkrankungen sind so häufig, dass sie in der Regel vom Hausarzt behandelt werden. Seit 2003 ist daher ein 80-stündiger Kurs in psychosomatischer Grundversorgung verpflichtender Bestandteil der Facharztausbildung von Allgemeinmedizinern, Internisten und Frauenärzten. Hier werden sowohl Techniken der Gesprächsführung als auch die Vermittlung von Entspannungsverfahren gelernt. Im Rahmen der psychosomatischen Grundversorgung können diagnostische oder therapeutische Gespräche von ca. 15 Minuten Dauer im Rahmen der Sprechstunde oder auch zu eigenen Terminen angeboten werden. Gerade wenn eine psychische Reaktion auf eine Herzerkrankung früh erkannt wird, kann diese erfolgreich im Rahmen der psychosomatischen Grundversorgung behandelt werden. Die genannten Arztgruppen verfügen auch über eine Basiskompetenz im Einsatz von Psychopharmaka. Grundsätzlich ist es diesen Fachärzten auch möglich, eine Ausbildung in Psychotherapie

(Seite 157) zu machen. Sie können dann ausführlichere Psychotherapie (in der Regel 50-minütige Gespräche 1-mal pro Woche) anbieten.

Fachärzte für psychosomatische Medizin und Psychotherapie Diese haben eine fünfjährige Facharztausbildung absolviert, zu der auch ein Jahr in der Inneren Medizin dazugehört. Ihre Ausbildung umfasst sowohl Einzel- als auch Gruppentherapie und sie besitzen umfangreiche Erfahrungen in der psychotherapeutischen Arbeit mit körperlich kranken Patienten. Ebenso gehören Krisenintervention sowie Paar- und Familientherapie zur Ausbildung. Fachärzte für psychosomatische Medizin und Psychotherapie sind also optimal für die Psychokardiologie qualifiziert. Sie können ambulante Psychotherapie in vollem Umfang anbieten. Als zusätzliche Möglichkeit besteht die Weiterbildung in psychokardiologischer Grundversorgung.

Fachärzte für Psychiatrie und Psychotherapie Sie durchlaufen statt des internistischen Jahres im Rahmen ihrer Facharztausbildung ein Jahr Neurologie. Die Psychotherapieausbildung hat bei ihnen einen deutlich geringeren Umfang als in der Psychosomatik, dafür besteht mehr Kompetenz auf dem Gebiet der hirnorganischen Störung und in der medikamentösen Therapie. Fachärzte für Psychiatrie und Psychotherapie können auch Psychotherapie anbieten.

Psychologische Psychotherapeuten Im Unterschied zur den oben genannten Arztgruppen haben sie nicht Medizin, sondern Psychologie studiert und im Anschluss eine umfangreiche, dem Facharzt für psychosomatische Medizin vergleichbare psychotherapeutische Ausbildung von drei bis fünf Jahren Dauer durchlaufen und eineinhalb Jahre davon in einer Klinik gearbeitet. Sie können in vollem Umfang das von Ihnen erlernte Psychotherapieverfahren anbieten. Kernkompetenz ist die Psychotherapie z. B. von depressiven Erkrankungen und Angststörungen. Im Gegensatz zu Ärzten können sie keine Medikamente verordnen und auch nicht krankschreiben. Erfahrungen mit körperlichen Erkrankungen gehören nicht zur Ausbildung, viele psychologische Psychotherapeuten haben diese aber im Rahmen ihrer Arbeit erworben und immer mehr bilden sich auch in psychokardiologischer Grundversorgung weiter.

Krankenhausbehandlung

Psychosomatische Krankenhausabteilungen und Fachkrankenhäuser Manchmal geht es einem Patienten so schlecht, dass ambulante Therapie nicht mehr ausreicht. Ein stationärer Aufenthalt kann auch sinnvoll sein, wenn zunächst eine diagnostische Abklärung erforderlich ist. In Universitätskliniken und großen Krankenhäusern gibt es einen psychosomatischen Konsiliardienst. Hier betreuen

Ärzte und Therapeuten aus der Psychosomatik Patienten aus anderen Abteilungen (wie der Kardiologie) mit, wenn eine zusätzliche Problematik in diesem Bereich besteht. Wenn die psychische Problematik überwiegt, kann ein Wechsel auf die psychosomatische Station sinnvoll sein. Die meisten psychosomatischen Abteilungen und Krankenhäuser können psychokardiologische Probleme mitbehandeln. Einige, wie z. B. die Psychosomatik-Abteilungen der Universitätskliniken in Göttingen und in Köln, haben einen Schwerpunkt auf diesem Gebiet. Im Zentrum der Behandlung steht intensive Einzel- und Gruppenpsychotherapie. Hinzu kommen Kunsttherapien und Bewegungstherapie. Der Zugang erfolgt über eine Krankenhauseinweisung durch den behandelnden niedergelassenen Arzt. In einigen Fällen kann ein ambulantes Vorgespräch sinnvoll sein. Die Aufenthaltsdauer wird individuell gestaltet, auch längere stationäre Therapien von sechs Wochen und mehr sind möglich.

Psychiatrische Kliniken In einer Krisensituation wie einer schweren depressiven Episode mit Suizidgefahr kann ein Aufenthalt in einer psychiatrischen Klinik sinnvoll und notwendig sein. Die Aufnahme erfolgt in der Regel in der Klinik, die für den entsprechenden Wohnort zuständig ist. Psychiatrische Kliniken können eine schnelle Aufnahme mit Notfallbehandlung gewährleisten. Die Behandlung besteht sowohl aus medikamentöser Therapie als auch aus Psychotherapie.

Rehabilitation

Rehabilitationskliniken arbeiten in Deutschland nach einem bio-psycho-sozialen Konzept. Insofern ist immer eine psychologische Mitbetreuung möglich, je nach Konzept der Klinik unterscheidet sich aber der Umfang. Rehabilitation ist vor allem darauf ausgerichtet, wieder die Aktivität und die Teilhabe am Arbeitsleben oder am gesellschaftlichen Leben zu ermöglichen. Sie ist also auf die Bewältigung von chronischen Erkrankungen spezialisiert. Bei allen berufstätigen Patienten steht am Ende der Rehabilitation eine sozialmedizinische Leistungsbeurteilung. Diese bietet die Möglichkeit, bei entsprechendem Bedarf berufsfördernde Maßnahmen zur Rückkehr an den Arbeitsplatz nach längerer Arbeitsunfähigkeit einzuleiten. Wenn der bisherige Beruf aus gesundheitlichen Gründen nicht mehr ausgeübt werden kann, können in der Rehabilitationsklinik die Weichen für eine berufliche Neuorientierung (z. B. Umschulung) gestellt werden. Wenn in der Rehabilitation festgestellt wird, dass eine Berufstätigkeit für längere Zeit nicht mehr möglich ist, so können auch die Weichen für eine Erwerbsminderungsrente gestellt werden.

Für die Psychokardiologie sind folgende Rehakonzepte von Bedeutung.

Kardiologische Rehabilitation Sie dauert in der Regel drei Wochen (mit Verlängerungsmöglichkeit) und wird oft als Anschlussheilbehandlung nach einem Herzinfarkt, einer Stent-Implantation oder einer Herzoperation durchgeführt. Im Zentrum stehen intensive Bewegungstherapie sowie die ärztliche Betreuung. Psychologische Mitbehandlung ist möglich, allerdings sieht der Stellenplan nur einen Psychologen für etwa 80 Patienten vor und dieser braucht auch keine spezielle Psychotherapieausbildung. Trotzdem ist die kardiologische Rehabilitation sehr effektiv darin, depressive Verstimmungen und Ängste nach einem kardialen Ereignis zu behandeln. Die sehr ausführliche Information und Patientenschulung (für die im Krankenhaus oft keine Zeit ist) sowie die Verbesserung der körperlichen Fitness im Rahmen der Bewegungstherapie helfen sehr wirkungsvoll dabei, wieder Sicherheit im Umgang mit der Erkrankung und dem eigenen Herzen zu gewinnen.

Verhaltensmedizinisch orientierte Rehabilitation Auch diese wird in spezialisierten kardiologischen Rehabilitationskliniken durchgeführt. Im Zentrum steht die kardiologische Rehabilitation. Hinzu kommen psychotherapeutische Mitbehandlung durch psychologische Psychotherapeuten als Gruppentherapie sowie eine intensive Sport- und Bewegungstherapie, die ebenfalls in geschlossenen Gruppen durchgeführt wird. Diese Art der Rehabilitation dauert in der Regel vier Wochen und es steht ein psychologischer Psychotherapeut für 20–25 Patienten zur Verfügung.

Psychokardiologische Rehabilitation

Ebenso wie die psychosomatische Rehabilitation dauert diese fünf Wochen (mit Verlängerungsmöglichkeit). Sie wird in Rehakliniken durchgeführt, die sowohl über eine kardiologische als auch eine psychosomatische Abteilung verfügen. Die Patienten werden von beiden Abteilungen betreut. Es gibt einen ärztlichen oder psychologischen Psychotherapeuten für 10–15 Patienten. Psychotherapie gehört (als Einzel- und Gruppenbehandlung) ebenso wie intensive, kardiologisch überwachte Bewegungstherapie und, je nach Indikation, Ergotherapie oder künstlerische Therapie zum Behandlungsprogramm dazu. Sie ist für Patienten geeignet, die sowohl eine rehabedürftige psychische als auch eine kardiologische Erkrankung haben. Dieser hohe Versorgungsstandard wird bisher nur an wenigen Kliniken angeboten, aufgrund des hohen Bedarfs ist aber damit zu rechnen, dass in den nächsten Jahren weitere Rehakliniken mit psychokardiologischem Angebot dazukommen werden.

Psychosomatische Rehabilitation Sie dauert ebenfalls ca. fünf Wochen und die psychotherapeutische Betreuung ist genauso intensiv wie in der psychokardiologischen Rehabilitation. Allerdings fehlt hier die intensive kardiologische Mitbetreuung. Trotzdem kann psychosomatische Rehabilitation effektiv sein für Patienten, bei denen die Depression oder eine Angststörung oder eine posttraumatische Belastungsstörung klar im Vordergrund steht und die Herzerkrankung bereits effektiv behandelt ist und gegenwärtig wenig Probleme macht. Für Patienten mit psychosomatischen Herzbeschwerden ohne organische Herzerkrankung (z.B. Panikstörung oder Herzängste bei Herzgesunden) ist die psychosomatische Rehabilitation die geeignete Rehaform.

Bewilligung Die Rehabilitation wird von Ihnen selbst beim zuständigen Kostenträger beantragt. Bei allen Menschen im berufstätigen Alter ist dies die Rentenversicherung, ansonsten ist die Krankenkasse zuständig. Ihr behandelnder Arzt schreibt hierzu einen Befundbericht. Wenn Sie sowohl in kardiologischer als auch in psychosomatischer oder psychotherapeutischer Behandlung sind, sollten Sie zwei Befundberichte mitschicken.

Ihre Behandler können im Befundbericht im Feld »Bemerkungen« angeben, welche Rehabilitationsform sie für geeignet halten. Eine psychokardiologische oder eine verhaltensmedizinisch orientierte Rehabilitation ist nur sinnvoll, wenn sowohl eine Herzerkrankung als auch eine psychische Erkrankung besteht. Dies sollte daher im Befundbericht durch die Angabe entsprechender Diagnosen mit ICD-10-Schlüssel klar dokumentiert sein. Als Patient haben Sie bei der Auswahl der Klinik ein Wunsch- und Wahlrecht, das vom Kostenträger berücksichtigt werden muss. Bei der Deutschen Rentenversicherung werden Sie bei der Antragstellung nach Wunschkliniken gefragt, bei anderen Kostenträgern müssen Sie dies teilweise in einem eigenen Schreiben angeben. Zuverlässige Informationen über Kliniken finden Sie auf der Seite der DRV www.meine-rehabilitation.de. Hier ist Psychokardiologie allerdings noch nicht als Suchbegriff hinterlegt. Psychokardiologisch ausgewiesene Rehakliniken finden Sie auf der Seite www.psychokardiologie.org.

Das Wichtigste in Kürze

- Rehabilitation ist darauf ausgerichtet, die Aktivität und die Teilhabe am Arbeitsleben oder am gesellschaftlichen Leben zu verbessern oder wieder zu ermöglichen.
- Bei der Kombination von Herzerkrankung und seelischer Erkrankung sind vor allem eine verhaltensmedizinisch orientierte oder eine psychokardiologische Rehabilitation sinnvoll.

Sind Glücksmomente gut für das Herz?

Beiträge der positiven Psychologie für die Herzgesundheit. Für die Anregung zu diesem Kapitel danken wir Dr. med. Stefan Waller – alias Dr. Heart, der mit seinem Herz-Coaching und seinen Erklärvideos viel zur Herzgesundheit beiträgt.

In der Psychotherapie ist es bisher meistens das Ziel, sich aus negativen Emotionen wie z. B. Ängsten oder Depressionen zu befreien oder ein Trauma zu bewältigen. Dies ist sicherlich ein wichtiger Ansatz und trägt – wenn er gelingt – sowohl zur Lebensqualität als auch zur Herzgesundheit bei. In den letzten Jahren kam aber zunehmend die Frage auf, ob es nicht zusätzlich hilfreich sein kann, zu verstehen, wie Glück und Wohlbefinden entstehen und wie sie gesteigert werden können. Dies ist der Ansatz der positiven Psychologie. Hier geht es nicht darum, Leiden zu verringern, sondern darum, aktiv positive Gefühle und Erlebnisse zu erzeugen. Positive Psychologie richtet sich nicht auf ein Krankheitsbild, sondern will allen Menschen unabhängig von bestimmten Diagnosen neue Möglichkeiten aufzeigen. Einen frühen Ansatz in dieser Richtung haben wir bereits im Kapitel Stressbewältigung (S. 117) beschrieben: das Salutogenese-Konzept von Aaron Antonovsky.

Lachen ist tatsächlich gesund

Inzwischen haben sich Forscherinnen und Forscher aber auch mit der Frage auseinandergesetzt, ob bereits kurzfristige Glücksmomente oder sogar Lachen dem Herzen guttun. So konnten Forscher bei gesunden Probanden feststellen, dass sich die Herzfrequenz während des Lachens kurzfristig um fast 8 Schläge pro Minute senkte. Nach dem Lachen stieg sie zwar wieder an, blieb aber etwa 3 Schläge unter dem Ausgangsniveau. Gleichzeitig verbesserte sich die Herzratenvariabilität (S. 49). Beides sind Zeichen für eine bessere Balance des vegetativen Nervensystems. Auch Atmung und Immunsystem wurden durch das Lachen positiv beeinflusst. Eine Studie an 21.000 Japanerinnen und Japanern zeigte: wer häufiger lacht, hat seltener einen Herzinfarkt oder einen Schlaganfall. Und in einer Studie mit 35 Patienten mit schwer fortgeschrittener Herzinsuffizienz gelang es mit einem Humortraining, das Stresshormon Cortisol und die Depressivität abzusenken. Außerdem ist anzunehmen, dass Patienten und Wissenschaftler bei dieser Untersuchung viel Spaß hatten!

Offensichtlich löst das Lachen selbst in unserem Körper bereits eine Veränderung aus. Das erscheint uns zunächst widersinnig, weil wir denken, das Gefühl wäre das echte, zu Grunde liegende und das Lachen nur eine Widerspiegelung. Diese Sicht verkennt jedoch, wie eng Körper und Seele zusammenhängen. Unser Gehirn spürt immer auch im Körper nach und die Signale, die es über unseren Körperzustand, unseren Ausdruck und unsere Körperhaltung erhält, prägen unsere Empfindung wesentlich mit. Wir können uns also tatsächlich auch freuen, weil wir lachen. Die Abbildung zeigt diese Wechselwirkung.

Deshalb ist es zum Beispiel auch wichtig, auf seine Körperhaltung zu achten, wenn man selbstbewusst auftreten will. Es ist also durchaus sinnvoll, mit dem Lachen anzufangen, auch wenn man mal nichts zu lachen hat. Das »Lachyoga« macht sich zum Beispiel diesen Effekt zu Nutze und auch Bewegungstherapie kann über die Arbeit an unserer Körperhaltung unsere Stimmung nachhaltig verbessern.

Natürlich hat dieser Weg auch seine Grenzen. Wenn man gerade wirklich traurig oder sogar verzweifelt ist, bringt es nichts, sich zum Lachen zu zwingen. Aber gerade, wenn die Stimmung »auf der Kippe« ist,

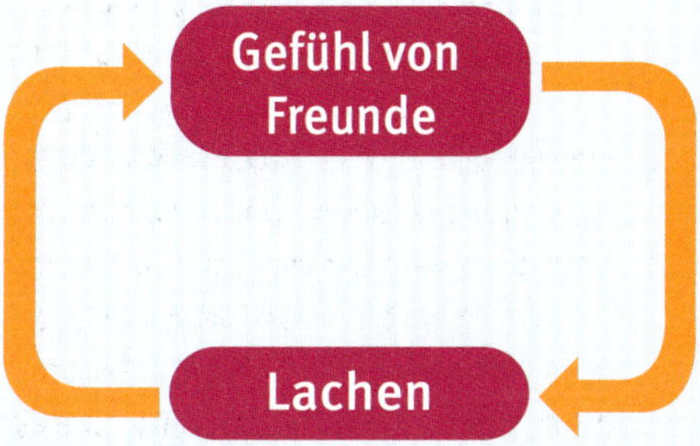

kann es helfen, zu lächeln oder an etwas Lustiges zu denken, anstatt in eine negative Grübelspirale abzutauchen. Wichtig ist die Erkenntnis, dass wir unseren Emotionen nicht hilflos ausgeliefert sind, sondern diese – in Grenzen – gezielt beeinflussen können. In unserer Klinik gibt es das Motto »Wem es schlecht geht, der sollte es sich wenigstens gutgehen lassen!« Denn leider vergessen wir wenn wir uns schlecht fühlen oft, für uns selbst zu sorgen – was uns leider weiter in die Abwärtsspirale bringt (siehe Kapitel Depression auf Seite 56). Und hier können wir bewusst gegensteuern, indem wir uns selbst eine kleine Freude machen.

Die Bedeutung von Werten und Tugenden

Positive Psychologie geht aber über diesen eher kurzfristigen Zusammenhang zwischen Körper und Emotionen hinaus. Die Positive Psychologie nimmt auch langfristig unsere Ressourcen und die Förderung von Wohlbefinden in den Blick. Ziel ist eine Grundhaltung, bei der sechs Tugenden eine besondere Rolle spielen:

Weisheit und Wissen (kognitive Stärken): Kreativität, Neugier, Aufgeschlossenheit, Lernfreude, Perspektive

Courage (emotionale Stärken): Tapferkeit, Beharrlichkeit, Integrität, Vitalität

Menschlichkeit (interpersonale Stärken): Liebe, Freundlichkeit, soziale Intelligenz

Gerechtigkeit (zivile Stärken): soziale Verantwortung, Fairness, Führungsstärke

Mäßigung (Stärken, die gegen Exzesse schützen): Vergeben und Mitleid, Demut und Bescheidenheit, Besonnenheit, Selbstregulation

Transzendenz (spirituelle Stärken, die mit Bedeutsamkeit zu tun haben): Wertschätzung von Schönheit und Exzellenz, Dankbarkeit, Hoffnung, Humor, Spiritualität.

Tatsächlich helfen uns diese Tugenden, ein glücklicheres und ausgeglicheneres Leben zu führen. Ob sie auch gezielt der Herzgesundheit nutzen, wird gerade mit zunehmender Intensität erforscht. Natürlich lassen sich diese Tugenden nicht in einem Wochenend-Workshop erlernen, sondern es geht eher um eine Grundhaltung, die wir im Laufe unseres Lebens immer mehr vervollkommnen können. Und sie geben uns einen Kompass, der uns in schwierigen Zeiten hilft, die Orientierung in unserem Leben zu behalten.

Wichtig ist, positive Psychologie und »klassische«, auf die Bewältigung von Krankheiten abzielende Psychotherapie nicht gegeneinander zu stellen. Es geht hier nicht um richtig oder falsch, sondern um zwei Sichtweisen, die sich gegenseitig ergänzen können. Positive Psychologie bietet uns hier zwei Chancen:

- Sie kann außerhalb von Psychotherapie auch Menschen ohne psychische Erkrankung helfen, ein glücklicheres, ausgeglicheneres und damit auch gesünderes Leben zu führen.
- Sie kann die konventionelle Psychotherapie effektiver und nachhaltiger machen, wenn nicht nur auf das »Wegmachen« von Symptomen abgezielt wird, sondern auch Strategien erlernt werden, die zu mehr Gelassenheit und Wohlbefinden führen.

Solche Ansätze werden auch schon erfolgreich angewendet, vor allem in der Verhaltenstherapie. So kann z. B. die aus der Verhaltenstherapie entwickelte Weisheitstherapie helfen, eine tiefsitzende Verbitterung nach einem kränkenden Lebensereignis zu überwinden. Die Akzeptanz- und Commitment-Therapie (ACT), die sich gerade zur Unterstützung der Bewältigung körperlicher Erkrankungen bewährt hat, zielt darauf ab, die vorhandenen gesundheitlichen Einschränkungen zu akzeptieren, anstatt weiter vergeblich dagegen anzukämpfen. Die hierdurch freiwerdende Energie soll dann darauf verwendet werden, positive Lebensziele zu erreichen und die eigenen Werte zu verwirklichen.

Optimismus schützt das Herz

Eine große Studie an über 230.000 Erwachsenen aller Altersgruppen konnte eindrucksvoll zeigen, dass Optimisten gegenüber Pessimisten ein um etwa 35 % geringeres Herz-Kreislaufrisiko haben, auch die Gesamt-Sterblichkeit lag um 14 % niedriger. Außerdem hatten sie erwartungsgemäß eine bessere Lebensqualität. Dieses Ergebnis mag alle überraschen, die Optimisten für naiv und gutgläubig halten. Tatsächlich haben die Optimisten aber recht! Zumindest bei Herz-Kreislauferkrankungen... Möglicherweise geht es hier auch um eine selbsterfüllende Prophezeiung: wenn ich ständig schwarzmale, setzt mich das natürlich unter Stress, was Herz und Gefäße belastet und gefährdet.

Was fangen wir aber mit dieser Erkenntnis an? Wenn Optimismus und Pessimismus festgelegte Charaktereigenschaften wären, die schon in den Genen liegen oder uns sehr früh im Leben vermittelt werden, ohne dass sie sich später noch ändern ließen, ließe sich hieraus leider nicht viel Praktisches ableiten.

Tatsächlich ist unser Handlungsspielraum aber größer. Auch wenn sich unser Grundcharakter schwer verändern lässt, können wir uns doch immer wieder reflektieren und damit anfangen, pessimistische Grundannahmen und Schlussfolgerungen öfter einmal infrage zu stellen. Positive Psychologie kann hierbei helfen. Oft helfen schon kleine Veränderungen, um unser gesundheitliches Risiko zu reduzieren. Als zusätzliche Belohnung winkt, dass das Leben mit einer optimistischeren Grundhaltung einfach mehr Spaß macht!

Vielen Menschen ist aber durch eine Depression oder einen schwierigen, von Traumatisierung und Vernachlässigung geprägten Start ins Leben der Weg zu einer optimistischen Sichtweise erst einmal verstellt. Natürlich ist es schwierig, optimistisch zu sein, wenn die bisherige Lebenserfahrung einen etwas ganz anderes gelehrt hat. Hier zeigt sich, dass man aus der positiven Psychologie auch kein Dogma machen darf. Diesen Menschen einfach nur zu sagen »Sieh es doch mal positiv!« wäre unangemessen und verletzend. Hier kommt wieder die »konventionelle« Psychotherapie ins Spiel. Wenn Sie unter lang anhaltenden Depressionen oder den Folgen einer belastenden Lebensgeschichte oder später eingetretenen Traumata leiden, kann Ihnen diese helfen, aus der Depression herauszufinden und Traumatisierungen zu überwinden. Danach steht auch Ihnen die Sicht zu einer positiveren Lebensweise wieder offen. Auch hier zeigt sich, dass beide Methoden eben nicht gegeneinander stehen, sondern sich ergänzen.

Das Gespräch mit dem Arzt

Da Worte ebenso verletzen wie heilen können, ist es nicht nur wichtig, einen Arzt zu finden, der zu einem passt, sondern auch, als Patient selbst klar zu kommunizieren.

Fallbeispiel

Felix L.

» *Der Tag war ganz normal angelaufen. Ein hektischer Morgen mit winterlicher Kälte. Ich hatte es eilig. Nur noch Zeit für den Coffee to go. Die plötzlich einsetzenden Schmerzen im Brustkorb waren kurz beunruhigend, wurden dann aber besser. Als das dann aber mit viel stärkerer Kraft erneut auftrat, fühlte sich das für mich an wie ein Herzinfarkt oder so, wie man sich das eben vorstellt. Meine Partnerin wollte die 112 rufen und ich weiß noch, dass ich sie dringend davon abhalten wollte, weil ich auf der Arbeit wichtige Termine hatte. Nach einer halben Stunde ließ sie sich aber nicht mehr davon abbringen. Es ging dann alles rasend schnell. Die Einweisung in die Klinik mit dem Notarzt, die schummrige Wirkung eines beruhigenden Medikamentes. Die Schmerzen waren aber immer noch da. In der Klinik wurde ich direkt in das Herzkatheterlabor gebracht. Dort wurde bei mir mit einem Stent ein verschlossenes Herzkranzgefäß wieder eröffnet. Der Arzt im Herzkatheterlabor sagte, dass jetzt alles wieder super sei. Die Beschwerden waren wirklich besser. Er klopfte mir auf die Schulter und sagte gut gelaunt: »Mensch, da sind Sie dem Tod ja soeben noch von der Schippe gesprungen!«*

»Wie bitte?«, wollte ich noch fragen. Ich war müde und schockiert. Dann die Intensivstation. Entlassung drei Tage später, ohne zu wissen, wie es denn jetzt weitergeht. »Das sagen die in der Reha Ihnen!«, war die Antwort vor der Entlassung. Die Reha begann einige Tage später, die Zeit zu Hause war total übel. Ich habe mich nicht getraut, irgendwas zu machen. In der Reha wurde mir das alles ganz gut erklärt. Ich habe das aber wie im Nebel erlebt. Ich weiß jetzt, dass ich was ändern muss. In der ärztlichen Behandlung, in der Ernährungsberatung und der Therapie sprachen alle immer nur von »MÜSSEN!!« »Sie müssen dies und Sie müssen das. Nicht mehr rauchen, kein Zucker, kein Fett, mehr bewegen, mindestens viermal in der Woche.« Wie sollte das bei meinem Beruf gehen?

Ich schaffe das einfach nicht. Es sind doch jetzt Monate vergangen. Gut, ich habe keine Schmerzen mehr. Manchmal tut es neben dem Brustbein weh, sticht, drückt ein bisschen, geht aber schnell wieder weg. Wieder das Herz? Der nächste Termin beim Kardiologen ist doch erst in sechs Wochen. Was mache ich denn jetzt? Es geht mir einfach nicht gut. Freude, Spaß, Genuss – alles Fremdwörter. Immer die Angst, es könnte doch wieder was sein! Immer wieder diese Situationen, Geräusche, Wörter, Sätze … »dem Tod von der Schippe gesprungen«. »Ooh!« sagte der Arzt beim Herzkatheter, ich höre es noch deutlich. Dieses Geräusch von der Trage, als ich in den Notarztwagen geschoben wurde. Das Piepen des Monitors bei jedem Herzschlag, das Radfahren in der Reha. Der Hausarzt hat mir schon Psychopharmaka geben wollen. Es ist auch immer Angst da. Kann das Herz denn Belastung überhaupt vertragen, bei der Arbeit, im Alltag, bei Reisen und »im Bett«? Vielleicht einfach warten, aber die Zeit heilt eben auch nicht alles.

Auf Nachfrage berichtete der Kardiologe im Herzkatheterlabor, der die Behandlung bei unserem Patienten durchgeführt hat: »Wieso? Das war doch alles reine Routine. Ich war etwas genervt, da ich eigentlich fast schon Feierabend hatte. Der Notarzt hatte den Herzinfarkt ja schon festgestellt. Dann gibt es halt einen klaren Ablauf. Wir schauen nach. Hier war es ein eindeutig frisch verschlossenes Herzkranzgefäß, das ich mit Einsetzen eines Stents wieder eröffnen konnte. Der Patient war doch schnell hier und der Herzmuskel hat gar keinen Schaden genommen. Ja klar, Medikamente zum Schutz sind jetzt notwendig. Der kann aber doch alles wieder machen, sollte aber vielleicht mal ein paar Dinge än-

Weiß Dr. Google alles besser?

Die Wirkungen und Nebenwirkungen des Internets bei der Recherche von gesundheitlichen Symptomen können Fluch oder Segen sein. Verlassen Sie sich nicht nur darauf.

Viele Menschen neigen heute dazu, zunächst im Internet nachzuschauen, wenn sie ein körperliches Symptom spüren. Theoretisch steht Ihnen, sobald sie online sind, tatsächlich das medizinische Wissen der ganzen Welt zur Verfügung. Dieses Wissen kann aber kein Medizinstudium oder eine fundierte Ausbildung in einem Gesundheitsfachberuf ersetzen. Es geht ja nicht nur darum, alle Fakten zur Verfügung zu haben, sondern diese auch richtig einzusortieren und zu interpretieren. Zu viel Information kann auch verwirren und Sie von der Lösung des Problems weiter wegbringen. Nicht zu Unrecht wird in diesem Zusammenhang auch von »Information Overkill« gesprochen.

Wenn Sie ein Suchwort wie »Herzbeschwerden« oder »Herzinfarkt« eingeben, kommen Sie in den gängigen Suchmaschinen auf Hunderttausende von Treffern. Es ist quasi unmöglich, aus dieser Fülle von Informationen herauszufiltern, was für Sie zutreffend und relevant ist. Hinzu kommt, dass die Gestaltung einer Website keine Aussage über die Zuverlässigkeit ihres Inhaltes zulässt. Hinter einer gut gestalteten Seite kann sich ein unseriöses oder nur von kommerziellen Motiven geleitetes Angebot verbergen.

Wir raten Ihnen daher, bei unklaren Körperbeschwerden nicht das Internet, sondern auch Ihren Arzt zurate zu ziehen. Wenn Sie unter herzbezogenen Ängsten leiden, ist es eher nicht ratsam, jede Aussage des Arztes im Internet zu überprüfen. Sie finden im Netz zu quasi jeder Aussage eine Website, die diese bestätigt – auch wenn es sich dabei um den größten Unsinn handelt. Eine ungefilterte und ausführliche Suche im Internet ist also der wirksamste Weg, sich zu verunsichern!

Wenn Sie sich in Ruhe über ihre Herzkrankheit oder Krankheiten und Möglichkeiten zur Vorbeugung allgemein informieren möchten, ist das Internet natürlich eine gute Sache. Allerdings sollten Sie sich genau überlegen, wo Sie nachschauen. Es gibt Seiten, deren Inhalte solide recherchiert und weitgehend frei von kommerziellen Interessen sind. Hierzu gehört auch Wikipedia.

Wir möchten Ihnen darüber hinaus drei Beispiele nennen, die wir für empfehlenswert halten:

- **www.herzstiftung.de**
  Die Internetseite der Deutschen Herzstiftung – einer gemeinnützigen Organisation – bietet sehr viele in gut verständlicher Sprache abgefasste Broschüren und Informationsmaterialien, die medizinisch solide recherchiert sind.
- **www.leitlinien.net**
  Auf dieser Seite haben Sie einen direkten und offenen Zugang zu allen medizinischen Leitlinien, an denen sich Ärztinnen und Ärzte heute orientieren sollen. In diesen Leitlinien wird das weltweit verfügbare medizinische Wissen regelmäßig zusammengefasst und praxisnah aufbereitet. Für die häufigsten Krankheitsbilder gibt es in einer verständlichen Sprache abgefasste Patientenversionen. Im Sinne maximaler Transparenz haben Sie aber auch Zugang zu allen Zusammenfassungen der Leitlinie einschließlich der Dokumentation über deren Zustandekommen.
- **www.psychokardiologie.org**
  Das ist eine Seite der Abteilung Psychosomatische Medizin am Universitätsklinikum Göttingen – einem Ursprungsort der Psychokardiologie in Deutschland. Sie finden hier sowohl aktuelle Informationen als auch Adresslisten mit Kliniken und entsprechend weitergebildeten Ärzten in Sachen Psychokardiologie.

dern. Ich erinnere mich nur, dass das alles total normal verlief und keine Komplikationen auftraten. Wir konnten den Patienten schnell entlassen. Es ist doch toll, heute etwas tun zu können. Das mit ›dem Tod von der Schippe‹ habe ich doch nur gesagt, um den Patienten zu motivieren.«

Diese Fallgeschichte zeigt, was alles schiefgehen kann, obwohl es eigentlich alle doch nur gut gemeint haben. Der Arzt im Herzkatheterlabor wollte dem Patienten sicherlich nicht schaden – mit seiner perfekt durchgeführten Intervention über den Herzkatheter hatte er ihm ja sogar vor einem größeren Schaden bewahrt oder vielleicht sogar das Leben gerettet. Trotzdem hat er ihn mit einer unbedachten Formulierung verletzt und seine Lebensqualität für einige Monate deutlich verschlechtert. Das Problem entstand zunächst daraus, dass Arzt und Patient in völlig verschiedenen Welten lebten: Für den Patienten war es eine absolute Ausnahmesituation, denn sein Leben war bedroht – das war ihm auch ohne die Aussage des Arztes klar. Er hatte Angst und fürchtete, den Boden unter den Füßen zu verlieren.

Für den Arzt war alles reine Routine. »Der Fall« war für ihn sogar eher dankbar: ein großes verschlossenes Gefäß, das sich gut wieder öffnen ließ – der Herzmuskel war noch nicht endgültig geschädigt und der Herzrhythmus war noch stabil. Der Kardiologe befand sich offensichtlich in seiner Komfortzone. Für ihn ein Eingriff, wie er jeden Tag mehrere machte.

Auch in der Reha-Klinik fehlte es nicht an gutem Willen. Das Team dort versuchte, den Patienten zu einer Verhaltensänderung zu motivieren, was sicherlich in die richtige Richtung gehen sollte. Leider führten aber zu viel Druck und zu viele Vorschläge auf einmal dazu, dass der Patient sich überfordert fühlte und völlig blockierte.

Gute Kommunikation gelingt eben nicht selbstverständlich, gerade in solchen Situationen, wenn das Erleben von Arzt und Patient so weit auseinanderliegen. Genau wie eine gute Katheter-Intervention muss gute Kommunikation gelernt und geübt werden. Worte sind wie ein Skalpell – sie können ebenso heilende wie verletzende Wirkung haben und ihr Einsatz muss gut überlegt sein. Dies gilt gerade für solche Extremsituationen wie das Herzkatheterlabor, in denen Patienten jedes Wort und jede Szene genau in Erinnerung behalten.

Gute Kommunikation lässt sich lernen

Die gute Nachricht ist, dass die Bedeutung der Arzt-Patient-Kommunikation zunehmend erkannt und in der medizinischen Aus-, Fort- und Weiterbildung berücksichtigt wird. Im Medizinstudium ist Kommunikation und Gesprächsführung inzwischen ein Pflichtfach und viele Universitäten bieten qualitativ hochwertige Kurse an, in denen die Studierenden auch schwierige Situationen in der Gesprächsführung an Schauspielpatienten üben können. In die Facharztausbildung Kardiologie wurde gerade ein 24-stündiger Kurs in Psychosomatischer Grundkompetenz und Gesprächsführung eingeführt. Allerdings wird es noch etwas dauern, bis diese Initiativen die Versorgungslandschaft vollständig durchdrungen haben werden. Noch gibt es leider viele Ärztinnen und Ärzte ohne eine solche Ausbildung.

Welche Rahmenbedingungen braucht Psychokardiologie?

Psychokardiologie bemüht sich um eine ganzheitliche Betrachtung des Menschen. Dem stehen Bestrebungen gegenüber, Kliniken gewinnorientiert und arbeitsteilig wie Industriebetriebe zu organisieren. Giovanni Maio, der an der Universität Freiburg Professor für Medizinethik ist, weist in seinen sehr lesenswerten Büchern immer wieder darauf hin, dass die Gefahr besteht, dass der Markt die Heilkunst abschafft. Mit der Zeit, die Ärzte, Krankenpfleger, Bewegungstherapeuten und viele andere, die in Gesundheitsberufen arbeiten, mit ihren Patienten verbringen, lässt sich am wenigsten Geld verdienen. Deswegen sind immer mehr Ressourcen in den Einsatz von Geräten und Medikamenten umgeleitet worden, auch wenn damit nicht immer mehr Gesundheit verbunden war. Ob sich unser Gesundheitswesen in Richtung Gewinnsteigerung oder in Richtung einer effektiven, ganzheitlichen und menschlichen Medizin entwickeln soll, ist eine politische Entscheidung. Wir alle sind dafür verantwortlich!

Für gute Kommunikation braucht es Zeit und Raum

Leider sind die Bedingungen im Gesundheitswesen heute so, dass gute Kommunikation unnötig erschwert wird. Dies zeigt sich z. B. daran, dass Kliniken ähnlich wie ein Automobilwerk mit einem Fließband organisiert worden sind. Der Patient wird z. B. in der Herzchirurgie häufig auf der Aufnahmestation aufgenommen, von dort in den Operationssaal verlegt, sodann folgt die Intensivstation und dann die Wachstation und nach zwei oder drei weiteren Tagen auf einer Normalstation geht es in die Reha-Klinik. Vor 20 Jahren war es noch so, dass der Patient nach der Operation und der Zeit auf der Intensivstation auf seine alte Station zurückverlegt und während der ganzen Zeit vom selben Stationsarzt betreut wurde. Aufnahmegespräch,

Aufklärungsgespräch, die Visiten dazwischen und das Entlassungsgespräch lagen oft in einer Hand und es konnte eine stabile Arzt-Patient-Beziehung entstehen. Dies ist heute aus organisatorischen Gründen oft nicht mehr möglich.
Ein weiteres Problem ist der fehlende Raum. Früher war es üblich, dass sich ein oder zwei Ärzte ein Arztzimmer teilten. Es war also problemlos möglich, den Patienten und möglicherweise auch seine Angehörigen zu einem Gespräch unter vier oder sechs Augen ins Arztzimmer zu holen. Heute gleichen die Arztzimmer eher Großraumbüros und stehen für ruhige Gespräche nicht mehr zur Verfügung. Nicht selten müssen auch wichtige und persönliche Gespräche deshalb im Patientenzimmer in Anwesenheit von Mitpatienten und schlimmstenfalls noch deren Besuchern geführt werden.
In Zukunft müssen wir Krankenhäuser und Arztpraxen also so gestalten und organisieren, dass für das Gespräch mit dem Patienten wieder Zeit und Raum bleibt. Gerade interdisziplinäres Arbeiten wie in der Psychokardiologie ist auf solche Rahmenbedingungen angewiesen.

Arzt-Patient-Beziehung

Für Patienten mit einer chronischen Krankheit – egal ob es sich dabei um eine psychische oder eine körperliche Erkrankung handelt – ist die stabile und vertrauensvolle Beziehung zu einem Arzt, der einen möglichst lange kennt und begleitet, besonders wichtig. Dies ist zunächst einmal der Hausarzt. Gerade wenn man bei mehreren Fachärzten in Behandlung ist, braucht es den Hausarzt, bei dem alle Fäden zusammenlaufen und der einem als Lotse durch die Untiefen des Versorgungssystems zur Verfügung steht. Beim Hausarzt sollten alle Befunde gesammelt vorliegen und er kann am besten überblicken, wann es sinnvoll ist, weitere Fachärzte hinzuzuziehen.

Optimal ist es natürlich, wenn man zusätzlich einen Kardiologen hat, der sich Zeit nimmt, um die Befunde am Herzen zu erklären und die weitere Behandlung gemeinsam abzusprechen. Den meisten Patienten ist es dabei wichtig, dass ihnen erklärt wird, was sie selbst tun können, um ihre gesundheitliche Situation zu verbessern. Immer mehr Kardiologen haben inzwischen auch eine Zusatzqualifikation in Psychokardiologie. Dies ist allerdings keine offizielle Zusatzbezeichnung, die auf dem Praxisschild zu erkennen ist.

Manche Patienten denken, es würde die Sicherheit erhöhen, wenn sie möglichst viele verschiedene Ärzte aufsuchten, nach dem Motto »Zehn Augen sehen mehr als zwei«. Dies ist aber ein Irrtum, die Menge der durchgeführten Untersuchungen erhöht die diagnostische Treffsicherheit in der Regel nicht – oft ist das Gegenteil der Fall. Günstiger ist es, wenn ein Arzt, der einen selbst und den individuellen Krankheitsverlauf schon lange kennt, entscheidet, ob und wann eine Untersuchung erforderlich ist. Dies gilt natürlich in besonderem Maße, wenn diese Untersuchung auch mit Nebenwirkungen und Risiken verbunden sein kann.

Welcher Arzt passt zu mir?

Ärzte unterscheiden sich wie alle Menschen in ihrem Arbeitsstil und ihrer Persönlichkeit. Suchen Sie sich also den Arzt, der zu Ihnen passt. Solange man gesund ist, passt vielleicht am besten der Arzt direkt um die Ecke, der ohne großes Nachfragen bei einer Erkältung schnell ein Rezept oder eine Krankschreibung ausstellt. Dies ändert sich, wenn man eine chronische Krankheit hat oder ein Gesundheitsproblem, bei dem es wichtig ist, auf Körper und Psyche gleichermaßen einzugehen. Dann lohnt es sich, auf die Suche nach einem Arzt zu gehen, der sich dafür Zeit nimmt und entsprechend qualifiziert ist, z. B. durch eine Fortbildung in psychosomatischer (bei Hausärzten/Internisten) oder psychokardiologischer (bei Kardiologen) Grundversorgung. Manchmal muss man dafür einen etwas längeren Anfahrtsweg in Kauf nehmen. Und weil Gespräche eben Zeit brauchen, kann es bei einem Arzt, der seine Patienten individuell behandelt auch einmal zu etwas längeren Wartezeiten kommen.

In unserer Klinik berichten uns immer wieder Patienten, dass sie mit ihrem Hausarzt oder Kardiologen schon lange unzufrieden sind und sich nicht gut aufgehoben fühlen, dies aber weder ansprechen noch den Arzt wechseln. Wir denken, die Beziehung zum Arzt ist zu wichtig, um einen solchen Zustand über Jahre zu akzeptieren. Wenn Sie in der Beziehung zu Ihrem Arzt ein Problem haben, sollten Sie dies ansprechen. Und wenn sich nichts ändert, sollten Sie auf die Suche nach einem Arzt gehen, der besser zu Ihnen passt – auch wenn das manchmal mit Unbequemlichkeiten wie längeren Anfahrtswegen oder Wartezeiten verbunden ist.

Vorbereitung hilft!

Wahrscheinlich kennen Sie die Situation: Sie haben lange auf einen Arzttermin gewartet, wollen vieles ansprechen und fragen – und dann sind Sie schon wieder draußen und wissen gar nicht, wie ihnen geschah. Daran ist nicht unbedingt der Arzt schuld. In einer mit vielen neuen Informationen und oft auch mit Ängsten belasteten Situation wie dem Arztgespräch ist es schwer, sich zu konzentrieren. Schnell hat man den Faden verloren. Deshalb unser Tipp: Bereiten Sie den Arzttermin vor!

Überlegen Sie sich schon vorher, welche Punkte Sie ansprechen und welche Fragen Sie stellen möchten. Am besten ist es, sich diese Punkte aufzuschreiben und als Stichworte zum Arzttermin mitzunehmen. Natürlich wird der Arzt nicht unbedingt die Zeit haben, um eine Liste mit 27 Fragen abzuarbeiten. Aber drei Fragen sollten in der Regel kein Problem sein.

Und wenn es ein Thema gibt, das Sie ausführlicher besprechen möchten, sollten Sie dies schon bei der Terminvergabe der Sprechstundenhilfe sagen, damit diese entsprechend planen kann.

Wenn Sie dazu neigen, im Arztgespräch sehr aufgeregt zu sein und das Problem haben, dann alle Informationen im Kopf zu behalten, kann es helfen, eine vertraute Person zum Arztgespräch mitzunehmen oder sich zu den Antworten, die der Arzt auf ihre Fragen gibt, Stichworte aufzuschreiben.

Das Wichtigste in Kürze

- Ein guter Hausarzt, der einen schon lange kennt, zu dem man Vertrauen hat, der einem hilft, zum richtigen Facharzt zur richtigen Zeit zu gehen, und bei dem alle Informationen zusammenlaufen, ist die beste Voraussetzung für eine gute medizinische Versorgung.
- Suchen Sie sich einen Arzt (egal ob Hausarzt oder Facharzt), dem sie vertrauen und bei dem sie sich gut aufgehoben fühlen. Es lohnt sich, dafür auch etwas längere Anfahrtswege oder Wartezeiten in Kauf zu nehmen.
- Wenn sie ein Arztgespräch gut vorbereiten und sich gegebenenfalls auch einen Zettel mit Stichpunkten mitnehmen, erhöhen Sie die Chance, die ihnen wichtigen Punkte auch anzusprechen.
- Vermeiden Sie es, eine Ihnen besonders wichtige oder vielleicht auch etwas peinliche oder angstbesetzte Frage erst ganz zum Schluss anzusprechen. Dann fehlt zur Beantwortung oft die Zeit.
- Auch »Dr. Google« hat Nebenwirkungen! Die Informationsflut im Internet kann verunsichern! Nutzen sie vor allem zertifizierte und nicht kommerzielle Websites, um sich zu informieren. Zur Abklärung medizinischer Beschwerden ist der Arzt besser geeignet als das Internet!

Psychotherapie

Viele Herzpatienten werden von Ängsten geplagt. Diese verringern nicht nur die Lebensqualität, sondern greifen wiederum Herz und Kreislauf an. Psychotherapie hilft mit der Belastung umzugehen.

In den Zeiten der Hightech-Medizin fällt es manchen Menschen schwer zu glauben, dass Krankheiten allein durch Gespräche und Übungen – also ganz ohne Apparate und Medikamente – geheilt werden können. Tatsächlich gehört Psychotherapie aber, gemessen am Anteil der Patienten, die dauerhaft geheilt werden oder deren Symptome zumindest nachhaltig gebessert werden können, zu den erfolgreichsten Behandlungsmethoden in der Medizin überhaupt. Auch was mögliche Nebenwirkungen angeht, schneidet Psychotherapie eher günstig ab. Zahllose wissenschaftliche Studien belegen gute Erfolgsraten bei Depression, Ängsten, der posttraumatischen Belastungsstörung oder bei chronischen Schmerzen. Psychotherapie kann mit dem Ziel durchgeführt werden, eine psychische oder psychisch ausgelöste Erkrankung zu heilen oder deutlich zu bessern. Ein anderes Ziel kann es sein, Strategien bei der Verarbeitung einer körperlichen Erkrankung zu vermitteln, um hierdurch die Lebensqualität und möglicherweise auch deren Verlauf zu verbessern. Psychotherapie im engeren Sinne ist immer zielgebunden und Hilfe zur Selbsthilfe.

Wie wirkt Psychotherapie?

Grundlage jeder erfolgreichen Therapie ist eine vertrauensvolle therapeutische Beziehung. Es ist bereits hilfreich, wenn man über seine Probleme mit einem anderen Menschen sprechen und sie in Ruhe im Zusammenhang darstellen kann.

Oft werden einem allein dadurch Zusammenhänge klar und mögliche Lösungen zeichnen sich ab. Es ist ein großer Unterschied, ob man allein über sein Problem nachgrübelt oder ob man die Gedanken im Gespräch ausformuliert. Das Grübeln dreht sich im Kreis, während man im Gespräch die Gedanken sortiert und ihnen eine Richtung gibt. Wenn man zum Grübeln neigt und gerade keinen Therapeuten oder Gesprächspartner hat, kann es helfen, die Gedanken aufzuschreiben und dadurch zu sortieren. Länger als eine Stunde sollte man sich aber nicht mit seinen Problemen beschäftigen, dann wird es unproduktiv.

Wichtig an der therapeutischen Beziehung ist, dass der Therapeut eine neutrale Person ist, also keine eigenen Interessen hat, wenn es um Lebensentscheidungen des Patienten geht. Hilfreich ist auch, dass ein Therapeut nicht bewertet, sodass man angstfrei berichten kann. Wegen der Bedeutung der therapeutischen Beziehung finanziert die Krankenkasse zunächst fünf Probestunden, in denen man schauen kann, »ob es passt«.

Gute Therapeuten hören nicht nur zu, sondern sie stellen auch die richtigen Fragen. Wenn man von seinem Therapeuten vorgefertigte Lösungen erwartet, so wird es wahrscheinlich eine Enttäuschung geben. Experte für Ihr Leben sind immer noch Sie, nicht der Therapeut. Dieser kann Ihnen aber durch die richtigen Fragen und kleine Hinweise helfen, die für Sie passenden Antworten und Lösungswege zu finden.

Oft geht es in der Therapie auch darum, schmerzhafte Erfahrungen aus der Lebensgeschichte zu bearbeiten oder in Ecken zu schauen, in die man normalerweise nicht schaut. Therapiesitzungen sind deshalb nicht immer angenehm. Manchmal kann es auch wehtun, wenn intensive Gefühle nach oben kommen. Das heißt aber nicht, dass in einer guten Therapie nicht auch gelacht werden darf!

Es ist kein Zeichen von Schwäche, sondern von persönlicher Stärke, eine Therapie zu machen. Ein verantwortungsvoller Kapitän wird in untiefen Gewässern eher einen Lotsen an Bord nehmen als mit falschem Selbstbewusstsein sagen: »Das schaffe ich schon allein.« Sich auf eine Therapie einzulassen erfordert Mut. Oft erscheint es leichter, alles weiter unter den Teppich zu kehren, mit Alkohol oder viel Arbeit zu betäuben oder seine Mitmenschen unter seinen Problemen leiden zu lassen. Wir haben daher viel Respekt vor unseren Patienten und machen unsere Arbeit trotz der vielen belastenden Themen, mit denen wir täglich konfrontiert werden, gerne. Ein wichtiger Aspekt dabei ist, dass das therapeutische Aufarbeiten eines Traumas auch davor schützen kann, dies an die nächste Generation weiterzugeben.

Welchen Umfang hat Psychotherapie?

Eine psychotherapeutische Einzelsitzung dauert in Deutschland normalerweise 50 Minuten, eine Gruppensitzung 100 Minuten. Zumindest am Anfang ist es sinnvoll, die Sitzungen wöchentlich durchzuführen, um das Problem zu verstehen und um die Therapieziele zu erarbeiten. Am Anfang, wenn der Leidensdruck durch die Symptome noch hoch ist, ist es sinnvoll, mit wöchentlichen Terminen zu arbeiten. Dies hilft auch, notwendige Verhaltensänderungen schnell und mit der notwendigen Unterstützung im Alltag umzusetzen. Später, wenn es eher um die Aufrechterhaltung und Verfestigung des Behandlungserfolges geht, können die Termine ausgedünnt werden.

Eine lebenslange psychotherapeutische Begleitung ist aber nicht vorgesehen. Bei Patienten mit chronischen Erkrankungen gibt es andere Möglichkeiten der Unterstützung, dafür sind eher kürzere und niederfrequente Gespräche bei Ärzten oder Psychotherapeuten sinnvoll, die ohne zeitliche Begrenzung auch über Jahre durchgeführt werden können. Eine Psychotherapie kann im Bedarfsfall in eine solche Begleitung übergehen.

Psychotherapie muss nicht immer lange dauern: Vielen Patienten kann schon mit einer Kurzzeittherapie von zwölf Sitzungen gut geholfen werden. Eine solche Therapie kann bei der Krankenkasse schnell und formlos beantragt und bei Bedarf um weitere zwölf Sitzungen verlängert werden. Erst danach ist zur Qualitätssicherung ein Antragsverfahren notwendig, in dem der Therapeut in einem ausführlichen Bericht für einen erfahrenen Fachgutachter seinen Behandlungsplan darstellen muss. Sowohl in der Verhaltenstherapie als auch in der tiefenpsychologisch fundierten Psychotherapie werden auf diese Weise bis zu 80 bzw. 100 Sitzungen Psychotherapie bezahlt. Danach sollte eine Pause von mindestens zwei Jahren erfolgen. In gut begründeten Ausnahmefällen ist aber auch eine Verlängerung über 80 Sitzungen hinaus sowie ein vorfristiger Beginn schon vor Ablauf der zweijährigen Wartezeit möglich. Dies kann in der Psychokardiologie notwendig werden, wenn es nach ursprünglich erfolgreicher Therapie zu einer plötzlichen Verschlechterung der Herzkrankheit und damit zu einem Rückfall auch bei der psychischen Problematik kommt.

Einzel- oder Gruppentherapie?

Viele Patienten denken, die Einzeltherapie wäre wirksamer und die Gruppentherapie lediglich die »Billig-Variante« von Psychotherapie. Dies ist aber nicht richtig. Viele Studien haben gezeigt, dass bei den meisten Krankheitsbildern Gruppentherapie genauso effektiv ist wie die Einzeltherapie. Eine Ausnahme stellen Angststörungen und die Posttraumatische Belastungsstörung dar, wo bestimmte Situationen gemeinsam mit dem Therapeuten geübt werden müssen. Ein Vorteil der Gruppentherapie ist es, dass man andere, vom gleichen Problem Betroffene kennengelernt und so soziale Unterstützung als starken Wirkfaktor zusätzlich zum Therapeuten erhält. Im Zweifel sollten Sie gemeinsam mit Ihrem Therapeuten klären, welches Format für Sie am besten ist.

Welches Verfahren ist für mich das richtige?

In der Psychotherapie gibt es verschiedene Verfahren, in denen Therapeuten ihre Ausbildung machen können. Von der Krankenkasse werden diejenigen bezahlt, die ihre Wirksamkeit bei den häufigsten Krankheitsbildern in mehreren solide durchgeführten wissenschaftlichen Studien nachweisen konnten. In Deutschland sind dies die Verhaltenstherapie, die tiefenpsychologisch fundierte Psychotherapie/Psychoanalyse und seit Kurzem auch die systemische Therapie. In der Regel bietet ein Therapeut jeweils nur eines dieser Verfahren an. Bei vielen Krankheitsbildern wirken alle genannten Verfahren ähnlich gut, sodass es wichtiger ist, sich bei einem Therapeuten verstanden und gut aufgehoben zu fühlen, als welches Verfahren er anbietet. Im Folgenden werden die in Deutschland kassenzugelassenen Therapieverfahren kurz dargestellt.

Verhaltenstherapie Grundannahme der kognitiven Verhaltenstherapie ist, dass menschliches Verhalten erlernt ist. Lernen, und damit auch neu lernen, kann in jedem Lebensalter stattfinden. Verhaltenstherapie setzt bei den aktuellen Problemen im Hier und Jetzt an und versucht, dafür mit den Patienten pragmatische Lösungswege zu erarbeiten. Sehr viel Wert wird darauf gelegt, den Patienten das nötige Wissen über ihr Problem oder über ihre Krankheit zu vermitteln, um aus diesem Verständnis der eigenen Situation Lösungswege zu erarbeiten. Da ungünstiges Denken und Verhaltensmuster oft früh in der Lebensgeschichte erlernt worden sind, beschäftigt sich auch Verhaltenstherapie wenn nötig mit in der Kindheit und Jugend gemachten Erfahrungen. Typisch für die Verhaltenstherapie ist das Üben bestimmter Problemsituationen in Vorstellungsübungen oder im Rollenspiel innerhalb der Therapie oder auch bei der Angstexposition außerhalb des Therapiezimmers.

Ein relativ neuer Denkansatz in der Verhaltenstherapie ist die Akzeptanz- und Commitment-Therapie (ACT). Sie ist gerade, wenn es um die Bewältigung einer chronischen Krankheit geht, sehr hilfreich. Zentraler Gedanke ist, dass oft der Kampf gegen eine Krankheit oder eine gesundheitliche Einschränkung sehr viel mehr Leid verursacht als die Krankheit selbst. Oft stecken wir sehr viel Energie in den Kampf gegen Probleme, die sich im Grunde doch nicht ändern lassen. Wenn diese erst einmal akzeptiert sind und der Kampf aufgegeben wird, ist die hineingesteckte Energie plötzlich frei. Aber frei wofür? Hier kommt das Commitment (engl.: Engagement, Verpflichtung) ins Spiel. Nach dem Akzeptanz- und Commitment-Ansatz hilft der Therapeut dem Patienten (wieder) zu entdecken, was seine ursprünglichen Lebensziele sind und wofür es sich aus seiner Sicht lohnt, sich zu engagieren. Dies kann die Familie, ein Hobby, eine gemeinnützige Tätigkeit oder ein spirituelles Ziel sein. Aus einem vergeblichen Kampf gegen etwas wird also ein Engagement für etwas – und das kann Lebensenergie zurückgeben und die Lebensqualität deutlich verbessern.

Tiefenpsychologisch fundierte Psychotherapie und Psychoanalyse Diese Therapieverfahren leiten sich aus der von Siegmund Freud entwickelten Psychoanalyse ab. Die klassische Psychoanalyse (160 und mehr Therapiestunden 2–3-mal die Woche auf der Couch) spielt aber in der heutigen Versorgungslandschaft und vor allem in der Psychokardiologie kaum noch eine Rolle. Einen hohen Stellenwert hat aber die tiefenpsychologisch fundierte Psychotherapie, die in der Regel mit einer Stunde pro Woche stattfindet. Ebenso wie die Verhaltenstherapie kann sie als Kurzzeit- oder Langzeittherapie wirksam sein. In der tiefenpsychologisch fundierten Therapie geht man davon aus, dass unbewusste – also in der Tiefe liegende – psychische Konflikte körperliche oder seelische Symptome auslösen können. Deren Bewusstmachung und Bearbeitung ist aus dieser Sicht ein sinnvoller Ansatzpunkt für die Behandlung psychischer Störungen. Im Unterschied zur Verhaltenstherapie liegt der Schwerpunkt damit deutlich weniger auf der unmittelbaren Beeinflussung des Verhaltens, sondern auf einer Klärung der zugrunde liegenden Ursachen, wodurch indirekt bzw. in der Folge eine Verringerung der Beschwerden eintreten soll. Tiefenpsychologisch arbeitenden Therapeuten sind etwas zurückhaltender als Verhaltenstherapeuten und geben den Patienten mehr Raum.

Systemische Therapie Erst vor kurzem ist die systemische Therapie als drittes kassenzugelassenes Verfahren anerkannt worden. Sie hat eine ihrer Wurzeln in der Familientherapie, wird aber heute auch als Einzeltherapie durchgeführt. Ihre besondere Stärke sind lösungsorientierte Kurzzeittherapien. Ausgangspunkt ist es, zu verstehen, welche Bedeutung ein Symptom innerhalb eines Systems hat; dabei muss es sich nicht immer nur um die Familie handeln. Welche Bedeutung die systemische Therapie für die Psychokardiologie hat, lässt sich noch nicht abschätzen.

Bei vielen häufigen Krankheitsbildern, wie z. B. bei der Depression, sind Verhaltenstherapie und tiefenpsychologisch fundierte Therapie gleich wirksam. In vergleichenden Studien tritt der Effekt der Verhaltenstherapie meist etwas schneller auf, im Langzeitverlauf gibt es aber keine großen Unterschiede. Bei Angsterkrankungen gibt es die besseren Wirksamkeitsnachweise für die Verhaltenstherapie. Dies gilt auch für Essstörungen – für die Psychokardiologie sind hier vor allem Essanfälle und extreme Adipositas relevant. Bei der posttraumatischen Belastungsstörung ist es wichtig, dass der Therapeut ein traumaspezifisches Verfahren beherrscht. Bei der Verhaltenstherapie ist das die Trauma-Konfrontation. Viele tiefenpsychologisch arbeitenden Therapeuten haben eine Weiterbildung in EMDR (ausführlich im Kapitel »Gute Behandlungsmöglichkeiten«, Seite 98), die ebenso wirksam ist.

Wie finde ich einen Therapieplatz?

Obwohl in Deutschland sehr viele Psychotherapeuten niedergelassen sind, gibt es lange Wartelisten für Therapieplätze. Für dieses sehr unbefriedigende Problem haben wir auch keine Lösung parat, möchten aber einige Tipps geben:

- Wenn man sich gar nicht erst anstellt, kann man auch nie an die Reihe kommen. Wenn Ihnen ein Therapeut empfohlen wurde, lassen sie sich auf die Warteliste setzen. Manchmal springen vor einem Patienten ab und dann geht es schneller. Denken Sie aber daran, wieder abzusagen, wenn Sie woanders schneller einen Platz bekommen.
- Fragen Sie Ihren Arzt, ob er Ihnen einen Therapeuten empfehlen oder einen Therapieplatz vermitteln kann. Dies kann sowohl helfen, einen Therapeuten zu finden, der psychokardiologische Erfahrung hat, als auch dabei, schneller einen Termin zu bekommen.
- Sowohl die Krankenkassen als auch viele kassenärztliche Vereinigungen haben Servicestellen für die Vermittlung eines Therapieplatzes. Dort liegen auch Informationen über die Spezialisierung in den Praxen vor (also z. B. Psychokardiologie). Fragen Sie am besten bei Ihrer Krankenkasse nach Unterstützung bei der Therapeutensuche.
- Qualitativ hochwertige Therapien bei oft kürzerer Wartezeit werden in den Ambulanzen der psychotherapeutischen Ausbildungsinstitute angeboten. Diese Therapien werden immer von erfahrenen Therapeuten begleitet und wir in der Klinik haben sehr gute Erfahrungen damit gemacht, unseren Patienten Nachsorgeplätze dort zu empfehlen. Wenn es in ihrer Nähe also ein psychotherapeutisches Ausbildungsinstitut gibt, lohnt es sich, dort nachzufragen. Ärzte für Psychosomatische Medizin und Psychotherapie bieten meist auch Sprechstunden an, wo man ohne Termin Beratung und erste Hilfe bekommt. Dafür muss man allerdings etwas Wartezeit in Kauf nehmen.

Besonderheiten der Psychokardiologie

Psychokardiologie ist weder für Ärzte noch für psychologischen Psychotherapeuten eine besondere Spezialisierung und daher nicht auf dem Praxisschild zu finden. Fragen Sie am besten bei der Terminvereinbarung nach, ob ihr Therapeut oder Ihr Arzt sich für dieses Thema zuständig fühlen. Eine (allerdings nicht vollständige) Liste mit psychokardiologisch weitergebildeten Therapeuten findet sich auf folgender Internetseite: www.psychokardiologie.org.

Die Wirkung von Psychotherapie auf Symptome von Angst und Depression ist auch bei Patienten mit Herzerkrankungen gut nachgewiesen. Sie fällt bisher allerdings etwas schwächer aus als bei Patienten ohne Herzerkrankung. Dies zeigt, dass noch erheblicher Bedarf besteht, spezielle therapeutische Zugangswege und Techniken für Patienten zu entwickeln, die sowohl an einer Herzerkrankung als auch an einer seelischen Erkrankung leiden. Inzwischen gibt es auch erste Studien, die darauf hinweisen, dass durch die konsequente Behandlung der psychischen Erkrankung auch die Prognose der Herzerkrankung verbessert werden kann. Besonders erfolgversprechend sind Konzepte der sogenannten Collaborative Care, bei denen Kardiologen, Psychotherapeuten und oft auch Bewegungstherapeuten sowie Pflegekräfte eng zusammenarbeiten und sich regelmäßig austauschen.

Fallbeispiel

Johannes M.

» *Die Zeit nach der Reha war nicht einfach für Johannes. Als Folge des Infarktes war eine Herzschwäche zurückgeblieben und wegen der Gefahr schwerer Herzrhythmusstörungen musste noch ein ICD implantiert werden. Er war noch eine ganze Weile krankgeschrieben und kam mit der Situation, zu Hause zu sein, nur schlecht zurecht. Sein ganzes Leben war nur auf Arbeit und Leistung ausgerichtet gewesen. Die Gespräche mit der Psychologin in der Reha-Klinik hatten ihn sehr nachdenklich gemacht. Er wehrte sich zwar innerlich dagegen, wusste aber, dass er diesen Weg weiter gehen musste. Obwohl er das vor einem Jahr noch für völlig unmöglich gehalten hätte, vereinbarte er einen Termin bei einer Psychotherapeutin. Mit ihrer Hilfe konnte er langsam wieder Aktivitäten aufnehmen und sich eine Tagesstruktur zunächst auch ohne Arbeit aufbauen. Dabei half ihm, dass er in der Reha einen neuen Zugang zu seinem Körper gefunden hatte. Er bemerkte, dass lange*

Spaziergänge in der Natur ihm guttaten. Er lernte, die mit der Krankheit verbundenen Einschränkungen zu akzeptieren und seine Lebensziele neu zu definieren. Hilfreich war für ihn der Satz seiner Therapeutin, dass er nun mit fast 60 Jahren vor der großen Herausforderung stehe, sich noch einmal neu zu erfinden. Er merkte, dass er diese Herausforderung annehmen wollte.
Zunächst war er seiner Familie gegenüber irgendwie blockiert. Seine Frau wollte ihn unterstützen, aber er merkte, dass es ihm schwerfiel, sie an sich heranzulassen. Mithilfe der Therapeutin wurde ihm klar, dass er seiner Familie gegenüber starke Schuldgefühle hatte, weil er diese wegen der Arbeit immer wieder vernachlässigt hatte. Es berührte ihn sehr, als seine Frau und seine Kinder ihm im Familiengespräch sagten, dass es sie schon oft genervt habe, dass er immer auf der Arbeit gewesen sei und dass er ihnen gefehlt habe, dass sie ihn aber trotzdem immer als treu sorgenden Vater erlebt hätten und dass er immer da gewesen sei, wenn er wirklich gebraucht worden sei. Dies half ihm, die Unterstützung seiner Familie anzunehmen und die Zeit mit ihnen mehr und mehr zu genießen. Schließlich gelang ihm auch der Wiedereinstieg in den Beruf (ausführlich im Kapitel »Stress«, Seite 108) und er fand sogar einen Weg, mit dem neuen Chef umzugehen.

Charlotte P.

» *Charlotte hatte es deutlich leichter, therapeutische Hilfe anzunehmen, um aus der Angst herauszukommen. In der psychokardiologischen Rehabilitation hatte sie schon mit dem Angstbewältigungstraining angefangen. Es war für sie eine große Beruhigung, dass ihr der Herzspezialist dort in der Klinik ausdrücklich versicherte, dass sie die Übungen mit dem Psychologen ohne Gefahr für ihr Herz machen könne. Sonst hätte sie sich nie getraut, trotz Herzklopfen erst mit dem Psychotherapeuten und später auch allein in die volle S-Bahn zu steigen.*
Natürlich waren die Ängste nach fünf Wochen Reha-Klinik noch nicht weg und deshalb erhielt sie von der Klinik Unterstützung, zu Hause ambulante Psychotherapie zu finden. Mit therapeutischer Hilfe gelang es ihr schnell, alle bisher vermiedenen Situationen wieder aufzusuchen, und auch dank der Herzsportgruppe wurde sie schnell fitter. Sie merkte, dass sie vor dem Infarkt zu wenig auf sich geachtet hatte. Sie hörte mit dem Rauchen auf und nahm sich Zeit, für regelmäßige Walking-Runden mit ihrer Freundin und für die Progressive Muskelentspannung. Körperlich war sie bald deutlich fitter als in den Jahren vor dem Infarkt. Trotzdem gelang es ihr nicht so recht, ihre

Selbstständigkeit zurückzugewinnen, und auch die Rückkehr an den Arbeitsplatz funktionierte noch nicht. Sie merkte, dass ihr Mann sie immer wieder verunsicherte. Er meinte es sicher gut, aber seine ständigen Fragen »Ist das auch wirklich gut für dein Herz?«, und »Überforderst du dich damit nicht?«, bremsten sie immer wieder aus. Schließlich lud die Therapeutin ihn zu einigen Paargesprächen ein. Es wurde klar, dass er große Angst hatte, seine Frau zu verlieren. Beide merkten, dass die Nähe, die in der Zeit der Erkrankung zwischen ihnen wieder entstanden war, ihnen guttat. Zum Glück erkannte Herr P., dass er seine Frau besser unterstützen konnte, wenn er ihr vertraute, dass sie das richtige Maß an Belastung für sich schon einschätzen konnte. Und beide merkten, dass sie weder die Angst noch die Herzkrankheit brauchten, um im Alltag wieder mehr Nähe miteinander zu haben.

Das Wichtigste in Kürze

- Psychotherapie stellt neben der Bewegungstherapie die wichtigste und wirksamste Behandlungsform in der Psychokardiologie dar.
- Sie wird sowohl in psychosomatischen Krankenhäusern und Rehakliniken als auch in Praxen bei niedergelassenen Ärzten für Psychosomatische Medizin und Psychotherapie und Psychologischen Psychotherapeuten angeboten.
- Oft ist schon eine Kurzzeittherapie (12 bis maximal 24 Sitzungen) wirksam, bei Bedarf bezahlt die Krankenkasse aber auch bis zu 80 Sitzungen innerhalb von zwei Jahren.
- In der Psychokardiologie hat die Psychotherapie einen deutlich höheren Stellenwert als Psychopharmaka, auch wegen geringerer Nebenwirkungen.
- Immer mehr Psychotherapeuten machen eine spezielle psychokardiologische Weiterbildung.

Psychopharmaka

Als »Psychopharmaka« werden verschiedene Medikamente zur Behandlung von psychischen Erkrankungen zusammengefasst. Was sollten Herzpatienten bei der Einnahme bedenken?

Im Gehirn werden Reize durch Botenstoffe – sogenannte Neurotransmitter – bestimmt und weitergeleitet. Depression oder Angst geht mit einem Mangel an diesen Botenstoffen einher. Dazu gehören Dopamin, Adrenalin, Noradrenalin und Serotonin. Diese Stoffe werden durch einen elektrischen Reiz der Nervenzelle ausgeschüttet und lösen wieder einen elektrischen Reiz der darauffolgenden Nervenzelle aus. Anschließend werden die Botenstoffe wieder in der Nervenzelle aufgenommen oder abgebaut. Hier setzen Psychopharmaka an: Sie verhindern, dass diese Botenstoffe abgebaut bzw. wieder von der Nervenzelle aufgenommen werden. Am bekanntesten sind die Serotonin-Wiederaufnahme-Hemmer (SSRI), die zu den Antidepressiva gehören. Die Botenstoffe bleiben dadurch sozusagen aktiver. Zu bedenken ist allerdings, dass dieses Ungleichgewicht der Botenstoffe nur bei wenigen für die Psychokardiologie relevanten seelischen Erkrankungen wirklich die Ursache der Erkrankung ist. Ein Beispiel wäre die bipolare Störung (Seite 58). Bei den meisten Formen der Depression beeinflussen sich Botenstoffe, Stimmung, Gedanken und Verhalten gegenseitig. Das Ungleichgewicht der Botenstoffe kann also auch durch Psychotherapie oder Bewegung wieder normalisiert werden. Diese Effekte sind durch wissenschaftliche Studien gut belegt.

Im Folgenden möchten wir Ihnen zwei für die Psychokardiologie relevante Medikamentengruppen etwas genauer vorstellen.

Antidepressiva Die ersten Medikamente dieser Art wurden vor etwa 70 Jahren zur Behandlung der Depression entwickelt und daher hat die Stoffgruppe immer noch ihren Namen. Antidepressiva sind aber auch die wichtigsten Arzneimittel in der Angstbehandlung und haben einen hohen Stellenwert in der Therapie chronischer Schmerzen. Sie wirken gezielt auf die Symptome der Depression, wie Antriebsstörung sowie negativ verzerrtes Denken, und sind also keine »Glückspillen«. Sie verändern nicht die Persönlichkeit, sondern helfen der Grundpersönlichkeit eines Menschen eher, sich aus einer schweren Depression zu befreien. Ein großer Vorteil dieser Medikamentengruppe ist, dass sie nicht abhängig macht. Es gibt verschiedene Substanzgruppen, die etwa gleich gut wirken, sich aber in ihrem Nebenwirkungsspektrum unterscheiden.

Die sogenannten trizyklischen Antidepressiva wie z. B. Amitriptylin sollten im Zusammenhang mit Herzerkrankungen eher gemieden werden, weil sie das Auftreten von Herzrhythmusstörungen begünstigen können. Bei Herzgesunden haben sie aber keine schädigenden Auswirkungen auf das Herz.

SSRI wie Citalopram, Escitalopram und Sertralin können auch bei Herzerkrankungen als sicher angesehen werden. Auch andere moderne Antidepressiva wie z. B. Venlaflaxin, Duloxetin und Mirtazapin können bei Herzerkrankungen verabreicht werden. Mirtazapin kann allerdings zu einer Gewichtszunahme führen. Eine Alternative zu Mirtazapin als Antidepressivum mit schlafanstoßender Wirkung stellt das Agomelatin dar, das diese Nebenwirkung nicht hat und bei Männern auch nicht zu Erektionsstörungen führt.

Pflanzliches Mittel

Auch Johanniskraut kann für eine vermehrte Aktivität der Botenstoffe sorgen. Die Wirkung ist aber nicht so stark wie die der synthetischen Wirkstoffe. Johanniskraut vermittelt durch seine naturheilkundliche Herkunft ein gutes Gefühl bezüglich eventueller Nebenwirkungen. In der Realität zeigen sich aber auch hier Nebenwirkungen und ausgeprägte Wechselwirkungen mit anderen Arzneimitteln. Johanniskraut aktiviert Enzyme, die den Abbau verschiedener Medikamente beschleunigen und deshalb deren Wirksamkeit abschwächen. Daher sollten Sie auch freiverkäufliches Johanniskraut aus der Drogerie nie einnehmen, ohne dies mit Ihrem Arzt abzusprechen.

Merke: Grundsätzlich sollten unter der Einnahme von Antidepressiva regelmäßige EKG-Kontrollen erfolgen.

Studien in der Psychokardiologie haben gezeigt, dass Antidepressiva bei Herzpatienten etwas schwächer wirken als bei Patienten ohne Herzerkrankung. In einigen großen Studien bei Patienten mit Herzschwäche zeigte sich weder ein Effekt auf die Lebensqualität noch auf die Überlebenszeit. Zu bedenken ist aber, dass in diese Studien auch Patienten mit leichten und mittelschweren Formen der Depression eingeschlossen wurden. Der Effekt von Antidepressiva ist aber umso größer, je schwerer die Depression ist.

Die aktuellen Leitlinien empfehlen deshalb nur bei schweren Formen der Depression die Kombination aus Antidepressiva und Psychotherapie. Bei leichten und mittelschweren Formen können Arzt und Patient zunächst gemeinsam eine dieser Behandlungsoptionen auswählen. In unserer Klinik versuchen wir daher, depressive Erkrankungen vor allem mit Psychotherapie und Bewegung zu behandeln. Nur wenn dies längere Zeit ohne Erfolg bleibt oder wenn eine schwere Form der Depression vorliegt, setzen wir zur Unterstützung zusätzlich Antidepressiva ein. Bei einer schweren Depression mit Suizidgedanken können Antidepressiva lebensrettend sein und helfen, die Lebensqualität schnell wiederherzustellen. Auch bei bestimmten Symptomen der Depression, wie z. B. schweren Schlafstörungen mit nächtlichem Erwachen, ist der Einsatz von Antidepressiva sinnvoll. Um einen Rückfall zu vermeiden, sollten Antidepressiva nach dem Rückgang der Symptome noch ca. sechs Monate weiter genommen werden.

Beruhigungs- und Schlafmittel In der Fachsprache werden diese Medikamente auch Anxiolytika und Hypnotika genannt. Wichtigste Stoffgruppe sind die Benzodiazepine (Diazepam, Lorazepam etc.). Gängige Schlafmittel, wie z. B. Zopiclon und Zolpidem, sind chemisch eng mit den Benzodiazepinen verwandt.

Diese Medikamente sind in vieler Hinsicht als problematisch anzusehen. »Benzos« wirken stark gegen Angst und Unruhe und werden daher als »schnelle Lösung« gerne eingenommen. Hier besteht allerdings die Gefahr, dass sehr rasch eine Abhängigkeit entstehen kann, die mit starken und quälenden Entzugssymptomen einhergehen kann. Die Bezeichnung Anxiolytika ist daher auch irreführend. Die gängigen Leitlinien raten ausdrücklich von der Langzeitbehandlung eine Angsterkrankung mit Benzodiazepinen ab. Auch hier sind – wenn Psychotherapie als effektivste Behandlungsform allein nicht ausreicht – Antidepressiva die Mittel der Wahl. Diese Medikamentengruppe ist daher – wenn überhaupt – nur eine sehr kurzfristige Lösung. Hier ist ein kritischer Umgang mit der Verschreibung und Einnahme einer solchen Medikation unabdingbar wichtig.

Die meisten Schlafmittel sind den Benzodiazepinen eng verwandt und haben ebenfalls ein hohes Abhängigkeitsrisiko. Eine Wirksamkeit von Schlaftabletten über eine Einnahmedauer von drei Monaten hinaus ist nicht nachgewiesen. Wer über längere Zeit Schlaftabletten einnimmt, nimmt diese wahrscheinlich nur gegen die Entzugssymptome! Schlafstörungen lassen sich aber mit Verhaltenstherapie, Bewegung und Entspannungsübungen auch ohne Medikamente sehr gut behandeln. Schlaftabletten kommen daher nur bei sehr kurzfristigem Einsatz (z. B. unruhiger Zimmernachbar bei einem Krankenhausaufenthalt oder Jetlag) in Betracht.

Auf andere Psychopharmaka soll hier nicht weiter eingegangen werden. Empfehlenswert ist eine Beschreibung der Deutschen Herzstiftung »Psychopharmaka bei Herzerkrankungen«. Dort wird die Sinnhaftigkeit, aber auch die eventuelle Problematik der Behandlung sehr gut beschrieben (siehe Internetseiten in den Empfehlungen, Seite 219).

Merke: Wichtig ist es, Psychopharmaka nicht als alleinige Lösung anzusehen. Sie ersetzen nicht Selbstfürsorge und Psychotherapie. Sie sind nur ein Bestandteil der Behandlung. Beispielsweise ist Bewegung in der antidepressiven Wirkung ebenso gut wirksam. Abhängig machende Medikamente bringen uns »vom Regen in die Traufe«.

Erinnern Sie sich an Clara B.? Sie hat im Zusammenhang mit einer psychischen Erregung ein sogenanntes Broken-Heart-Syndrom durchgemacht. Aus kardiologischer Sicht waren alle Befunde rückläufig und der Herzmuskel hat sich von diesem Ereignis gut erholt. Lesen Sie nun, was später passiert ist.

Fallbeispiel

Clara B.

» *Clara bekommt ihre Ängste bezüglich des Broken-Heart-Syndroms nicht in den Griff. Sie kontaktiert ihren Hausarzt. Dieser weiß eine einfache Lösung und verschreibt ihr ein sogenanntes Benzodiazepin namens Lorazepam (Tavor). »Ein solches Medikament können Sie ruhig mal einnehmen, wenn ein Angstzustand entsteht«, sagt er. Genau das tut Clara auch und bemerkt, dass diese Tabletten schnell helfen. Komplett beseitigt werden die Angstzustände allerdings nicht, sodass es immer häufiger zu der Einnahme von Tavor kommt. Clara kann sich einige Wochen später kaum noch vorstellen, ohne dieses Medikament zurechtzukommen. Sie nimmt es immer regelmäßiger und teilweise sogar mehrmals am Tag ein.*
Da die Unruhezustände und auch eine zunehmende Depression die Situation extrem belasten, schlägt ein Facharzt eine psychosomatische Rehabi-

litation vor. Im Aufnahmegespräch gibt Clara an, dass sie regelmäßig Tavor einnimmt und dass sie glaubt, eine gute Lösung gegen die Angstzustände gefunden zu haben. In der Visite wird darauf umgehend reagiert. Ihr wird dringend geraten, ab sofort kein Tavor mehr einzunehmen. Das führt zu einer heftigen Abwehrreaktion ihrerseits. Sie ist zunächst keinesfalls bereit, das Medikament abzugeben. Genau diese Abwehrreaktion zeigt ihr aber, dass sie schon in eine eindeutige Abhängigkeit geraten ist. Sie lässt sich auf einen Versuch ein und setzt das Medikament ab. Das führt in den ersten Tagen zu Unruhezuständen und zunehmender Angst. Im Zusammenhang mit der Psychotherapie und einem im Verlauf verabreichten Antidepressivum überwindet Clara die Abhängigkeit. Unter Psychotherapie, Entspannungstraining und Bewegungstherapie stabilisiert sie sich weiter und bemerkt auch eine Besserung der Angstzustände. «

Diese Patientengeschichte begegnet uns so oder ähnlich häufig in der psychokardiologischen Behandlung. Oft werden Benzodiazepine leichtfertig verschrieben und die Patienten sind zufrieden mit der Wirkung. Ist aber erst mal eine Abhängigkeit entstanden, so ist diese oft wesentlich einschränkender als die vorher vorhandene Problematik. Hier sollte unbedingt rechtzeitig durch eine psychotherapeutische Intervention in einer Akutklinik, durch eine Rehabilitation oder auch durch eine ambulante Psychotherapie gegengesteuert werden.

Das Wichtigste in Kürze

- Antidepressiva können vor allem bei schweren Formen der Depression eine notwendige Ergänzung zu Psychotherapie und Bewegungstherapie sein.
- Bei der Auswahl der Antidepressiva ist es wichtig, auf Präparate zu achten, die keine Nebenwirkungen am Herzen haben. Diese stehen zum Glück in ausreichender Zahl zur Verfügung.
- Schlaf- und Beruhigungsmittel sollten wegen des Abhängigkeitsrisikos nicht über längere Zeit (mehr als zwei Wochen) eingenommen werden.
- Pflanzliche Medikamente wie Johanniskraut können ebenfalls Nebenwirkungen haben. Auch freiverkäufliche Präparate sollten nicht eingenommen werden, ohne dies mit dem Kardiologen abzusprechen.

Übliche Antidepressiva

Wirkstoff	Beispiele für im Handel befindliche Präparate**	Herzverträglichkeit*
SSRI (selektive Serotonin-Wiederaufnahme-Hemmer)		
Citalopram	Cipramil	+
Escitalopram	Cipralex	+
Sertralin	Zoloft	+
Fluoxetin	Fluctin	+
Paroxetin	Seroxat	+
SNRI (selektive Serotonin-Noradrenalin-Wiederaufnahme-Hemmer)		
Duloxetin	Cymbalta	+
Venlafaxin	Trevilor ret.	+
Noradrenerges Antidepressivum		
Mirtazepin	Remergil	+
Über das Melatonin-System wirkendes Antidepressivum		
Agomelatin	Valdoxan	+
Trizyklische Antidepressiva		
Amitritylin	Saroten	-
Trimipamin	Stangyl	-
Clomipramin	Anafranil	-
Imipramin	Tofranil	-
Pflanzliche Präparate		
Johanniskraut- oder Hyperikum-extrakt	Laif	Wechselwirkungen mit anderen (Herz-) Medikamenten beachten, z. B. mit Gerinnungshemmern

* Wie immer in der medikamentösen Behandlung ist eine individuelle ärztliche Abwägung des Nutzens und des eventuellen Risikos erforderlich!
** Wir möchten an dieser Stelle ausdrücklich darauf hinweisen, dass die hier aufgeführten Präparatenamen nur als Beispiele und nicht als Empfehlung zu verstehen sind. Von nahezu allen Antidepressiva gibt es inzwischen zahlreiche ebenso wirksame und sichere Generika im Handel, die ohne Qualitätsverlust wesentlich preisgünstiger sind. Wir setzen in der Klinik überwiegend diese sogenannten Generika ein und nehmen die auch selbst ohne Bedenken, wenn wir einmal ein Medikament benötigen.

Bewegung

Gerade bei Herzerkrankungen und eventuell damit einhergehenden psychischen Belastungen ist Sport ein wichtiger Teil der Therapie. Bleiben Sie daher in Bewegung!

Immer mehr Menschen leiden an den Folgen von Bewegungsmangel, immer höher steigen die Kosten in der Gesundheitsversorgung und immer mehr sinkt dennoch oft in der eigenen Wahrnehmung die Lebensqualität. Dabei ist es eigentlich so einfach, sich im Alltag regelmäßig zu bewegen, und es muss auch nichts kosten.

Beim Menschen existieren noch heute manche Instinkte und Abläufe, auf die wir kaum noch reagieren. Nicht mehr von Hunger geplagt kommen wir in Bewegung und da ist auch kein bedrohliches Tier, vor dem es wegzulaufen gilt. Für unsere Vorfahren bedeutete Stress in der Regel die Notwendigkeit, sich zu bewegen, und durch diese Bewegung wurde am Ende das Stress-System auch wieder heruntergefahren (ausführlich im Kapitel »Stress«, Seite 108).

Bis hierher haben Sie bereits viele Informationen aus der Kardiologie und der Psychosomatik erhalten, nun geht es in eine etwas praktischere Richtung. Eine Herzkrankheit ist immer ein einschneidendes Erlebnis. Die Verunsicherung gegenüber der körperlichen Belastbarkeit ist anschließend hoch, egal wie sportlich oder weniger sportlich man bis zu diesem Ereignis war. Doch nicht nur die Frage nach der Belastbarkeit stellt sich häufig; es können auch körperliche und psychische Beschwerden hinzukommen. Ist der Antrieb gehemmt und es kommen Schmerzen dazu, sind ein motiviertes Training oder auch nur alltägliche Belange eine Herausforderung. Im Krankenhaus oder in einer Rehaklinik ist man irgendwie immer gut überwacht und die Umgebung einer Klinik vermittelt Sicherheit.

Um zur Ruhe zu kommen, ist ein regelmäßiges moderates Ausdauertraining genau das Richtige. Der Körper wird insgesamt in Bewegung gesetzt, die Muskulatur wird stärker durchblutet und wir bekommen die Möglichkeit, Stress zu regulieren. Über den natürlichen Schwung der Arme wird die gesamte Wirbelsäule in Rotation versetzt und zusätzlich trainiert. Und die Zeit während einer Walking-Runde im Park lässt sich wunderbar füllen mit Momentaufnahmen, wenn man sich nicht in Gedanken verliert, sondern seine Umgebung achtsam im Blick behält.

In der Bewegungstherapie, sowohl in der Kardiologie als auch in der Psychosomatik, verfolgen wir meistens einen ganzheitlichen Ansatz. Zwischen einzelnen Trainingsarten darf aber unterschieden werden: Ausdauertraining, Krafttraining und Gymnastik. Wir versuchen, Zusammenhänge begreifbar und erlebbar zu machen, wie z. B. das Einnehmen einer aufrechten Körperhaltung und deren Wirkung auf das eigene Wohlbefinden. Daher steht die Wahrnehmungsförderung, das Beobachten der eigenen Körperreaktion – ohne diese zu bewerten, immer im Mittelpunkt. Doch auch das Erlernen und Üben von Bewegungsabläufen, das Trainieren von Atemübungen und die Sensibilisierung für Körperwahrnehmungen sind wichtige Inhalte.

Immer weniger Bewegung

Vor 100 Jahren gingen viele Menschen bis zu 20 km am Tag zu Fuß. In den 1960er-Jahren wurden immerhin noch 6 km zurückgelegt. Ende der 1980er-Jahre gingen wir nur noch ca. 1,5 km zu Fuß und inzwischen bewältigen die Menschen im Durchschnitt weniger als 1,5 km.

Vielleicht denken Sie jetzt: »Oh nein, noch mehr in sich hinein hören, kann doch nicht gut sein?!« Und genau hier findet sich ein wichtiges Thema! Die Sinne sollten nicht in die Richtung einer weiteren Verunsicherung geschärft werden, sondern sollten als Übung zur Unterscheidung geschult werden: Die körperlichen Sensationen/Reaktionen, die bei körperlichen Belastungen oder als Reaktion auf Angst und Stress normal sind, sollten von Symptomen getrennt werden, die im Zusammenhang mit der Herzkrankheit als Warnung zu werten sind. Es geht darum, dem Körper zu vertrauen und wieder Herr über sich – und seine Krankheit – zu werden. Das Ziel der Bewegungstherapie, ebenso wie von eigenständig in den Alltag eingebauter Bewegung, ist eine Verbesserung der Gesamtsituation und eine Übernahme von

Verantwortung. Das führt zu mehr Wohlergehen und auch zu der Erfahrung, der Herzkrankheit nicht machtlos gegenüberzustehen. Es geht um die Verbesserung der Ausdauer und der körperlichen Belastbarkeit sowie um Flexibilität, um die Reduzierung von Anspannungen und die Förderung der Entspannungsfähigkeit. Bewegung ist ein echtes »Gesamtpaket«!

Bewegung nutzt Körper und Seele

Regelmäßiges Ausdauertraining und Kraft-/Ausdauer-Training gehören zu den wirksamsten Möglichkeiten, sein Herz-Kreislauf-System zu schützen und zu stärken. Ausdauertraining beugt der Entwicklung einer koronaren Herzkrankheit vor oder kann helfen, diese zu bessern. Das Training normalisiert Blutdruck und Stoffwechselwerte und verbessert die Lebensqualität, z. B. auch bei Herzschwäche. Muskeltraining verbessert zusätzlich die Fähigkeit der Muskulatur, Sauerstoff aus dem Blut aufzunehmen. Gerade wenn das Angebot an Sauerstoff beschränkt ist – wie bei einer schweren Herzschwäche – führt dieser Effekt zu einer deutlich besseren Kondition. Umgekehrt führt Inaktivität bei Patienten mit Herzinsuffizienz zu einem schnellen Nachlassen der Kondition und zur Einschränkung des Bewegungsspielraums. Allerdings sollte das Muskeltraining bei Herzinsuffizienz richtig dosiert sein. Lassen Sie sich daher von Ihrem Kardiologen beraten. Praktische Anleitung finden Sie z. B. in einer Herzsportgruppe.

Weniger bekannt ist, in welch starkem Maße Bewegung auch der Seele guttut und als Heilmittel bei psychischen Erkrankungen eingesetzt werden kann. In mehreren Studien konnte gezeigt werden, dass bei einer Depression dreimal 45 Minuten Ausdauertraining pro Woche genau so effektiv sind wie die regelmäßige Einnahme eines Antidepressivums. Ein Problem ist jedoch, dass die Depression oft den Antrieb lähmt, sodass es den Betroffenen nicht möglich ist, mit dem zu starten, was ihnen eigentlich guttut. In diesem Fall bedarf es der Begleitung durch Freunde oder Angehörige, ambulanter Sportprogramme oder der Bewegungstherapie in einer Reha-Klinik, um diese anfängliche Barriere zu überwinden.

Regelmäßige Bewegung hilft aber auch, bei herzbezogenen Ängsten wieder Vertrauen in den eigenen Körper aufzubauen. Sie ist der natürlichste Weg, Stress und Spannung abzubauen, und hilft damit bei chronischen Schmerzkrankheiten (z. B. Rückenschmerz, Spannungskopfschmerz oder Fibromyalgie-Syndrom) langfristig meist besser als Schmerzmittel. Und selbst bei der Vorbeugung gegen eine Demenz haben Ausdauer- und auch Krafttraining ihre Wirksamkeit bewiesen.

Wie viel Bewegung ist gut für mich?

Die Bundeszentrale für gesundheitliche Aufklärung empfiehlt:

- Erwachsene sollten möglichst mindestens 150 Minuten pro Woche ausdauerorientierte Bewegung (s. u.) mit moderater Intensität oder
- mindestens 75 Minuten pro Woche ausdauerorientierte Bewegung in höherer Intensität durchführen.
- Ebenso sinnvoll ist ausdauerorientierte Bewegung in entsprechenden Kombinationen beider Intensitäten.
- Zusätzlich sollten muskelkräftigende körperliche Aktivitäten an mindestens zwei Tagen pro Woche (ca. 30 Minuten) durchgeführt werden.

Diese Empfehlungen gelten zudem für Erwachsene mit chronischen, aber die Mobilität nicht einschränkenden Erkrankungen, bei denen keine spezifischen Kontraindikationen vorliegen.

Eine halbe Stunde tägliches ausdauerorientiertes Training ist eine gute Richtgröße. Wenn Sie aber lieber etwas länger trainieren und dafür nicht so oft, ist das ebenso gut, wobei ein Ausdauertraining mindestens dreimal pro Woche durchgeführt werden sollte und die Pausengestaltung eine Rolle spielt. Je nach Belastbarkeit kann die Strecke oder die Wattleistung angepasst werden.

Wie kann die praktische Umsetzung aussehen? Hier einige Beispiele:

- Machen Sie morgens 10 Minuten Übungen nach Wahl.
- Steigen Sie zwei, drei Stationen früher aus dem Bus aus und gehen Sie zügig den Rest des Weges zu Fuß.
- Sie können vielleicht auch mit dem Fahrrad zur Arbeit fahren.
- Falls sich etwas anbietet, können Sie sich zu einem Sportkurs anmelden, z. B. an der Volkshochschule oder bei einem Verein.
- Benutzen Sie die Treppe und nicht den Aufzug.

Wahrscheinlich haben Sie aber auch schon einmal die Erfahrung gemacht, sich nach einem ausgedehnten Spaziergang wohl und ausgeglichen zu fühlen. Also worauf warten Sie? Es lohnt sich!

Übungen und Wochenplan

Für einen bewegten Start in den Tag müssen Sie nicht gleich das Fitnessstudio aufsuchen. Es genügen ein paar Übungen gleich am Morgen, um den Kreislauf in Schwung zu bringen. Dehnen und Strecken Sie sich, um beweglich zu bleiben und Verspannungen der Muskulatur vorzubeugen. Lockern Sie die Gelenke und mobilisieren Sie die Wirbelsäule.

Für den Morgen

- Recken und strecken Sie sich. Das kann noch im Bett passieren oder direkt nach dem Aufstehen im Stand.
- Kreisen Sie die Handgelenke, Arme und Fußgelenke.
- Begeben Sie sich auf einer Decke in den Vierfüßlerstand und machen Sie abwechselnd einen Katzenbuckel und ein kleines Hohlkreuz.
- Nehmen Sie einen schulterbreiten Stand ein, das Gewicht auf den Füßen ist gleichmäßig verteilt. Kreisen Sie das Becken, als wollten Sie mit ihm unter sich einen Kreis zeichnen. Vielleicht erinnern Sie sich an Hula-Hoop.
- Wippen Sie im Stehen auf den Füßen: abwechselnd auf die Zehenspitzen und Fersen. Achten Sie darauf, das Gesäß dabei nicht rauszustrecken (siehe Übung 8, Seite 184).
- Machen Sie 3 × 10 Kniebeugen (siehe Übung 5, Seite 182).
- Machen Sie drei Vorbeugen: Dabei nehmen Sie einen hüftbreiten Stand ein. Mit der Einatmung strecken Sie die Arme über die Seiten nach oben und mit der Ausatmung senken Sie die Arme und lassen den Oberkörper nach vorn hängen. Die Beine bleiben gestreckt, sodass die Beinrückseite gedehnt wird.
- Zum Schluss nehmen Sie drei tiefe Atemzüge durch die Nase, sodass sich Brustraum und Bauch merklich füllen. Ausatmend lösen Sie Spannung.

Nach der Arbeit (geringe Intensität)

30 Minuten ausdauerorientierte Bewegung (wichtig ist dabei die Pulsfrequenz, siehe »Merke: Faustregel zur Berechnung des Trainingspulses«, Seite 189): z. B. drei Stationen später in den Bus steigen, mit dem Fahrrad zur Arbeit und zurück fahren, auf dem Weg nach Hause noch eine Runde durch den Park gehen.

Nach der Arbeit (mittlere Intensität)

45 Minuten ausdauerorientierte Bewegung: z. B. Walking, Nordic Walking, Schwimmen: ein intensives Training im Trainingspulsbereich (wichtig ist dabei die Pulsfrequenz, siehe »Merke: Faustregel zur Berechnung des Trainingspulses«, Seite 189).

Für das Wochenende

30 Minuten durch den Wald, über Felder, in der Natur zügig spazieren gehen.

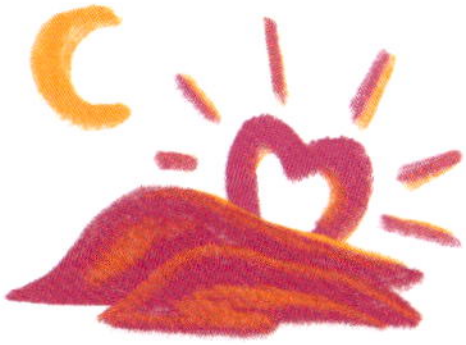

Für den Abend

Nach dem Ankommen zu Hause, während der Nachrichten im Fernsehen oder vor dem Abendessen können Sie eine kurze Bewegungsübung (ca. 10 Minuten) durchführen. Wir empfehlen eine Auswahl von jeweils drei der auf den folgenden Seiten vorgestellten Übungen.

Für den späteren Abend und das Wochenende

15 Minuten Entspannung nach Wahl, z. B. Progressive Muskelentspannung, Autogenes Training oder Atemübungen.

Anhand von zwei Beispiel-Wochenplänen (Seite 178) sehen Sie, wie sich die Empfehlung zur gesunden Bewegung umsetzen lässt. Im ersten Plan werden kürzere Einheiten geringerer Intensität fast jeden Tag durchgeführt, was zusammen 180 Minuten mit niedriger Intensität entspricht. Mit dem zweiten Plan können Sie sich für drei Trainingseinheiten mit höherer Intensität entscheiden, also z. B. für Schwimmen oder Walking. Beide Varianten entsprechen den Empfehlungen für gesunde Bewegung und sind aus medizinischer Sicht sinnvoll. Sie haben also viele verschiedene Möglichkeiten, die Bewegung in Ihren Alltag zu integrieren!

Ausdauertraining geringer Intensität: wird täglich in den Ablauf integriert

Montag (60 Minuten)	Dienstag (60 Minuten)	Mittwoch (60 Minuten)	Donnerstag (60 Minuten)	Freitag (60 Minuten)	Samstag (5 Minuten)	Sonntag (35 Minuten)
					–	SA SO
Übung 1, 6, 7	Übung 2, 9, 10	Übung 3, 6, 8	Übung 1, 7, 9	Übung 2, 8, 10	–	–
					–	–

Ausdauertraining mittlerer Intensität: 3 × in der Woche als eigenständige Aktivität

Montag (75 Minuten)	Dienstag (30 Minuten)	Mittwoch (75 Minuten)	Donnerstag (30 Minuten)	Freitag (30 Minuten)	Samstag (60 Minuten)	Sonntag (20 Minuten)
	–		–	–		
Übung 1, 4, 5	Übung 2, 6, 7	Übung 3, 9, 10	Übung 1, 4, 8	Übung 2, 5, 6	Übung 3, 7, 9	–
					–	–

* Es muss nicht jedes Mal die gleiche Art von Ausdauertraining sein. Möglich ist z. B. in der Woche nach der Arbeit Walking und am Wochenende Schwimmen, ganz wie es in den Tagesplan passt und Spaß macht.

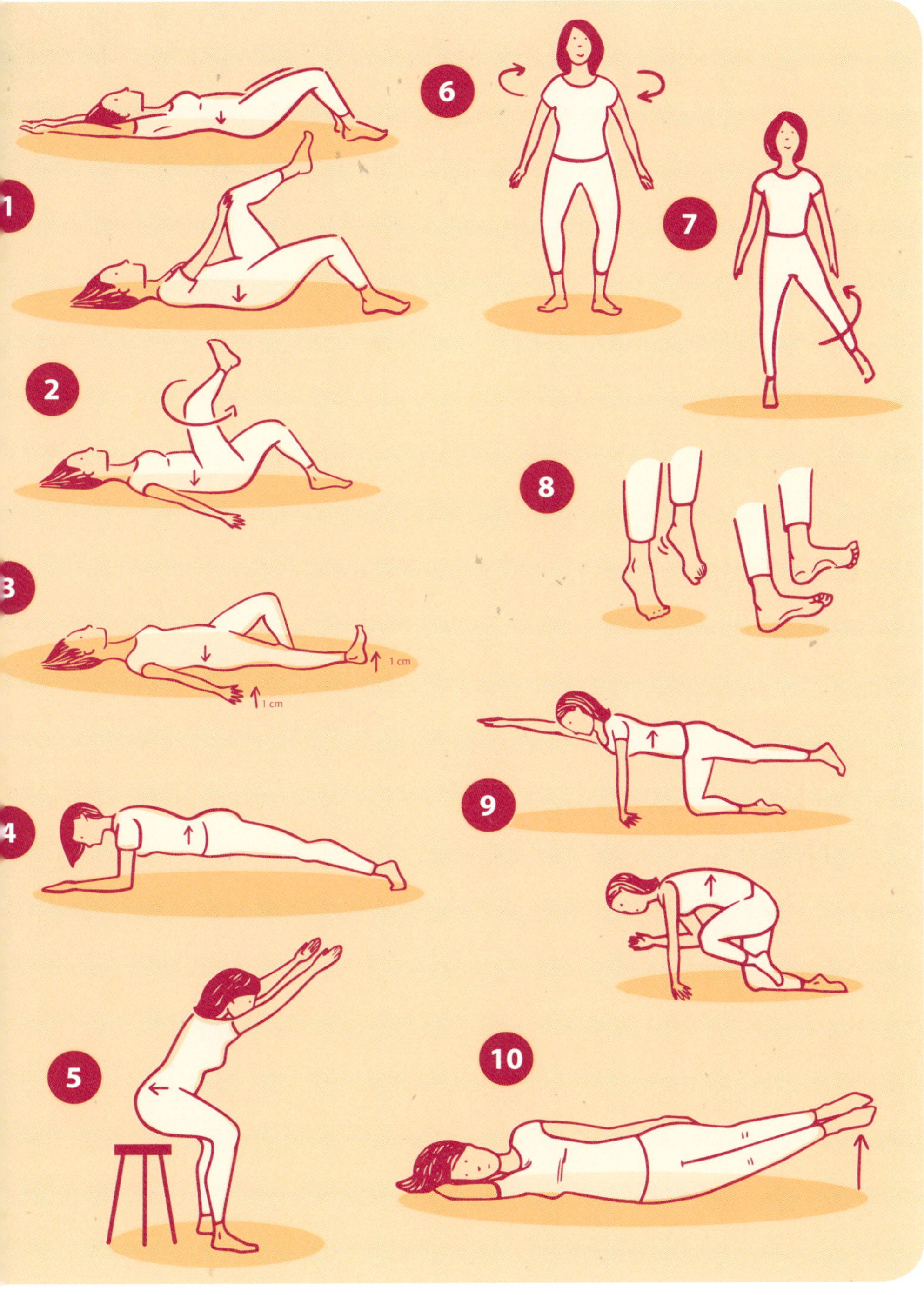

Alle Übungen im Überblick

Übung 1

1. Legen Sie sich auf den Rücken.
2. Ziehen Sie als Erstes den Bauchnabel zur Wirbelsäule. Stellen Sie sich dabei vor, eine enge Hose anzuziehen (= Bauchspannung aktivieren).
3. Kippen Sie dabei das Becken nach vorn.
4. Denken Sie daran, den Atem gleichmäßig durch die Nase fließen zu lassen. Die Atmung nicht anhalten (und auch nicht pumpen oder pressen), sondern den Atem fließen lassen.
5. Die Spannung halten, die rechte Hand und das linke gebeugte Bein bei der Ausatmung aufeinander zubewegen.
6. Bringen Sie beim Einatmen Arm und Bein wieder in die Ausgangsposition zurück.
7. Machen Sie 3 Serien mit je 15 Wiederholungen auf jeder Seite im Wechsel. Dazwischen pausieren Sie 30 Sekunden.
8. Wechseln Sie dann die Seiten, Sie führen also die linke Hand zum rechten Knie.

Übung 2

1. Legen Sie sich auf den Rücken.
2. Aktivieren Sie die Bauspannung.
3. Kreisen Sie nun das rechte Bein leicht gebeugt nach außen.
4. Machen Sie 3 Serien mit je 15 Wiederholungen auf jeder Seite im Wechsel.

Übung 3

1. Legen Sie sich auf den Rücken.
2. Aktivieren Sie die Bauchspannung.
3. Strecken Sie das rechte Bein ca. 1 cm über dem Boden, den linke Arm ebenso.
4. Halten Sie die Position 20 Sekunden und wiederholen Sie sie 10-mal.
5. Wechseln Sie dann die Seiten.

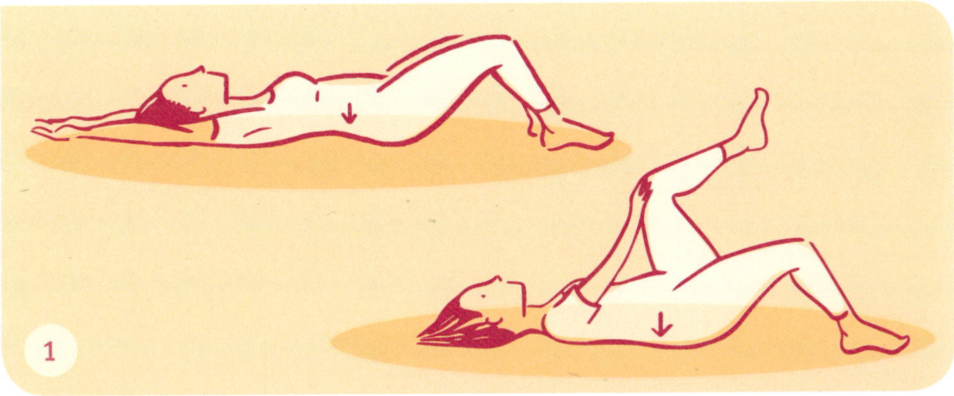
1

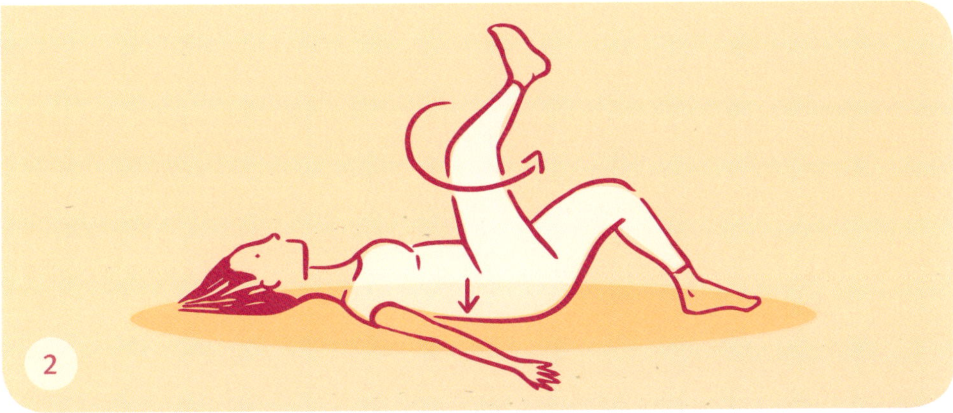
2

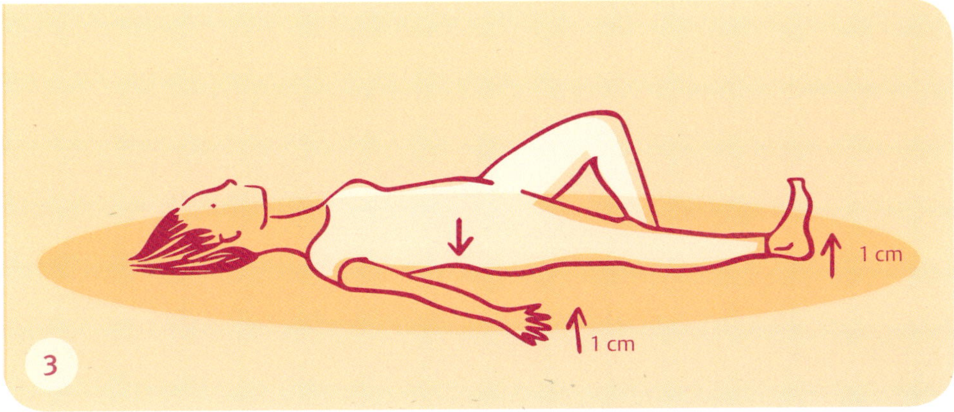
1 cm
1 cm
3

Übung 4

1. Begeben Sie sich in Bauchlage und legen Sie die Hände mit der Handinnenfläche nach unten neben die Ohren, die Ellenbogen sind dabei eng am Oberkörper.
2. Ziehen Sie als Erstes den Bauchnabel zur Wirbelsäule. Stellen Sie sich dabei vor, eine enge Hose anzuziehen.
3. Stemmen Sie sich mit der Ausatmung wie ein Brett im Unterarmstütz nach oben.
4. Halten Sie die Position 5–10 Sekunden und wiederholen Sie sie 10-mal mit ca. 30 Sekunden Pause dazwischen.

Übung 5

1. Stellen sie sich 30 cm vor eine Bettkante oder einen Stuhl.
2. Bringen Sie dann Ihr Gesäß weit nach hinten und bis kurz über die Bettkante, es sollten immer die Zehenspitzen zu sehen sein und die Knie zeigen gerade nach vorn.
3. Machen Sie 3 Serien mit je 10 Wiederholungen. Pausieren Sie zwischendurch mindestens 30 Sekunden und maximal eine Minute.

Übung 6

1. Nehmen Sie einen breiten, festen Stand ein und beugen Sie die Knie leicht.
2. Rotieren Sie den Oberkörper locker nach links und rechts, die Arme pendeln mit.
3. Rotieren Sie locker 20-mal insgesamt. Wenn Sie zu Schwindel neigen, machen Sie die Übung tagesformabhängig.

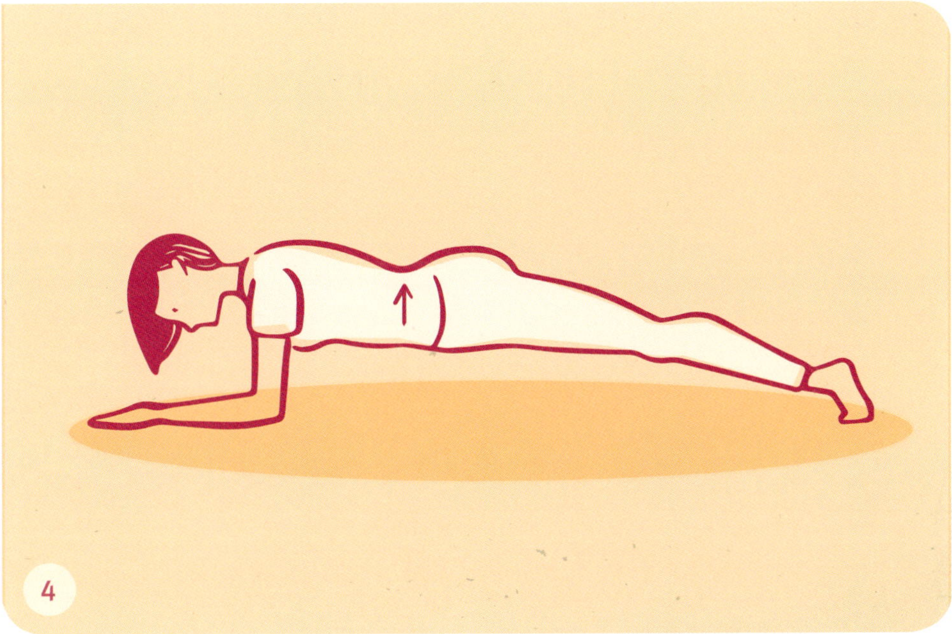
4

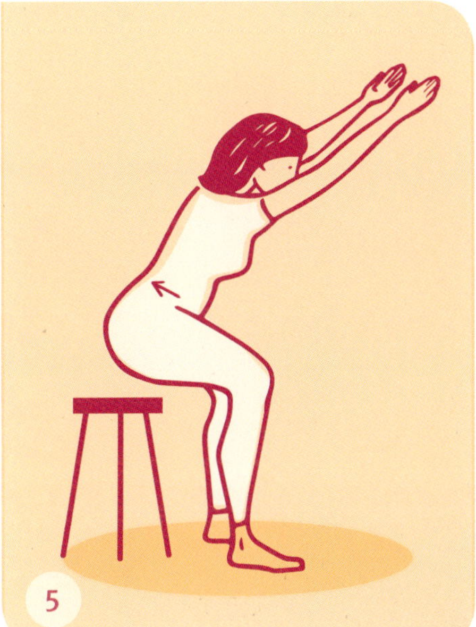
5

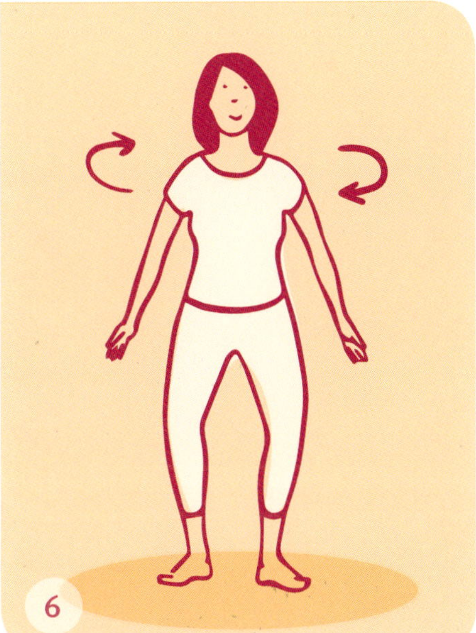
6

Übung 7

1. Stellen Sie sich aufrecht hin in hüftbreitem Stand.
2. Aktivieren Sie die Bauchspannung.
3. Kommen Sie auf Ihrem linken Bein stabil zum Stehen. Das rechte Bein führen Sie langsam über die Seite nach vorn, kurz auftippen und die Bewegung dann andersherum machen. Wiederholen Sie das Ganze 10-mal.

Übung 8

1. Stellen Sie sich aufrecht hin.
2. Laufen Sie 30 Sekunden auf den Fersen auf der Stelle.
3. Danach laufen Sie 30 Sekunden auf den Zehenspitzen auf der Stelle.

Übung 9

1. Gehen Sie in den Vierfüßlerstand.
2. Aktivieren Sie die Bauchspannung.
3. Strecken Sie dann den rechten Arm auf Schulterhöhe nach vorn und das linke Bein auf Hüfthöhe nach hinten.
4. Mit der Ausatmung winkeln Sie Arm und Bein an und führen so den rechten Ellbogen in Richtung linkes Knie und werden rund dabei.
5. Mit der Einatmung kommen Sie zurück in die Ausgangsposition.
6. Stellen Sie Hand und Bein wieder ab und wechseln Sie die Seite.
7. Führen Sie die Übung je 3-mal mit 10 Wiederholungen auf jeder Seite aus.

Übung 10

1. Begeben Sie sich in Seitlage und lassen Sie die Beine ausgestreckt. Legen Sie Ihren Kopf dabei entspannt auf dem Arm ab.
2. Aktivieren Sie die Bauchspannung.
3. Mit der Ausatmung heben Sie beide Beine an.
4. Wechseln Sie dann die Seite.
5. Wir empfehlen 3 Serien zu je 12, 9 oder 7 Wiederholungen auf jeder Seite.
6. Kleiner Tipp: ein kleines Kissen unter der Hüfte lagern, damit diese nicht schmerzt.

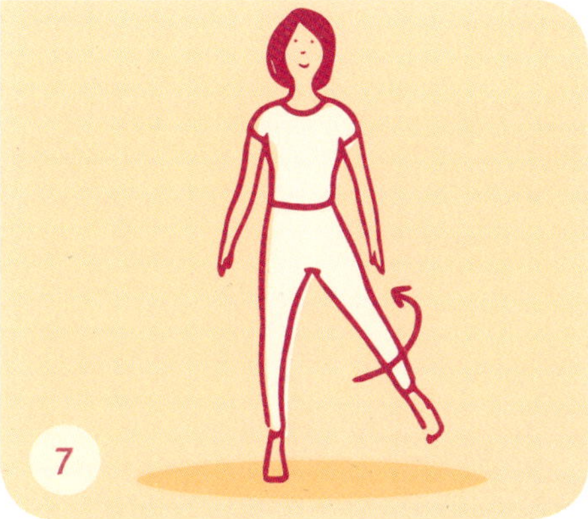
7

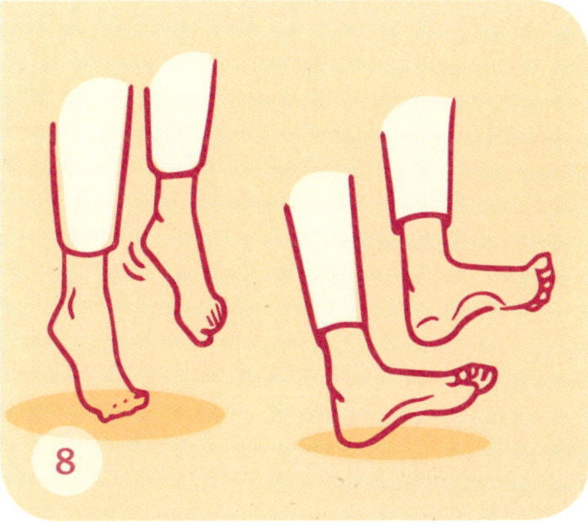
8

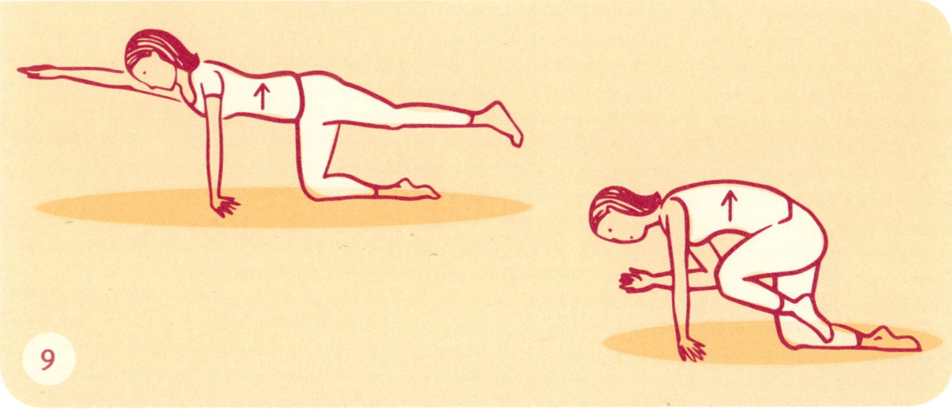
9

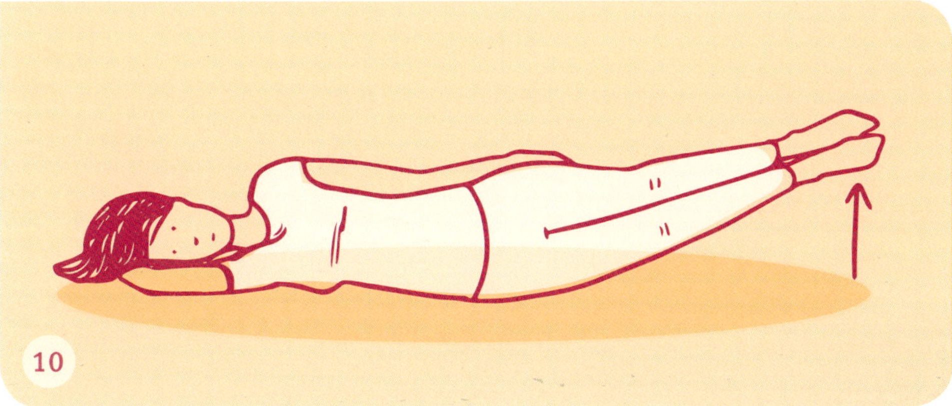
10

Einige Tipps, um Bewegung für Herz und Seele in Ihren Alltag einzubauen:

- Überlegen Sie zunächst, welche Art von Bewegung Ihnen Spaß machen würde.
- Bedenken Sie, dass Sie einige Jahre älter geworden sind. Wenn Sie längere Zeit nicht aktiv waren, ist Ihre Kondition deutlich schlechter als damals. Fangen Sie langsam an und steigern Sie behutsam. Während eines effektiven Ausdauertrainings sollte man noch sprechen können. Wenn das nicht geht, reduzieren Sie Tempo und Intensität!
- Überprüfen Sie, was sich gut in Ihren Alltag integrieren lässt. Ohne Zeitaufwand wird sich Selbstfürsorge nicht realisieren lassen. Die in Bewegung investierte Zeit führt aber dazu, dass Sie im Alltag ausgeglichener sind und berufliche und private Belastungen besser bewältigen können.
- Probieren Sie mögliche Aktivitäten erst zwei- oder dreimal aus, bevor Sie sich entscheiden.
- Machen Sie sich Ihren Wochenplan (Seite 177) – das erhöht die Wahrscheinlichkeit, dass Sie am Ball bleiben.
- Übernehmen Sie den Wochenplan in Ihren Terminkalender oder nutzen Sie die Erinnerungsfunktion Ihres Smartphones. Termine für Ihre Gesundheit sollten Sie genauso ernst nehmen wie berufliche Termine!
- Lassen Sie sich nicht entmutigen, wenn es mal nicht klappt. Machen Sie in stressigen Zeiten wenigstens ein reduziertes Programm – hören Sie nicht ganz auf mit der Bewegung. Es ist viel leichter, wieder aufzustocken, als nach einer längeren Pause neu anzufangen.
- Reines Ausdauertraining hilft dem Herzen und schützt vor Depression. Nach unserer Erfahrung erreichen Sie aber langfristig mehr für Ihre Gesundheit und auch Ihre Lebensqualität, wenn Sie die Bewegungsübungen mit der Körperwahrnehmung (Seite 193) verbinden.

Was ist Bewegungstherapie?

Bewegungstherapie ist eine wichtige Säule in der Prävention, Rehabilitation und Nachsorge bei kardiologischen Erkrankungen. Sie wird in kardiologischen und psychosomatischen Kliniken angeboten, aber auch ambulant als Rehasport

Luft und Bewegung sind die eigentlichen Geheimen Sanitätsräte

Theodor Fontane (1819–1898)

Herzsportgruppen

Ein schönes Angebot unseres Gesundheitssystems zur Unterstützung der Bewegungsförderung sind die Herzsportgruppen. Sie haben eine Gruppengröße von maximal 20 Teilnehmern und werden von einem Arzt begleitet. In den 60–90 Minuten werden Übungen angeleitet, die das Gleichgewicht, die Koordination und Beweglichkeit ansprechen. Dazu kommen Spiele wie z. B. Volleyball und das Ausdauertraining (meistens mittels Fahrrad-Ergometer). Abgerundet wird das Training durch Entspannungsübungen. Unter Beobachtung des Arztes lernen die Teilnehmer, die Herzfrequenzanpassung nach oben und unten wahrzunehmen, sich selbst einzuschätzen und einen Umgang mit diesen körperlichen Reaktionen zu üben.
Weitere Inhalte der Herzsportgruppen sind jährliche Erste-Hilfe-Kurse mit dem Partner zusammen. Der Austausch mit Betroffenen in der Gruppe ist eine weitere unbezahlbare Säule der Herzsportgruppen. Sich wöchentlich zu treffen ist den Teilnehmern unglaublich wichtig und die Gruppe wächst mit der Zeit immer mehr zusammen.
Wenn Sie Interesse an einer Herzsportgruppe haben, fragen Sie Ihren Hausarzt, Internisten oder Kardiologen. Natürlich finden Sie die Angebote der Vereine und Kliniken auch im Internet.

oder in Form der bewährten Herzsportgruppen. Schwerpunkte der Bewegungstherapie sind:

- Verbesserung der Flexibilität und Beweglichkeit
- Programme zu Koordination und Körperwahrnehmung
- Übungen zur Verbesserung der Kraft und Ausdauer

Es geht um das Erleben und Erlernen von günstigen Bewegungsabläufen und dosierter Belastung zur Förderung eines positiven Lebensstils. Innerhalb einer Stunde der Bewegungstherapie treten für einige Teilnehmer unerwartete Herausforderungen auf, die gemeinsam mit dem Therapeuten meistens gelöst werden können. Häufig werden unerwartete Fähigkeiten wiederentdeckt, was immer eine positive Wirkung hat. Das Üben in der Gruppe motiviert zusätzlich und es bleibt immer Raum für Kommunikation. Vor allem sollte das, was man gerade tut, Freude machen.

Bewegung ist nicht jedermanns Sache, gerade hier ist der Austausch wichtig. In den örtlichen Rehasportgruppen ist das wöchentliche Treffen von größter Bedeutung. Die Übungen, Spiele, und das Ausdauertraining werden gemeinsam durchgeführt. Sich jede Woche zu sehen und zu reden, hat dann noch eine ganz andere Qualität nach solch einem Ereignis – keiner ist allein damit. Die Einheiten können unterschiedlich aufgebaut sein, je nach Zielsetzung/Schwerpunkt oder Wetter, und können an unterschiedliche Belastungsmöglichkeiten sowie Bedürfnisse angepasst werden. Gerade in den Herzsportgruppen wird der Nutzen regelmäßiger Bewegung mit dem Effekt sozialer Unterstützung kombiniert.

Ziele der Bewegungstherapie

Wie oben erwähnt soll die Bewegungstherapie auf eine Förderung eines positiv bewegten Lebensstils abzielen und dabei helfen, wieder in den Alltag zurückzukehren, sowie einen festen Termin zur Anleitung von Übungen bieten. Als Therapeuten möchten wir außerdem Freude an diesen Dingen und Begeisterung vermitteln. Was Sie gern tun und was guttut, tun Sie bestimmt wieder. Regelmäßiges Training ist eine Notwendigkeit, dabei muss es nicht in langweiliger Routine ausarten. Interessant ist, dass fast jeder Herzsportteilnehmer, den wir kennengelernt haben, zudem einen Fahrrad-Ergometer besitzt und auch wirklich täglich damit eine halbe Stunde übt. In der Herzsportgruppe kann, je nach Trainingssituation, die Intensität des Trainings variiert und angepasst werden. Die Vermittlung von dosierter Steigerung und wirklich effektivem Training ist ein weiterer Schwerpunkt.

Die Psychokardiologie ruht vor allem auf vier Säulen:
- Ausdauertraining
- Körperwahrnehmung
- meditativen Bewegungstechniken
- Entspannung

Zum Ausdauertraining gehören u. a. Walking, Ergometer-Training, Aqua-Gymnastik, Schwimmen, Joggen, Radfahren, jeweils ab 30 Minuten Dauer bei entsprechendem Trainingspuls.

Weitere Angebote der Bewegungstherapie sind u. a. Pilates, Yoga und Übungen

Das Wichtigste in Kürze

In der Bewegungstherapie geht es um Folgendes:
- Freude an der Bewegung (wieder) zu entdecken und zu lernen, wie man Bewegung in seinen Alltag einbauen kann
- die verschiedenen Möglichkeiten von Kraft-, Ausdauer- und Bewegungsübungen kennenzulernen und sein eigenes Bewegungsprogramm zusammenzustellen
- Körperwahrnehmung und Selbstfürsorge miteinander zu verbinden und achtsam mit dem eigenen Körper zu sein

zur Mobilisierung und Kräftigung des gesamten Stützapparates und Verbesserung der Haltung. Bewegungsspiele sind z. B. Federball, Volleyball oder Koordinationsspiele.

Meditative Techniken und Entspannung beschreiben wir ausführlich im Kapitel »Entspannung« (Seite 196).

Ausdauertraining

Wenn Sie in einer Reha waren, haben Sie wahrscheinlich das Ausdauertraining mit dem Ergometer kennengelernt. Dabei handelt es sich um ein halbstündiges Programm, bei dem Sie mit einer vorher mit dem Arzt gemeinsam festgelegten Wattleistung Fahrrad fahren. Es ist ein langandauerndes Training bei moderater Belastung wie auch Walking, Nordic Walking, Joggen, Radfahren und wenn höhere Belastungen aus herzmedizinischer Sicht gut möglich sind, auch Wassergymnastik, Schwimmen u. ä.

Nach dem Training sollte sich eine angenehme Ausgeglichenheit einstellen. Sind Sie danach völlig kaputt, wollten Sie vielleicht doch zu viel. Könnten Sie locker noch eine halbe Stunde weitermachen, war es wohl zu wenig. Ein häufiges Einsteigerproblem ist die Dauer und die Intensität des Trainings. Wir gehen zu schnell los und uns fehlt schon nach kurzer Zeit die Puste oder die Kraft. Zu Beginn lohnt es sich, das Training erst einmal etwas langsamer zu starten und das Tempo nach und nach zu steigern. Wichtig ist es, die Zeitspanne zu schaffen. Der Trainingspuls hilft, das Tempo einzupendeln, und es entsteht ein Rhythmus zwischen dem Atem, den Schritten und dem Schwung der Arme. Das Ausdauertraining benötigt also eine bestimmte Beanspruchung, die über die Herzfrequenz berechnet wird. Ein einfaches Spazierengehen ist gut, ein ausdauerorientiertes Training bedeutet aber, eine Kleinigkeit mehr zu geben, damit sich ein gewünschter Effekt einstellt.

Merke: Die Faustregel zur Berechnung des Trainingspulses lautet: 180 Pulsschläge pro Minute minus Lebensalter – bei Gesunden. Liegt eine Herzerkrankung vor, sollte die Trainingsfrequenz mit dem Kardiologen besprochen und bei den Untersuchungen angepasst werden. Falls Sie den Pulsschlag verlangsamende Medikamente wie z.B. Betablocker einnehmen, wird Ihr optimaler Trainingspuls etwas niedriger liegen.

Wenn Sie nach einigen Jahren der Inaktivität wieder neu mit dem Ausdauertraining anfangen wollen, ist es sinnvoll, vorher einen Check-up beim Arzt durchführen zu lassen – auch um z. B. durch eine Untersuchung auf dem Fahrrad-Ergometer Ihre Fitness zu ermitteln.

Das regelmäßige Steigern der Wattleistung stellt sich meistens ganz von allein

ein, weil die Kondition sich verbessert, und ist notwendig für eine weitere Steigerung der Alltagsbelastung. Diese Belastung kann auf einem Fahrrad-Ergometer wunderbar sanft und gut dosiert gesteigert werden.

Die Herzfrequenz kann sehr schön über Uhren mit Pulsmesser verfolgt werden, kleine Schwankungen sind hierbei normal. Für das Training ist auch eine kleine Erwärmungs- und Entspannungsphase angenehm. Langsam über die ersten Minuten die Wattzahl steigern und am Ende wieder reduzieren, damit der Körper Zeit hat, sich anzupassen. Während des Trainings sollte man sich nach der Herzfrequenz, nicht nach der Wattleistung richten. Nach geraumer Zeit stellt sich ein Gefühl für die »richtige« Belastung ein. Ab diesem Moment kann es Sinn ergeben, nicht dauernd auf die Pulsuhr zu schauen, sondern seine Umgebung – vor

Wattleistungen alltäglicher und sportlicher körperlicher Aktivitäten

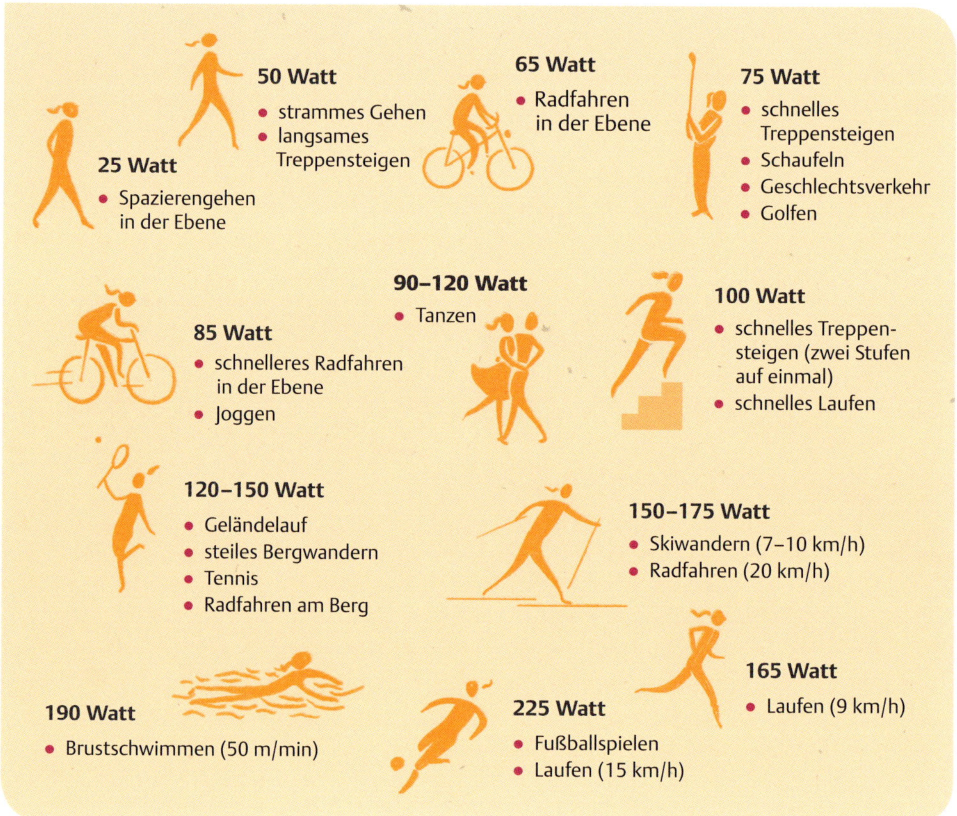

Ohne Pause kein Wachstum

Hier sei das Prinzip der Superkompensation erwähnt, das kurz gesagt bedeutet: ohne Pause kein Wachstum. Es sagt aus, dass der Körper nach einer körperlichen Belastung während einer Erholungsphase (Regeneration) nicht nur die gleiche Leistungsbereitschaft wiederherstellt, sondern dass der Körper über das ursprüngliche Niveau zusätzliche Energie bereitstellt und für eine gewisse Zeit halten kann. Es geht um ein moderates Training, je nach Situation langsam angepasst, sodass der Körper jederzeit die Chance bekommt, darauf reagieren zu können, aber auch aus seiner Komfortzone herauszukommen.

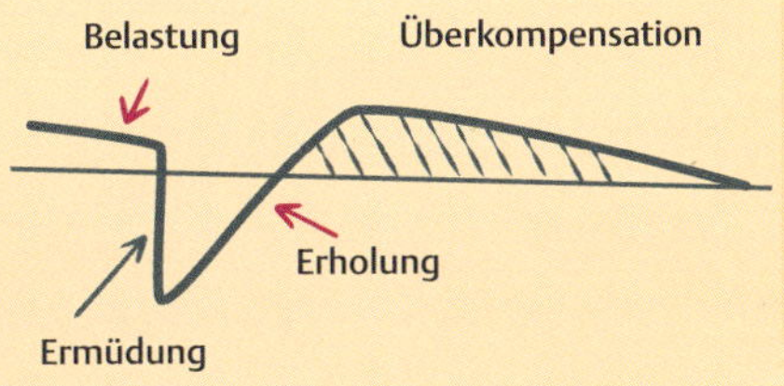

allem beim Training draußen – mehr wahrzunehmen.

Die Wattleistung und der Trainingspuls werden bei kardiologischen Vorerkrankungen mithilfe eines Belastungs-EKGs ärztlich festgelegt. Ein daran angepasstes regelmäßiges Training verbessert – langsam aber stetig – die Belastbarkeit. Während der Besuche beim Kardiologen kann dann eine Anpassung des Trainings besprochen werden. Die Wattleistung kann in relativ kleinen und somit sanften Schritten angepasst und je nach Tagesform verändert werden. Zur Verdeutlichung schauen Sie sich bitte die Abbildung zu den Wattleistungen (siehe Seite 190) an. Hier wird gut sichtbar, welche Tätigkeit welcher Belastung in Watt gemessen entspricht.

Der »hohe« Zeitaufwand kostet viele erst einmal Überwindung und stellt oft die größte Hürde dar. Die Tagesstruktur »muss« an ein Training angepasst werden. Der Anteil an Bewegung kann dann einen festen und höheren Stellenwert bekommen. Der Preis ist eine höhere Lebensqualität, mehr Ausdauer, verbesserte Konzentration und Reaktion und mehr Flexibilität sowie Gelassenheit.

Merke: Die Ausdauer zu trainieren heißt, dies regelmäßig zu tun. Gut wären mindestens zwei bis drei Einheiten in der Woche von wenigstens einer halben Stunde.

Die Motivation finden und bewahren

Manchmal kann es einem aber auch nach dem Lesen eines solchen Kapitels über die Wichtigkeit von Bewegung so richtig schlecht gehen. Wie soll man das denn bewältigen? »Ich muss doch den ganzen Tag schon arbeiten! Wie soll ich mich da denn auch noch bewegen?« – »Die haben gut reden – ich hab doch dauernd Schmerzen im Rücken und in der Hüfte.« Diese und ähnliche Sätze kann man oft hören, wenn es um die Empfehlung zur Bewegung geht. Und das ist natürlich auch verständlich.

Hier kann es immens wichtig sein, die Worte »Ja, aber …« wegzulassen und mal das Wort »trotzdem« ins Spiel zu bringen. Manche Beschwerden, die einen von Bewegung abhalten, wie z. B. Rückenschmerzen, werden in der Realität durch Bewegung besser. Eine nach ärztlicher Untersuchung festgelegte Dosis der Bewegung tut gut. Aber das wissen wir ja nun schon. Mal ganz ehrlich – manchmal kann es auch richtig guttun, mal bewusst auf die Bewegung zu verzichten. Wenn Sie es aber ausprobieren, dann sehen Sie, dass Bewegung, z. B. nach einem langen Arbeitstag, viel wacher macht als ein kurzes Schläfchen.

Die Vorgaben, die hier und auch an anderer Stelle gemacht werden, können natürlich nicht immer eingehalten werden. Nicht oft genug können wir aber sagen, wie wichtig jede Form der Bewegung ist. Gehen Sie ein Stück, benutzen Sie Treppen, machen Sie Gartenarbeit oder am Wochenende einen schönen Spaziergang. All das ist Bewegung und tut gut. Allerdings ist es kein Ausdauertraining.

Auch körperliche Widrigkeiten wie Übergewicht oder Gelenkbeschwerden müssen einen nicht von Bewegung abhalten, wenn man nur die richtigen Bewegungsformen findet. So kann sich z. B. ein übergewichtiger Mensch oder jemand mit Gelenkbeschwerden bei der Wassergymnastik »wie ein Fisch im Wasser fühlen«. Jemand, der sagt, dass es mit dem Joggen wegen der Knie nicht mehr so richtig klappt, könnte ja auch mal das Nordic Walking ausprobieren. Die Zeit, in der man sich wegen der komischen Stöcke schämen musste, ist nun wirklich schon lange vorbei. Ein guter Start kann es sein, einfach für sich die richtige Bewegungsform zu finden. Und wir müssen in keiner Weise den fantastischen Werbebildern von beim Training richtig »ausgepowerten« und schwitzenden schlanken schönen Menschen folgen. Jede und jeder kann die Form von Ausdauertraining finden, die genau passt und dann auch Spaß macht. Versuchen Sie diese Erfahrung in Ihr Leben zu lassen und wenn man dann mal keine Lust hat – dann ist das auch in Ordnung.

Körperwahrnehmung

In der Bewegungstherapie ist es ein weiteres Ziel, Belastungen einschätzen zu lernen, Körperreaktionen einzuordnen und damit entsprechend umzugehen. Es geht nicht nur darum, Übungen stupide auswendig zu lernen und zu Hause nachzumachen oder zu schauen, wo Defizite sein könnten. Über ganzheitliche Übungen mit geöffneten und geschlossenen Augen soll der Körper noch einmal neu kennengelernt werden – wertfrei. Während der Übungen werden Haltungen eingenommen, die einen stabilen Stand ermöglichen, aber auch für eine stabile innere Haltung stehen und damit eine positive Wirkung auf das Selbstbild haben.

Dies ist oft schwieriger zu vermitteln als z. B. die korrekte Durchführung des Fahrrad-Ergometertrainings. Gerade hier ist eine längere Begleitung durch einen Bewegungstherapeuten, wie sie z. B. in der Rehabilitation oder in einer Herzsportgruppe möglich ist, sinnvoll und hilfreich.

In der Arbeitswelt ist es nicht leicht, auf Vorwarnzeichen zu achten. Diese werden häufig erst sehr spät wahrgenommen. Wird ein solches Vorwarnzeichen bemerkt, sind viele Betroffene irritiert und zu Recht verunsichert. Eine gute Körperwahrnehmung hilft, Anzeichen von Anspannung und Stress rechtzeitig zu erkennen und »harmlose« Körpersignale von echten Warnhinweisen zu unterscheiden.

Dies kann durch ein achtsames In-sich-Hineinspüren während der oben genannten Übungen erfolgen. Hilfreich sind aber auch Techniken aus der meditativen Bewegungstherapie, also Übungen aus dem Qigong, dem Tai-Chi sowie dem Yoga. Bevorzugt werden sollten Techniken, die versuchen, Herzschlag, Atem, den Geist und die Bewegung in Einklang zu bringen. Aus dem westlichen Kulturkreis wäre hier die funktionelle Entspannung nach Marianne Fuchs zu nennen. In unseren beiden Beispiel-Wochenplänen (Seite 177) haben wir an jedem Morgen eine kleine Übung empfohlen, die sowohl die Beweglichkeit fördert als auch die Körperwahrnehmung. Wir möchten Ihnen diese Übungen sehr für den Start in den Tag ans Herz legen, denn es macht einen Unterschied, ob man nach dem Weckerklingeln direkt aufspringt und sozusagen »auf Autopilot« in seine tägliche Routine verfällt oder ob man sich die Zeit nimmt, achtsam auf sich und seinen Körper zu hören.

Meditative Bewegungstherapie

Hierzu gehören Yoga, Qigong oder Tai-Chi. Die Abfolgen von Haltungen der Bewegungs- und Konzentrationstechniken bringen den Geist, den Atem, den Herzschlag und die Bewegung in Einklang und sorgen für ein inneres wie äußeres

Gleichgewicht. Dabei ist Yoga eine eher körperbetonte Übungsform, die nicht für alle Herzpatienten geeignet ist. Qigong und Tai-Chi ermöglichen eher eine Entspannung für alle.

Fallbeispiel

Johannes M.

Mit den Körperwahrnehmungsübungen konnte Johannes zunächst gar nichts anfangen. Bisher war er immer in Hektik und Stress durch seinen Alltag gerast und hatte es eher vermieden, auf seinen Körper zu achten. Als er in der Rehaklinik in der Bewegungstherapie lernte, mehr in sich hineinzuspüren, war dies zunächst nicht angenehm. Er merkte, wo er überall verspannt war und es wehtat, und das ärgerte ihn. Er wollte sich sogar von diesem Teil der Bewegungstherapie befreien lassen. Nur im Ergometer-Training wollte Johannes noch bleiben, das sei doch etwas Konkretes. Die Bewegungstherapeutin konnte ihn überzeugen, noch etwas durchzuhalten. Seine Ärztin verordnete ihm zunächst passiv-entspannende Behandlungen wie Hydrojet und Moorpackung. Hier lernte er erstmals seit Langem wieder, ein positives Körpergefühl zu spüren. Bald merkte er auch, dass sich nach dem Walking ein angenehmes Gefühl der Wärme in seinem Körper ausbreitete, und er begann neugierig zu werden darauf, wie sich sein Körper in verschiedenen Situationen anfühlt.

Fallbeispiel

Charlotte P.

» *Für Charlotte war es wichtig, im Ergometer-Training wieder Vertrauen zu ihrem Herzen zurückzugewinnen. Die EKG-Kontrolle und die ständige Erreichbarkeit eines Arztes gaben ihr die Sicherheit, sich so weit anzustrengen, dass sie ihr Herz stärker klopfen spürte. Früher hätte sie an dieser Stelle sofort aufgehört, aber jetzt dachte sie: »Die werden schon aufpassen, dass du dich hier nicht umbringst!« Nach drei Wochen merkte sie, dass ihre Kondition deutlich besser wurde. Schließlich traute sie sich, in der Bewegungstherapie beim Volleyballspiel mitzumachen. Ganz erstaunt stellte sie nach einer Spieleinheit fest, dass sie gar nicht mehr auf ihr Herz geachtet hatte. In der Körperwahrnehmung ging es für sie vor allem darum, den Unterschied zwischen den Gefühlen und Sensationen im Brustkorb bei Angst, Ärger und Anspannung wahrzunehmen und diese wiederum von den Symptomen des Infarkts zu unterscheiden, an die sie sich noch gut erinnern konnte. Am Ende der psychokardiologischen Rehabilitation war es ihr sehr wichtig, gelernt zu haben, dass das Spüren von Symptomen im Brustkorb nicht immer gleich »Gefahr!« bedeutete, sondern viel öfter mit ihren Gefühlen und ihrem Befinden zusammenhing und sich gut als Kompass im Alltag einsetzen ließ.* «

Das Wichtigste in Kürze

- Eine kleine Bewegungsübung am Morgen hilft uns, achtsam in den Tag zu starten und den Kontakt zum eigenen Körper nicht zu verlieren.
- Etwa 150 Minuten Ausdauertraining im Bereich des Trainingspulses sind optimal für Herz und Kreislauf und wirken ähnlich gut gegen Depression wie ein Antidepressivum.
- Regelmäßiges Ausdauertraining gibt das Vertrauen in den eigenen Körper zurück, schützt vor herzbezogenen Ängsten und erhöht die Lebensqualität.
- Muskeltraining verbessert zusätzlich Kondition und Koordination.
- Ebenso wichtig ist die Schulung der Körperwahrnehmung. Sie hilft uns, auf Warnzeichen unseres Körpers angemessen zu reagieren und Symptome einer organischen Herzerkrankung von Symptomen bei Angst, Ärger oder Stress zu unterscheiden.

Entspannung

Entspannungsübungen haben tief reichende Auswirkungen auf Körper und Geist. Regelmäßig Stress und Wahrnehmungsüberflutung abzubauen, ist also wichtig für unser Wohlbefinden und die Gesundheit.

Immer gibt es irgendetwas zu tun oder zu machen und auch die ständige Erreichbarkeit trägt nicht wesentlich zur Entspannung bei. Zwar ist es im Winter auch mal ganz nett, es sich ein bisschen gemütlich zu machen und die Beine hochzulegen, aber das ist nicht mit Entspannung gemeint. Die Entspannung stellt ein lebenswichtiges Prinzip dar: Es geht um den Wechsel zwischen Anspannung und Lockerung der Muskeln, von Systole und Diastole beim Herzen, um Schlafphasen und Wachphasen usw. Hier sei auch wieder das Prinzip der Superkompensation (Seite 191) erwähnt. Letztendlich dient Entspannung einer verbesserten Stressregulation und damit auch einer Einflussnahme auf das Herz-Kreislauf-System und das vegetative Nervensystem.

Es gibt unterschiedliche Methoden zur Entspannung, auf die später noch einmal näher eingegangen wird. Alle verfolgen letztlich das Ziel der Fokussierung auf das tiefe Innere. Sich zu spüren, seinem Atem zu folgen aus der Beobachterperspektive, ohne eine wertende Position einzunehmen. Einen Moment »einfach nur« da zu sein, ohne etwas zu machen, ohne zu bewerten – ausschließlich Beobachten! Es wird geübt, Gedanken für einen Moment ruhen zu lassen und sich ganz auf den Moment einzulassen. Es kann helfen, Distanz zum Alltag und inneren Frieden zu schaffen.

Das ist einer der wesentlichen Unterschiede zur Qualität des Schlafs: Bei der Entspannung wird alles genau wahrgenommen, ganz wach und achtsam, mit allen Sinnen, ohne sie zu bewerten. Das hilft durch etwas Training, Abstand zu schaffen und die Dinge gelassener zu betrachten. Entspannungsübungen haben einen positiven und direkten Einfluss unter anderem auf das Herz-Kreislauf-System und die Muskulatur. Dieser Effekt ist auch messbar, damit ist die Entspannung von esoterischen Maßnahmen weit entfernt.

Durch tiefe Konzentration auf den Rhythmus des eigenen Atems kann die Umgebung als weniger störend empfunden werden und damit geübt werden, sie in stressigen Situationen als weniger bedrohlich wahrzunehmen.

Der Effekt von Entspannungsmethoden

Viele Menschen glauben nicht, dass es möglich ist, den Körper durch Entspannungsübungen wirklich zu beeinflussen. Sie denken, der Effekt sei nur eingebildet. Tatsächlich ist die Wirkung von Entspannungsverfahren aber gut erforscht und dokumentiert. So lassen sich im Verlauf einer Entspannungsübung folgende Effekte messen:

- Die Muskelspannung sinkt.
- Die Hauttemperatur steigt (daher das Gefühl der warmen Hände und Füße bei einer erfolgreichen Entspannungsübung).
- Die Herzfrequenz sinkt – die Herzratenvariabilität (Seite 49) verbessert sich.
- Bei einem Teil der Übenden (aber nicht bei jedem) sinkt der Blutdruck.
- Der Parasympathikus wird aktiviert – Magen und Darm werden besser durchblutet. Manchen Teilnehmern einer Entspannungsgruppe ist dieser Effekt etwas peinlich, weil er mit Magen- und Darmgeräuschen verbunden sein kann.

Wichtig bei allen Entspannungsverfahren ist das regelmäßige Üben. Hierdurch wird im Gehirn eine feste Kopplung (klassische Konditionierung) zwischen den Übungen und einem entspannten Zustand von Körper und Seele geschaffen, die dann auch in Stresssituationen zuverlässig abgerufen werden kann.

Merke: Die Übung nur in Stresssituationen anzuwenden hat einen viel geringeren Effekt und kann im ungünstigen Fall zu Enttäuschung und Frust führen. Daher ist ein regelmäßiges Training so wichtig, um die besondere Qualität von Entspannung zu erleben.

Manche Kliniken setzen im Entspannungstraining ein Biofeedback-Gerät ein, das einige dieser Werte (meist Herzfrequenz, Hauttemperatur und Muskelspannung oder inzwischen auch Herzratenvariabilität) kontinuierlich erfasst und auf einem Monitor anzeigt. So kann der Effekt des Entspannungstrainings für alle Teilnehmer sichtbar gemacht werden. Dies ist sehr wirkungsvoll, um »Entspannungs-Skeptiker« zu überzeugen. Lernen und praktisch anwenden lassen sich Entspannungsübungen aber auch ohne Biofeedback-Gerät. Das Gerät selbst sorgt nicht für die Entspannung.

Für viele Krankheitsbilder konnte die Wirksamkeit von Entspannungstraining in kontrollierten Studien nachgewiesen werden. Dazu gehören der Spannungskopfschmerz und andere chronische Schmerzkrankheiten, Tinnitus, Schlafstörungen, Spannungszustände, Angsterkrankungen und arterielle Hypertonie. Bei der Hypertonie ist aber zu beachten, dass nicht jeder Patient bei Stress mit einem Blutdruckanstieg reagiert und deshalb auch nur ein Teil der Hypertonie-Patienten von einem Entspannungsverfahren profitiert. Im Zweifelsfall lohnt es sich, auszuprobieren, wie der Effekt bei einem selbst ist. Für die meisten Menschen kann ein Entspannungsverfahren eine wichtige Ressource für die Stressbewältigung sein.

Am besten erforscht ist der Effekt der Progressiven Muskelentspannung und des Autogenen Trainings. Auch für die funktionelle Entspannung und die meditativen Bewegungstherapien liegen Wirksamkeitsnachweise vor. Aus diesem Grund sind Entspannungsverfahren eine Leistung der Krankenkasse im Bereich der Prävention sowie der psychosomatischen Grundversorgung und sie gehören zum Programm sowohl der kardiologischen als auch der psychosomatischen Rehabilitation.

Aktive Entspannungsmethoden

Im Folgenden stellen wir die für die Psychokardiologie geeigneten Entspannungsverfahren kurz vor. Suchen Sie sich am besten einen regelmäßigen Kurs, eine CD oder eine App für Ihr Smartphone. Ausführliche Informationen finden Sie bei den Literaturhinweisen (Seite 219) und den Internetseiten (Seite 219) im Serviceteil des Buches.

Progressive Muskelentspannung nach Jacobson Die Progressive Muskelentspannung ist eine Methode, bei der einzelne Muskelgruppen systematisch angespannt und wieder entspannt werden. Über dieses An- und Entspannen der Muskulatur soll sie wieder in die Lage zurückversetzt werden, sich entspannen zu können. Das bewusste Erleben der einzelnen Spannungszustände ermöglicht eine Erweiterung des eigenen Wahrnehmungsspektrums. Die Progressive Muskelentspannung hat den Vorteil, dass sie recht einfach und sicher zu lernen ist. Es gibt eine Langform, eine Kurzform und eine Ultrakurzform, die man auch während einer Besprechung anwenden kann.

Autogenes Training Beim Autogenen Training soll mithilfe von Formeln, die man sich still vorsagt, aus dem eigenen Innen heraus Entspannung erzielt werden. Grundidee ist, dass durch die intensive Vorstellung eines Körperzustandes der Körper in diese Richtung gelenkt wird. Entsprechend sind die Formeln aufgebaut (z. B. Hände angenehm schwer, warm etc.). Das Erlernen der Technik braucht etwas mehr Geduld als bei der Progressiven Muskelentspannung.

Funktionelle Entspannung nach Marianne Fuchs Die Funktionelle Entspannung ist zwar nicht so bekannt wie die Progressive Muskelentspannung oder das Autogene Training, ist in ihrer Wirksamkeit aber wissenschaftlich ebenfalls gut belegt und sie ist sehr gut im Alltag anzuwenden. Sie wurde von Marianne Fuchs, die Gymnastiklehrerin an der Universitätsklinik Heidelberg unter Leitung von Victor von Weizsäcker war, entwickelt. In der Funktionellen Entspannung sollen durch minimale Bewegungen einzelner Gelenke und bewusstes Hinspüren im Ausatmen, Prozesse auf der körperlichen Ebene ausgelöst werden, die sich auf die Psyche auswirken und innere Blockaden lösen. Die Übungen sind nicht festgelegt, sondern werden individuell mit dem Patienten entwickelt. Durch das Erlangen eines natürlichen Atemrhythmus und dadurch, dass der Patient lernt, in sich hineinzuspüren, kommt es zur Entspannung und zur Verbesserung der Körperwahrnehmung.

Meditation Die Meditation ist eine spirituelle Praxis. Durch Achtsamkeit, Atemtechniken und Konzentration soll sich der Geist beruhigen. In einer bequemen Position, in der man gut durchatmen und für die Dauer der Meditation verweilen kann, werden die Sinne geschärft. Die Augen können dabei geöffnet oder geschlossen sein. Die Praxis benötigt Regelmässigkeit. 20 Minuten sollten mindestens dafür einkalkuliert werden.

Atemtechniken Atemtechniken werden genutzt, um die Atmung und das Herz-Kreislauf-System zu regulieren. Flaches Atmen ist für den Körper eher mit Anspannung und Flucht verbunden. Zum Beispiel übt man die sogenannte Lippenbremse, um das Herz-Kreislauf-System zu beruhigen. Besonders leicht lässt sich im Alltag zum Beispiel die von Prof. T. Loew entwickelte »4711«-Atemübung anwenden: Setzen oder legen Sie sich hierzu entspannt hin. Atmen Sie 4 Sekunden ein und 7 aus. Das wiederholen Sie 11 Mal. Die Übung entschleunigt und kann daher auch helfen, wenn Sie Probleme mit dem Einschlafen haben. Weitere Hinweise zum entschleunigten Atem finden Sie auch in den Literaturhinweisen (Seite 219) im Serviceteil des Buches.

Alle Entspannungstechniken brauchen Übung, lassen sich aber gut im Alltag anwenden.

Passive Entspannungsmethoden

Passive Maßnahmen wie Massagen, Sauna oder Bäder sind eine schöne Sache, jedoch meistens mit einem höheren organisatorischen oder finanziellen Aufwand verbunden. Hinzu kommt, dass man, wenn man von außen auf sich wirken lässt, nicht das Gefühl bekommt, selbst etwas für sich tun zu können. Es entsteht eine gewisse Abhängigkeit des Wohlbefindens von anderen Personen oder äußeren Faktoren. Dies ist ein Grund dafür, dass bei chronischen Schmerzen alle Maßnahmen, bei denen etwas mit einem getan wird (egal ob Massagen, Osteopathie oder Spritzen/Infusionen vom Arzt) dazu führen, dass es langfristig nicht besser wird, während alle selbst durchgeführten Maßnahmen (also sowohl Ausdauertraining als auch Entspannungsübungen) dazu führen, dass es einem langfristig besser geht.

Kurzfristig helfen passive Maßnahmen natürlich und es tut auch gut, sich bei einer Massage verwöhnen zu lassen. Ebenso kann ein regelmäßiges Entspannungsbad oder ein Saunabesuch das Wohlbefinden fördern. All dies ist unter dem Aspekt der Selbstfürsorge daher sehr zu empfehlen. Es kann aber nicht den Effekt eines Entspannungstrainings ersetzen. Eine Kombination unterschiedlicher Entspannungsmethoden ist daher eine gute Idee. Ganz wesentlich ist am Ende ein regelmäßiges Training, die Praxis. Sie benötigen nicht viel, vielleicht ein bisschen Disziplin zu Beginn und etwas Zeit.

Wie lerne ich eine Entspannungsmethode?

Für die meisten Menschen ist es schwer, ein Entspannungsverfahren nur nach einem Buch oder einer Audiodatei zu lernen. Es ist zwar nicht gefährlich, die Übungen von Anfang an allein zu machen, aber nicht selten gibt es ungewohnte und daher vielleicht beunruhigende Körperwahrnehmungen. Oder der Erfolg bleibt eine Weile aus und dann hört man meist wieder mit dem Üben auf. Besser ist es daher, ein Entspannungsverfahren in einem Kurs zu lernen, wie er z. B. von Krankenkassen, Volkshochschulen oder im Rahmen des betrieblichen Gesundheitsmanagements

Die tiefe Ruhe ist die Bewegung in sich selbst.

Laotse (vermutlich 6. Jh. vor Chr.)

angeboten wird. Hier besteht die Gelegenheit, solche Probleme sofort mit dem Kursleiter zu besprechen. Und natürlich ist eine kardiologische oder psychosomatische Rehabilitation eine gute Gelegenheit, ein Entspannungsverfahren zu lernen. Wichtig ist aber, dass man die Übungen nicht nur im Kurs macht, sondern von Anfang an parallel dazu selbstständig übt.

Dies alles sind Angebote für eine Entscheidung, den Weg gemeinsam mit Ihrem Körper zu gehen. Sie können sie ausprobieren und sich immer Unterstützung suchen. Ein Gefühl für sich zu entwickeln meint auch, zu spüren, was einem guttut und was nicht. Vermeintliche Schwachstellen zeigen vielmehr kleine Herausforderungen auf, an denen Sie etwas Neues ausprobieren und daran wachsen können. Die Veränderungen spüren und eine Entwicklung wahrnehmen zu können, ist genauso wohltuend wie ein Wellnesstag und ein Schritt, den wir in diesem Augenblick tun.

Wir wünschen Ihnen etwas Geduld und viel Freude beim Ausprobieren, Staunen und Erleben!

Das Wichtigste in Kürze

- Täglich 10 Minuten (gerne auch mehr) Entspannung üben, kann helfen, das vegetative Nervensystem ins Gleichgewicht zu bringen.
- Zum Erlernen von Entspannung hilft es, sich auf eine Technik zu fokussieren.
- Was ich regelmäßig übe, kann ich leichter in belastenden Situationen abrufen.

Die Liebe genießen trotz Herzerkrankung?

Auch das Intimleben ist ein wichtiges Thema für Patienten während oder nach einer Herzerkrankung. Sie brauchen nicht zu befürchten, dass Sie ganz darauf verzichten müssen.

Eine schwere Herzerkrankung, die zu Symptomen bereits bei kleinsten Belastungen führt, ist ein Grund, auf sexuelle Aktivität zu verzichten – zumindest bis die Erkrankung stabilisiert ist. Natürlich könnte sexuelle Aktivität auch Beschwerden wie Luftnot oder einen Angina-pectoris-Anfall auslösen. Gegebenenfalls kann auch während oder nach dem Sex ein Herzinfarkt entstehen. Die Statistik zeigt aber interessanterweise, dass solche Ereignisse selten sind. Nur etwa 5 % der Angina-pectoris-Anfälle treten in Zusammenhang mit Sex auf – die sogenannte »Angina d'amour«. Lediglich 1 % der Herzinfarkte tritt während oder nach sexueller Aktivität auf. Diese Zahlen lassen uns zum Guten kommen: Das Sexualleben ist ein wichtiger Bestandteil unserer Lebensqualität, und das natürlich auch für Menschen mit einer Herz-Kreislauf-Erkrankung. Körperliche Liebe und Herzerkrankungen schließen sich keinesfalls aus. Die normale Belastung während des Geschlechtsverkehrs liegt im Bereich von 75 Watt oder 3–5 MET (metabolisches Äquivalent, ein MET entspricht etwa 15 Watt auf dem Ergometer). So entspricht das »Liebemachen« der Belastung bei Gartenarbeit, einem schnelleren Spaziergang oder auch beim Golfspielen. Die Frage »Hast du noch Sex oder spielst du schon Golf?« erübrigt sich also. Oder sehr einfach gesagt: »Wer ein bisschen im Garten buddeln kann, der darf auch Sex haben.« Natürlich kommt es beim Sex zu einem Anstieg des Blutdrucks und der Herzfrequenz. Es kommt aber auch ebenso schnell zu einer Normalisierung dieser Parameter. Wissenschaftliche Daten haben gezeigt, dass herzmedizinische Ereignisse vor allem dann auftreten können, wenn die sexuelle Situation als sehr »aufregend« bezeichnet werden kann, beispielsweise bei außerehelichem Sex. Das »Fremdgehen« ist dann vielleicht nicht so eine gute Idee, weil es oft mit dem stärkeren Bedürfnis, sich beweisen zu müssen, oder auch mit Schuldgefühlen verbunden ist. Das heißt aber noch lange nicht, dass Sex mit dem gewohnten Partner oder der gewohnten Partnerin langweiliger ist. Hier ist es doch gerade die Vertrautheit, die sowohl zu einer besonderen Tiefe des Erlebens führen als auch beruhigend und entspannend auf uns wirken kann.

Wichtig ist, auch im Zusammenhang von Herz und Sex, die regelmäßige körperliche Untersuchung. Hierbei sollten vor allen Dingen Belastungsuntersuchungen, wie z. B. ein Belastungs-EKG, Aufschluss über eventuell auftretende Beschwerden wie Luftnot, Angina pectoris oder Herzrhythmusstörungen bei körperlicher Belastung geben. Ein moderates Ausdauertraining reduziert das Risiko, beim Sex mit den genannten Symptomen zu reagieren, und verbessert meist auch die sexuelle Erlebnisfähigkeit.

Bei Frauen ist im Zusammenhang mit Herzerkrankungen oft eine ausführliche Beratung über die Verhütungsmethoden und eine mögliche Schwangerschaft sinnvoll. Hormonelle Verhütungsmethoden wie die »Pille« können zu einer vermehrten Neigung zur Gerinnselbildung beitragen. Dieses sollte im Zusammenhang mit Herzerkrankungen beim Abwägen der Verhütungsmethoden bei der gynäkologischen Untersuchung angesprochen werden.

Was macht aber gerade den Zusammenhang sexueller Aktivität mit dem Herzen psychisch so belastend? Oft besteht das Missverständnis, das nach einem Herzereignis oder gar bei Bluthochdruck sexuelle Aktivität in Zukunft gar nicht mehr möglich oder gar gefährlich ist. Das ist wieder Ausdruck der großen Verunsicherung, die durch eine Herzerkrankung entstehen kann. Dabei sollte nicht vernachlässigt werden, dass es einen Zusammenhang zwischen der psychischen Reaktion, wie z. B. Angst, und sexuellen Funktionsstörungen gibt. So können die Ablenkung und das Denken an mögliche negative Folgen auf das Herz z. B. zu Erektionsstörungen führen. Große Ängste gibt es oft auch bei implantierten Aggregaten wie z. B. einem Herzschrittmacher oder einem ICD. Sexuelle Aktivität mit einem Herzschrittmacher ist unproblematisch. Bei einem ICD besteht oft die Angst, dass es während der sexuellen Aktivität zu einer Schockauslösung des Aggregates kommen könnte. Hierbei besteht die Befürchtung, dass dadurch eine Verletzung des Partners oder der Partnerin entstehen könnte. Dazu zunächst eine wichtige Tatsache: Schocks vom implantierten Defibrillator sind bei sexueller Aktivität selten. Sollte es zu einem Schock kommen, so wird dieser durchaus vom Patienten, aber auch vom Sexualpartner wahrgenommen. Gefährlich ist das jedoch nicht. Tatsächlich gibt es so eine Art »Kamasutra« für Defibrillatorpatienten. Hierbei werden Sexualstellungen gezeigt, bei denen es in der »heißen Phase« zu möglichst wenig Hautkontakt kommt. In diesem Buch überlassen wir das allerdings Ihrer Fantasie, die hier durchaus vielseitig sein kann.

Umgekehrt kann es im Rahmen einer Herz- oder Gefäßerkrankung auch zu sexuellen Funktionsstörungen kommen. Bei Männern sind dies vor allem Erektionsstörungen. Diese werden oft vorschnell als Nebenwirkung der Betablocker gesehen – tatsächlich sind sie viel öfter eine Folge der Gefäßerkrankung. Frauen neigen hingegen häufiger zu einer Abnahme der Lust auf Sexualität (Libidoverlust). Bei Männern und Frauen kann es in der Folge zu Ängsten, Schuldgefühlen oder depressiven Symptomen kommen. Nachlassende Lust auf Sexualität kann, im Rahmen der Anpassung an die Krankheit, auch eine völlig normale Reaktion sein. Behandlungsbedürftig wird sie erst, wenn hierdurch Leidensdruck entsteht.

Und was ist mit der »kleinen blauen Pille«? Medikamente gegen Erektionsstörungen – sogenannte PDE-5-Hemmer – dürfen durchaus bei Herzerkrankungen gegeben werden. Einschränkend ist hier vor allem die Einnahme sogenannter »Nitro«-Präparate. Diese enthalten Wirkstoffe wie z. B. Isosorbidmononitrat, Isosorbiddinitrat, Glyceroltrinitrat, Pentaerythrityltetranitrat, Molsidomin beispielsweise in Medikamenten mit den Handelsnamen Ismo, Corangin, Nitrolingual, ISDN, Pentalong, Corvaton etc. Die häufigsten Ursachen für Erektionsstörungen sind in Deutschland allerdings Rauchen, zu viel Alkohol und Bewegungsmangel. Bevor Sie also viel Geld für kleine blaue Pillen ausgeben, sollten Sie überlegen, ob es mit einer Umstellung des Gesundheitsverhaltens nicht besser und preisgünstiger geht.

Reden Sie mit ihrem Sexualpartner oder ihrer Sexualpartnerin über die Dinge, die sie bewegen. Lassen Sie sich Zeit. Lassen Sie sexuelle Aktivität auch als Entspannung zu. Machen Sie daraus keinen Leistungsnachweis und keinen Wettkampf. Es muss nichts »bewiesen« werden. Manchmal muss man im Verlauf seiner Herzerkrankung seine Sexualität neu (er)finden. Wenn man/frau sich darauf einlässt, kann dies eine bereichernde und lustvolle Erfahrung sein.

Merke: Wenn Sie im Rahmen der Herzerkrankung unter sexuellen Funktionsstörungen leiden oder darunter leiden, dass Sie keine Lust mehr auf Sexualität haben oder Ängste vor Sexualität, reden Sie darüber – sowohl mit Ihrem Partner oder Ihrer Partnerin als auch mit Ihrem Arzt!

Körperliche Liebe kann Ruhe, Zärtlichkeit und psychisches Wohlbefinden vermitteln. So kann Sex gut für Körper und Seele sein – und ist damit auch gesund für das Herz.

Bei den allermeisten Patienten ist eine erfüllte Sexualität trotz Herzkrankheit möglich und für das Herz eher nützlich als schädlich.

Das Wichtigste in Kürze

- Die mit Sexualität verbundene körperliche Belastung wird meist deutlich überschätzt. Wenn Ihnen normale Alltagsaktivitäten möglich sind, ist Sexualität für das Herz nicht schädlich – eher im Gegenteil.
- Wichtig ist, sich dabei nicht unter Leistungsdruck zu setzen. Wenn die körperliche Fitness reduziert ist, kann das auch eine Chance sein, neue Arten der Sexualität zu entdecken. Die offene Kommunikation mit dem Partner/der Partnerin ist dabei wesentlich.
- Sowohl bei einer Herzerkrankung als auch bei einer psychischen Erkrankung kann es zu Störungen der Sexualität kommen oder dazu, dass das Interesse daran schwindet. Wenn Sie darunter leiden, sprechen Sie Ihren Arzt oder Psychotherapeut auf dieses Problem an – oft gibt es Wege, zu einer erfüllten Sexualität zurückzufinden.

Risikoverhalten und Lebenskunst

Alte, vermeintlich »lieb gewordene« Gewohnheiten aufzubrechen und neue positive Verhaltensweisen zu erlernen, erfordert Umdenken. Doch es führt zu mehr Lebensqualität.

Wenn wir das psychokardiologische Konzept unserer Klinik vorstellen, löst es manchmal Erstaunen aus, welche Rolle die Beeinflussung der »klassischen« Risikofaktoren wie Rauchen, Übergewicht und Bewegungsmangel im Alltag unserer Patienten spielen. Manch einer denkt: »Wenn ich nur meine Seele in Ordnung bringe, wird das Herz automatisch gesund und ich kann weiter rauchen, auf der Couch sitzen und mich ungesund ernähren …« Dies ist leider ein Irrtum. Die »klassischen« Risikofaktoren wiegen insgesamt in ihrer Bedeutung für das Herz schwerer als die psychosozialen Einflussfaktoren. Hierbei ist allerdings zu beachten, dass viele psychische Erkrankungen, wie z. B. die Depression oder die posttraumatische Belastungsstörung, auch zu einem gesteigerten Risikoverhalten führen, sodass beide sich wechselseitig beeinflussen.

In der Psychotherapie wird leider auf Risikofaktoren wie das Rauchen eher wenig geachtet, obwohl diese mit psychotherapeutischen Methoden sehr gut zu beeinflussen sind. In unserer Klinik fassen wir dies unter dem Begriff »Selbstfürsorge« zusammen. Wenn es gelingt, mithilfe der Psychotherapie sich selbst besser anzunehmen, dann fällt es auch leichter, den eigenen Körper nicht mehr zu vernachlässigen oder gar zu vergiften, sondern fürsorglich mit ihm umzugehen. Unsere Patienten hierbei zu unterstützen, ist uns ein wichtiges Anliegen und einige Gedanken hierzu möchten wir Ihnen im Folgenden mitteilen. Hilfreich finden wir den Begriff »Lebenskunst«. Er verdeutlicht, dass ein gesundes Leben keineswegs frei von Spaß und Genuss ist.

Merke: Bewusstes Genießen gehört zu den gesundheitsförderlichsten Tätigkeiten überhaupt.

Risikoverhalten und Psyche

Warum rauchen Menschen, obwohl sie wissen, wie schädlich dies ist? Warum ernähren sich viele Menschen ungesund oder bewegen sich zu wenig, obwohl sie sich immer wieder vornehmen, ihr Verhalten zu ändern?

Ein Baustein zur Antwort auf diese Frage liefert uns die Verhaltenstherapie. In der Verhaltensanalyse unterscheiden wir zwischen kurzfristigen und langfristigen Konsequenzen eines Verhaltens. Leider ist es so, dass unser Verhalten deutlich stärker von den kurzfristigen Konsequenzen gesteuert wird. Der entspannende Effekt der nächsten Zigarette oder die erwartete Entspannung bei einem Abend mit Chips auf der Couch vor dem Fernseher überwiegen das Wissen über die langfristigen Folgen für die Gesundheit. Hinzu kommt, dass man sich immer wieder denken kann: »Es ist ja nur das eine Mal.« Sowohl Nikotin als auch Fett und Zucker aktivieren zudem unser Belohnungssystem, indem sie die Ausschüttung entsprechender Botenstoffe im Gehirn anregen. Ein weiteres Problem ist, dass wir durch hoch bezahlte Experten in der Werbung immer wieder dazu verführt werden, uns ungesund zu verhalten. Aus diesem Grund sind Werbeverbote für Tabak und Alkohol sowie Rauchverbote in der Öffentlichkeit so wichtig.

Eine weitere Antwort liefert uns die Neurobiologie, die unter anderem die Funktionsweise des Belohnungssystems in unserem Gehirn erforscht hat: Unser Alltag besteht darin, Dinge zu tun, die uns am Leben erhalten. Aufstehen, Arbeiten, Essen und Trinken, Sexualität gehören dazu. Warum aber bemühen wir uns täglich um diese Dinge, warum hängen wir nicht einfach irgendwo ab? Die Antwort liegt in der Tatsache, dass diese lebenswichtigen Aktivitäten – zu denen auch die tägliche Arbeit gehört – unser »Lustzentrum« aktivieren. Dieses liegt in unserem Vorderhirn und funktioniert als ein »Belohnungssystem«. Dieses System besteht aus einer Ansammlung spezialisierter Zellen und nennt sich »Nucleus accumbens«. Dieser Kern im Gehirn wird durch den Botenstoff Dopamin aktiviert und sendet Botschaften an andere Gehirnareale. Dadurch werden Zufriedenheit und Freude ausgelöst. Diese Mechanismen können beispielsweise durch gutes Essen, positive Geschmackserlebnisse, Sex, Bewegung und Sport, aber auch durch Kommunikation miteinander oder durch das Lächeln des eigenen Kindes ausgelöst werden und sind lebenswichtig für unsere Selbsterhaltung.

Der Weg, das Belohnungssystem zu aktivieren, kann aber auch deutlich vereinfacht und abgekürzt werden. So kann dem Körper durch Zigaretten, Alkohol und Drogen das Glücksgefühl durch die Erregung des Nucleus accumbens vorgespielt werden. Dieser Mechanismus kann durch die dadurch entstehende Sucht eine starke Motivation für uns bedeuten. Unser Gehirn kann sich durch Veränderungen des Belohnungssystems anpassen und verlangt immer wieder nach Stimulation. Der Körper ordnet sich diesem Mechanismus unter. Dies bedeutet die Entstehung von Sucht. Eigentlich werden aber hier sonst für uns so gute und lebenswichtige Mechanismen gegen schadende Mechanismen ausgetauscht – eine gewissermaßen sinnlose und eben auch gefährliche Tatsache.

Hinzu kommen die oben bei den einzelnen psychischen Krankheitsbildern beschriebenen Wechselwirkungen zwischen seelischer Erkrankung und Gesundheitsverhalten. Für Patienten mit einer Depression oder einer posttraumatischen Belastungsstörung ist es deutlich schwerer, mit dem Rauchen aufzuhören, ihr Gewicht zu reduzieren oder mit regelmäßiger Bewegung anzufangen. Deshalb ist es meist sinnvoll, zunächst mit der Behandlung der seelischen Erkrankung zu beginnen, um den Patienten dann auch bei einem selbst fürsorglicheren Umgang und der Verbesserung des Gesundheitsverhaltens zu unterstützen.

Im Folgenden wollen wir auf einige besondere Aspekte des Risikoverhaltens eingehen.

Rauchen

Obwohl die Zahl der Raucher in Deutschland langsam zurückgeht (leider deutlich langsamer als in vielen anderen Ländern), ist Tabakrauch immer noch Deutschlands Killer Nr. 1. Raucher verlieren gegenüber Nichtrauchern im Durchschnitt zehn gesunde Lebensjahre. Die gute Nachricht: Wenn Sie mit dem Rauchen aufhören, geben sie Ihrem Körper die Chance, aufzuräumen und sich selbst zu reparieren. Das Herz-Kreislauf-Risiko von Ex-Rauchern sinkt innerhalb weniger Jahre wieder fast auf das Niveau von Nichtrauchern. Auch das Krebsrisiko sinkt, allerdings braucht dies deutlich mehr Zeit. Nach einer Stentimplantation oder einer Bypassoperation ist das Rauchverhalten der wichtigste Punkt, mit dem Sie selbst beeinflussen können, wie lange Sie von diesem Eingriff profitieren werden. Raucher haben also eine sehr gute Chance, viele gute Lebensjahre zu gewinnen, indem sie möglichst bald mit dem Rauchen aufhören.

Die meisten Raucher schaffen es, mit der sogenannten »Punkt-Schluss-Methode« mit dem Rauchen aufzuhören. Den meisten Rauchern fällt dies leichter als eine langsame Reduktion der Zigarettenzahl. Hilfreich ist es, den Nikotinstopp in der Familie oder bei guten Freunden anzukündigen. Sollten sich im Freundeskreis Raucher befinden, so sollten diese informiert und um Rücksichtnahme gebeten werden. Wenn beide Partner rauchen, haben sie eine sehr große Erfolgschance, wenn sie sich entschließen, gemeinsam rauchfrei zu werden. Hört nur ein Partner auf, sind seine Erfolgschancen deutlich schlechter.

Lassen Sie sich nicht entmutigen, wenn es beim ersten Versuch, rauchfrei zu werden, nicht klappt. Die meisten erfolgreichen Ex-Raucher haben mehrere Anläufe benötigt. Schauen Sie, was Sie von Rückschlägen lernen können und ob Sie sich nicht lieber beim nächsten Anlauf professionelle Unterstützung holen wollen. Hier gibt es verschiedene Möglichkeiten.

Verhaltenstherapie Sie ist bei der Raucherentwöhnung besonders effektiv. Auf verhaltenstherapeutischen Methoden basieren auch Raucherentwöhnungskurse, wie sie von den Krankenkassen oder in Rehakliniken angeboten werden. Hier geht es zunächst darum herauszufinden, in welchen Situationen man raucht und welche Funktion die Zigarette hierbei erfüllt. Darauf aufbauend kann überlegt werden, wie man dieses Ziel genauso gut erreichen kann, ohne sich dabei vergiften zu müssen. Als Beruhigungsritual kann z. B. genauso gut eine Tasse Tee dienen oder zur Stressbewältigung ein kleiner Spaziergang oder eine Entspannungsübung. Außerdem werden in der Verhaltenstherapie Strategien zum Umgang mit Entzugssymptomen und »Versuchungssituationen« erarbeitet, um einem Rückfall entgegenzuwirken.

Nikotinersatztherapie Etwa die Hälfte der Raucher ist vom Nikotin körperlich abhängig. Das Risiko dafür ist stark genetisch bedingt, zusätzlich spielt die Anzahl der gerauchten Zigaretten eine Rolle. Körperlich abhängige Raucher haben eine deutlich größere Chance, rauchfrei zu werden, wenn sie dabei in zwei Etappen vorgehen: Zunächst wird mit dem Rauchen aufgehört (es ist schwer genug, die Gewohnheit zu ändern), der Suchtstoff Nikotin wird aber über Pflaster oder Kaugummis weiter zugeführt. Im zweiten Schritt wird die Nikotindosis dann langsam reduziert.

Merke: Das Umsteigen auf E-Zigaretten können wir aus ärztlicher Sicht nicht empfehlen, da über deren Langzeitfolgen noch zu wenig bekannt ist. Es besteht außerdem die Gefahr, dass deutlich höhere Nikotindosen aufgenommen werden.

Zusätzlich besteht die Möglichkeit der medikamentösen Unterstützung auf dem Weg zur Nikotinfreiheit. Studien haben einen gewissen Nutzen für Medikamente aus der Wirkstoffgruppe der Antidepressiva gezeigt. Diese haben allerdings auch nicht unerhebliche Nebenwirkungen, sodass wir in unserer Klinik vor allem auf Verhaltenstherapie und die Nikotinersatztherapie setzen.

Zwei sehr populäre Methoden zur Raucherentwöhnung, nämlich Hypnose und Akupunktur, konnten ihre Überlegenheit gegenüber Placebo (also einer Scheinbehandlung) noch nicht überzeugend nachweisen.

Adipositas

Übergewicht und starkes Übergewicht (Adipositas) nehmen in allen Industriegesellschaften stark zu. Insbesondere eine ausgeprägte Adipositas erhöht nicht nur das Herz-Kreislauf-Risiko, sondern in noch stärkerem Maße das Risiko von Krebserkrankungen. Das Problem ist, dass wir Menschen genetisch optimal dafür ausgestattet sind, in Zeiten des Nahrungsmangels zu überleben. Auf eine längere Zeit des Überflusses hat uns die Natur nicht vorbereitet. Die Vorfahren der Menschen, die heute mit ihrem Gewicht besonders zu kämpfen haben, gehörten also über viele Generationen eher zu den Gewinnern der Evolution. Deshalb ist es so schwer, sein Gewicht zu halten, und noch viel schwerer, es zu reduzieren. Wir betonen dies so ausdrücklich, weil viele Menschen mit Adipositas sich Selbstvorwürfe machen und sich schämen, dass sie es nicht schaffen, ihr Gewicht zu reduzieren. Adipositas gehört in unserer Gesellschaft immer noch zu den am meisten stigmatisierten Erkrankungen. Das gesellschaftlich verbreitete Schönheitsideal und der Druck, schlank zu sein, tun ein Übriges. Hierdurch kann es zu einem Teufelskreis aus Diäten, schneller Gewichtsabnahme und noch schnellerer Wiederzunahme im Sinne eines Jo-Jo-Effektes kommen. Wiederholte Diäten gehören leider zu den stärksten aufrechterhaltenden Faktoren der Adipositas.

Für Menschen mit Adipositas ist es bereits ein Erfolg, wenn sie es schaffen, ihr Gewicht langfristig stabil zu halten. Noch besser ist natürlich eine langsame Gewichtsreduktion mithilfe bewusster Ernährung und intensivierter Bewegung. Unter ambulanten Bedingungen sind 1–0,5 kg pro Monat ein großer Erfolg.

Bei einer extremen Adipositas (BMI über 40) haben die Betroffenen kaum noch eine Chance, durch eine Verhaltensänderung ihr Gewicht in ausreichendem Maße zu reduzieren. Hier sollte geprüft werden, ob Adipositas-Chirurgie hilfreich sein kann. Diese sollte allerdings in einem spezialisierten Zentrum durchgeführt und psychosomatisch begleitet werden.

Es besteht eine enge Wechselwirkung zwischen Depression und Adipositas. Patienten mit Adipositas haben ein erhöhtes Risiko, in den folgenden Jahren eine Depression zu entwickeln. Umgekehrt erhöht eine Depression das Risiko, in den Folgejahren an Gewicht zuzunehmen. Dies liegt einerseits an der bei Depression als Folge der Antriebsstörung verminderten Aktivität, andererseits an Frust-Essen. Es kann aber auch zur Gewichtszunahme als Medikamentennebenwirkung kommen. Allerdings sind nicht alle Antidepressiva mit dieser Nebenwirkung behaftet. Bei Gewichtszunahme ist es also wichtig, gegebenenfalls zu einem Präparat mit einem Wirkstoff zu wechseln, der diese Nebenwirkung nicht hat.

Ungesunde Ernährung

Ernährung ist in der Gesundheitsbranche im Moment »das Thema«. In der Ratgeber-Literatur finden Sie inzwischen eine spezielle Diät oder Ernährungsform als Heilmittel für fast alles. Ernährung scheint zur neuen Ersatzreligion zu werden – entsprechend heftig sind inzwischen auch die darum geführten Glaubenskriege. Sie merken schon: Auf diesem Zug wollen wir nicht aufspringen. Wir beschränken uns auf die wissenschaftlich gesicherten Zusammenhänge. Über die Wechselwirkung zwischen Ernährung und Psyche gibt es hier wenig zu berichten. Sehr spannend sind Forschungsansätze, die die Wechselwirkungen zwischen dem Mikrobiom (also dem Gesamtsystem unserer Darmbakterien) und unserer seelischen Befindlichkeit unter die Lupe nehmen (Darm-Hirn-Achse). Allerdings ist hier bisher noch zu wenig Konkretes herausgekommen, als dass es bestimmte Handlungsempfehlungen rechtfertigen würde.

Zwei Empfehlungen für Ernährung und Herz-Kreislauf lassen sich gut geben:

- Gut für das Herz-Kreislauf-System ist eine mediterrane Kost (Mittelmeerkost). Diese enthält viel Gemüse und Obst, Fisch sowie ungesättigte Fettsäuren in Form von Olivenöl. Zu den Hauptmahlzeiten gibt es meistens einen Salat als Vorspeise oder Beilage. Diese Ernährungsform geht nicht nur mit einem besonders niedrigen Herz-Kreislauf-Risiko einher, sondern sie lässt sich auch sehr gut mit bewusstem Genießen vereinbaren.
- Die zweite Empfehlung lautet: Meiden Sie wann immer möglich industriell vorgefertigte Lebensmittel. Bereiten Sie sich ihr Essen so oft wie möglich selbst und frisch zu. Die Begründung dafür ist einfach. Industriell vorgefertigtes Essen (z. B. Tiefkühl-Pizza, Fast-Food, Konserven) enthält als Geschmacksverstärker große Mengen an Zucker, Salz und Fett. Essen, das Sie aus frischen Zutaten selbst herstellen, benötigt diese Geschmacksverstärker nicht. Außerdem behalten Sie so die Kontrolle darüber, was auf ihren Teller wandert, und können auf chemische Zusätze weitgehend verzichten. Allerdings steht auch hier wie so oft Gesundheit gegen Bequemlichkeit. Zum Glück steht Gesundheit aber nicht gegen Lebensfreude und Genuss. Selbst zubereitetes Essen schmeckt einfach besser und auch das Kochen kann Spaß machen, besonders wenn es gemeinsam geschieht. Insofern ist eine gemeinsam frisch zubereitete Mahlzeit nicht nur aus Herz-Kreislauf-Sicht die bessere Alternative zur Tiefkühlpizza vor dem Fernseher.

Bewegungsmangel

Bewegungsmangel ist auf jeden Fall einer der stärksten Risikofaktoren für Herz-Kreislauf-Erkrankungen. Gleichzeitig gehört regelmäßige Bewegung zum Besten, was wir für unsere seelische Gesundheit tun können. Bewegung (Seite 172) ist uns so wichtig, dass wir ihr einen eigenen Abschnitt in diesem Buch gewidmet haben.

Einsamkeit

In den letzten Jahren konnten immer mehr Studien zeigen, dass Einsamkeit ein Risikofaktor nicht nur für Herz-Kreislauf-Erkrankungen, sondern auch für Demenz, Depression und zahlreiche andere Krankheitsbilder ist. Dies gilt besonders im höheren Lebensalter. Einsamkeit und Depression verstärken sich gegenseitig im Sinne eines Teufelskreises. Zu den wirksamsten Therapien bei Depression gehört daher Aktivitätsaufbau, wobei auf die Wiederaufnahme und den Neuaufbau sozialer Kontakte großer Wert gelegt wird. Wenn Sie also sowohl einer Herzerkrankung als auch einer seelischen Erkrankung vorbeugen wollen, so ist es sinnvoll, Zeit in soziale Kontakte zu investieren. Pflegen Sie Freundschaften! Treffen Sie sich mit anderen Menschen, engagieren Sie sich in einer Initiative oder einem Verein! Sofern Sie bereits unter einer Herzerkrankung leiden, verbindet die Herzsportgruppe die beiden Wirkfaktoren soziale Unterstützung und Bewegung auf wunderbarer Weise. Sehr hilfreich (nicht nur gegen Einsamkeit!) sind Selbsthilfegruppen. Gruppen speziell zur Psychokardiologie finden Sie unter www.herz-ohne-stress.de.

Lebenskunst

Warum ist uns dieser Begriff so wichtig? Uns sind immer wieder Patienten begegnet, die vor lauter »Kampf um ihre Gesundheit« das Leben völlig vergessen haben. Angst ist auch beim Thema Gesundheit kein guter Ratgeber. Wenn man zwanghaft versucht, jegliches Gesundheitsrisiko durch perfektes Gesundheitsverhalten zu minimieren, und dabei die Lebensfreude verloren geht, hat man wenig gewonnen. Die schlimmstenfalls resultierende Depression frisst viele der mühsam gewonnenen Risikopunkte wieder auf. Entscheiden Sie selbst, in welchen Bereichen Sie etwas ändern wollen und in welchen nicht. Es ist ihr Leben!

Gesundheit, Genuss und Lebensfreude sind keine Widersprüche, sondern ergänzen sich. Dass Rauchen zu einer besseren Lebensqualität führt, ist eine Lüge, die die Tabakindustrie gerne verbreitet. Zugegeben: Die Zeit des Rauchstopps und die Wochen danach sind nicht unbedingt vergnüglich. Ist die Rauchfreiheit aber einige Wochen stabil, verbessert sich in der Regel die Kondition, das Essen schmeckt wieder besser und auch das Geruchsempfinden wird schärfer. Ähnlich ist es, wenn man anfängt, sich regelmäßig zu bewegen. Die ersten Male können anstrengend und von Muskelkater begleitet sein. Die meisten Menschen berichten aber, dass sie nach dieser Umstellungsphase die Bewegung nicht mehr missen wollen. Und auch Entspannung (Seite 196) und Achtsamkeit dienen nicht nur der Gesundheit, sondern fördern in hohem Maße die Lebensqualität.

Wichtig ist, dass wir der Krankheit nicht die Kontrolle über unser Leben geben. Dazu gehört auch, nicht darüber verbittert zu werden, dass manche lieb gewordene Aktivität vielleicht nicht mehr so geht wie zuvor. Grübeln Sie nicht ständig darüber nach. Besser als sich »Warum gerade ich …« zu fragen, ist es, die neue Lebenssituation zu akzeptieren und zu schauen, welche (neuen) Möglichkeiten sich nun bieten. Das bedeutet auch, sein Herz für andere Menschen zu öffnen. Gerade die Situation der Krankheit schafft oft die Möglichkeit zur Begegnung: sei es mit Leidensgenossen, die man in der Klinik oder in der Herzsportgruppe kennenlernt, oder mit Freunden und Familienmitgliedern, die man in der Situation der Erkrankung neu kennenlernen und entdecken kann. Und wenn man trotz der Erkrankung etwas für andere tun kann, ist das eine der stärksten Möglichkeiten, sich wieder als selbstwirksam zu erleben. Wir Menschen sind soziale Wesen. Es tut uns gut, die Sinne zu weiten und unser Herz zu öffnen. Wir brauchen mehr Miteinander, um körperlich und seelisch gesund zu bleiben.

Das Wichtigste in Kürze

- Rauchen ist nach wie vor der stärkste durch unser Verhalten beeinflussbare Risikofaktor für unser Herz und unsere Gesundheit insgesamt und kostet die Betroffenen im Durchschnitt zehn gute und gesunde Lebensjahre – Raucher sterben ja nicht nur früher, sondern sie werden auch früher krank und gebrechlich.
- Psychische Erkrankungen, vor allem eine Depression, machen es deutlich schwerer, mit dem Rauchen aufzuhören oder Gewicht zu reduzieren.
- Rauchen, Alkohol und ungesunde Ernährung werden oft auch als ungesunde Strategien zur Stressbewältigung eingesetzt. Dies sollte vermieden werden.
- Deshalb ist Verhaltenstherapie auch eine gute Unterstützung, wenn es darum geht, sein Gesundheitsverhalten zu verbessern. Hierzu sollten gezielte Techniken in den Behandlungsplan aufgenommen werden, weil man leider nicht automatisch mit dem Rauchen aufhört oder Gewicht reduziert, wenn sich die Depression bessert.

Glossar

Die für uns wichtigsten Begriffe der Psychokardiologie

Achtsamkeit Mit offenen Sinnen durch das Leben gehen, ohne das, was man wahrnimmt, sofort zu bewerten. Auch unangenehme körperliche Empfindungen, Gefühle oder Gedanken werden akzeptiert. Dies erlaubt uns, Situationen mit Offenheit zu begegnen, selbst wenn sie mit Gefühlen wie Angst oder Ärger verbunden sind.

Alkohol Nicht empfehlenswertes nebenwirkungsreiches Psychopharmakon mit hoher Abhängigkeitsgefahr. Kann in hohen Dosen zu Herzschwäche führen und begünstigt Herzrhythmusstörungen.

Angina pectoris = »Brustenge«. Beschwerdebild bei einem Herzinfarkt oder – falls belastungsabhängig – von Engstellen in den Herzkranzgefäßen.

Angst Reaktion des vegetativen Nervensystems auf eine schlimme Befürchtung oder Vorahnung. Sinnvoller Mechanismus, da er uns hilft, tatsächlich bedrohliche Dinge ernst zu nehmen.

Angststörung Wenn die Angst den Bereich des Sinnvollen verlässt und zu einer Einschränkung der Lebensqualität führt. Bei dieser Form der Angst ist Psychotherapie wirksam.

Anpassungsstörung Reaktion auf belastende Lebenssituationen einschließlich körperlicher Erkrankungen. Häufige Symptome: Schlafstörungen, Grübeln, Niedergeschlagenheit oder Ängste. Geht manchmal von selbst weg, nicht selten ist aber eine Psychotherapie notwendig und dann auch hilfreich.

Arteriosklerose Erkrankung der Schlagadern, die in erster Linie durch Risikofaktoren bedingt ist.

Ausdauertraining Nebenwirkungsärmstes Psychopharmakon, gleichzeitig sehr gutes »Medikament« für Herz- und Kreislauferkrankungen. Beratung kann helfen, dieses »Medikament« perfekt zu dosieren.

Bewegungstherapie Sehr gute Therapieform bei kardiologischen und psychischen Erkrankungen. Unterstützung beim Finden der richtigen Bewegungsform kann helfen, z. B. in einer Herzsportgruppe.

Cholesterin »Fettstoff« im Blut, der wichtig, aber bei unserer Lebensweise im Übermaß vorhanden ist. Ursache für Arteriosklerose.

Coping = Krankheitsbewältigung Hat sowohl mit der Krankheit zu tun als auch mit dem, was man selbst aus der Situation macht. Manchmal benötigt man dazu therapeutische Hilfe.

Depression Häufigste psychische Erkrankung. Symptome: Niedergeschlagenheit, Antriebslosigkeit und Verlust von Lebensfreude und Selbstwertgefühl. Oft auch körperliche Symptome. Verschlechtert den Verlauf von Herzkrankheiten und kann deren Auftreten begünstigen. Lässt sich gut behandeln, v. a. mit Ausdauertraining, Psychotherapie und Antidepressiva.

Entspannung In der heutigen Zeit völlig unmöglich gewordene Form der Beschäftigung … Oder geht es vielleicht doch? Entspannungsverfahren können nur gelernt werden, wenn man sie ausprobiert und regelmäßig übt.

Ernährung Gute Ernährung ist sehr sinnvoll und empfehlenswert! Gut umsetzbar durch mediterrane Kost. Genuss ist keineswegs gesundheitsschädlich. Für Genuss braucht es aber Zeit und Aufmerksamkeit. In der richtigen Dosis ist kaum etwas wirklich gesundheitsschädlich. Eine Ausnahme ist Nikotin. Hier gibt es keine unschädliche Dosis.

Herzinfarkt Akuter Notfall, bei dem sich ein Herzkranzgefäß verschließt, was am Herzmuskel zu Sauerstoffmangel führt. Eine der Situation angepasste Lebensweise mit Verminderung der Risikofaktoren und auch Medikamente können das Risiko eines Herzinfarkts deutlich senken!

Herzinsuffizienz (dt.: Herzschwäche) Verminderte Pumpleistung des Herzens, kann die linke (Luftnot bei Belastung, Leistungseinschränkung) oder rechte (»Wasser« in den Beinen, Schwäche, Müdigkeit) oder beide Herzkammern betreffen. Häufigste Ursachen sind die koronare Herzkrankheit, unbehandelter Bluthochdruck, Herzmuskelentzündungen (oft durch ein Virus ausgelöst) und schwerer Alkoholmissbrauch. Behandlungsmöglichkeiten: Medikamente, spezielle Herzschrittmacher und in schweren Fällen Herzunterstützungssysteme (»Kunstherz«) und Herztransplantation.

Herzkatheter Möglichkeit der Sichtbarmachung der Herzkranzgefäße über einen Katheter, der in die Adern der Leiste oder des Arms eingeführt wird.

Im Falle einer Engstelle oder eines Verschlusses können Engstellen der Herzkranzgefäße mit einem Stent behandelt werden. Auch Herzrhythmusstörungen oder Herzklappenfehler können heute mittels Herzkatheter-Technik untersucht und behandelt werden.

Herzklappenprothese Verengte oder undichte Herzklappen können durch biologische oder mechanische Prothesen ersetzt werden. Bei mechanischen Prothesen ist eine dauerhafte Gerinnungshemmung unumgänglich. Das ermöglicht die Behandlung von Klappenfehlern, bei denen es früher keine Behandlungschance gab. Wichtig ist die vorbeugende Behandlung mit Antibiotika, wenn medizinische Eingriffe durchgeführt werden, bei denen Bakterien ins Blut gelangen können.

Herzrhythmusstörungen Die meisten fühlen sich sehr bedrohlich an, sind aber tatsächlich nicht so gefährlich, wie man denkt! Eine Abklärung ist allerdings immer angeraten!

Herzschrittmacher Elektrisches Aggregat, das mit Sonden zum Herzen eingesetzt wird, um langsame Herzschlagfolgen oder Pausen des Herzens zu therapieren.

Hypertonus = Bluthochdruck. Volkskrankheit, die unbehandelt sehr riskant sein kann. Kann nicht nur medikamentös behandelt werden, sondern auch mit Ausdauertraining und Entspannung.

Hyperventilation Schnelles Atmen vor allem bei Angstzuständen. Dieses führt allerdings zu Symptomen, die Angst machen und so die Atmung noch schneller werden lassen. Verhaltenstherapie kann dabei helfen, aus diesem Teufelskreis herauszukommen.

ICD – implantierbarer Cardioverter-Defibrillator Therapiert bei Risikopatienten, insbesondere bei anhaltender Herzschwäche, bedrohliche Herzrhythmusstörungen, v. a. das sogenannte Kammerflimmern durch Überstimulation oder durch einen elektrischen Schock.

Kammerflimmern Das, was unserem Herzen gefährlich werden und durch viele Maßnahmen verhindert werden kann (z. B. ICD). Häufigste Ursache ist der Herzinfarkt, aber auch die anhaltende Herzschwäche.

Koronare Herzkrankheit Erkrankung der Herzkranzgefäße durch Arteriosklerose. Überwiegend durch Risikofaktoren entstehende Erkrankung, die insbesondere durch einen Herzinfarkt bedrohlich werden kann. Eine Erkrankung, die sich unter Therapie und durch eigenes Zutun verbessert.

Lebenskunst Beherrscht kaum noch jemand. Kann man aber üben. Versuchen Sie es!

Panikattacke Plötzliches und in der Regel einige Minuten anhaltendes Auftreten einer körperlichen und psychischen Alarmreaktion ohne objektiven äußeren Anlass. Lässt einen Teufelskreis aus Angst und körperlicher Reaktion und wieder mehr Angstreaktion entstehen. Oft ist Betroffenen nicht klar, dass ihre Symptome Ausdruck einer Panikattacke sind. Durch Verhaltenstherapie durchaus therapierbar.

Parasympathikus Unser »Ruhenerv« des vegetativen Nervensystems, dessen Aktivierung wir durch Entspannungsübungen und Bewegung erlernen können.

Psychopharmaka Medikamente, die bei psychischen Störungen in die Chemie unseres Gehirnes eingreifen oder – besser ausgedrückt – die Chemie des Gehirns ausgleichen, z. B. Antidepressiva.

Psychotherapie Professionelle und zielgerichtete Behandlung seelischer (psychischer) Störungen oder psychisch bedingter körperlicher Störungen mit psychologischen Mitteln, z. B. durch Gespräche. Der Schritt, sich darauf einzulassen, ist oft nicht einfach.

PTBS – posttraumatische Belastungsstörung Kann bei Menschen zu einem ständigen Wiedererleben und Wiederempfinden einer traumatischen Belastung führen (sogenannte Flashbacks). Dieses hat schwere psychische, aber auch körperliche Einschränkungen zur Folge. Lässt sich mit gezielt das Trauma angehender Psychotherapie (Verhaltenstherapie, EMDR) sehr gut behandeln.

Rehabilitation Medizinische Behandlungsform, die in verschiedenen Fachbereichen, unter anderem auch in der Kardiologie, Psychosomatik und Psychokardiologie, gewählt werden kann. Beinhaltet den Versuch, alle sinnvollen Maßnahmen wie Reduktion von Risikofaktoren, Bewegungstherapie, psychische Unterstützung und Hilfe zur Krankheitsbewältigung an die Menschen heranzubringen. Kostenträger der Rehabilitation sind die Kranken- und Rentenversicherungen, die sie in einem Antragsverfahren bewilligen.

Risikofaktoren In unserem Lebensstil oft zu findende Faktoren, die Krankheiten auslösen bzw. wahrscheinlicher machen. Beispiel: Gäbe es Nikotinkonsum, Bewegungsmangel, Übergewicht, Stress, Bluthochdruck, Zuckerkrankheit und erhöhte Blutfette nicht, sähe es für die Berufsgruppe, die sich mit Herzerkrankungen befasst, schlecht aus!

Salutogenese Modell, das im Gegensatz zum in der Medizin vorherrschenden Prinzip der Pathogenese (Krankheitsentstehung) die Entstehung von Gesundheit erklärt und analysiert. Zu Deutsch: Nicht nur fragen: »Wie und warum werde oder wurde ich krank?«, sondern: »Wie und warum kann ich gesund bleiben – oder werden?«

Selbstfürsorge Schafft heute offensichtlich keiner mehr! Oder doch?

Stent Kleines »Maschendrahtröhrchen«, das zur Behandlung von Engstellen in den Kranzgefäßen benutzt wird. Stents sind nur wenige Millimeter klein. Die üblichen Stents sind medikamentenfreisetzende Stents, die ein überschießendes Wachstum von Gefäßinnenhautzellen im Stent vermeiden sollen.

Stress Reaktion auf eine gehobene Anforderung – gehört also zu einem gesunden Leben dazu. Erst eine langdauernde Überaktivierung des Stress-Systems wird zum Gesundheitsrisiko.

Stressbewältigung Gedankenanregung, wie man mit der »Reaktion auf eine gehobene Anforderung« umgehen kann.

Sympathikus Unser »Stressnerv« des vegetativen Nervensystems, der Furcht, Flucht und eine kämpferische Haltung aktiviert. War bei unseren Vorfahren bei der Begegnung mit einem Säbelzahntiger echt sinnvoll. Wird heute vor allen Dingen durch unser selbst betriebenes, niemals stoppendes »Hamsterrad« im Kopf aktiviert.

Tako-Tsubo-Syndrom Auch »Broken Heart Syndrome« genannt. Akute, an einen Herzinfarkt erinnernde Herzschwäche, die durch ein sehr starkes Stressereignis ausgelöst wird. Die schlechte Nachricht: Das sollte akut behandelt werden und ein Herzinfarkt muss ausgeschlossen werden. Die gute Nachricht: Das Herz heilt in nahezu allen Fällen gut aus.

Tiefenpsychologische Psychotherapie Verfahren der Psychotherapie. Der Schwerpunkt liegt weniger in der Verhaltensbeeinflussung (Verhaltenstherapie), sondern in einer Klärung von zugrunde liegendem Unbewussten (Wünsche, Motive und Konflikte, fortdauernde Einflüsse aus Kindheit und Jugend). Dieses kann in eher länger andauernder Therapie zur Behandlung psychischer Erkrankungen genutzt werden.

Trauma Im Unterbewusstsein noch lange wirksame starke psychische Erschütterung, welche oft verarbeitet wird, manchmal aber auch zu einer posttraumatischen Belastungsstörung (PTBS) führt. Auch eine medizinische Behandlung kann ein Trauma hinterlassen, das die Krankheitsbewältigung beeinflusst.

Vegetatives Nervensystem Sympathikus und Parasympathikus als Gegenspieler. Verbindet unser Gehirn mit unseren Organen, z. B. der Herz-Hirn-Achse.

Verhaltenstherapie Verfahren der Psychotherapie. Der Schwerpunkt liegt darin, mit dem Patienten zusammen zu verstehen, wie sein Problem entstanden ist und was es aufrechterhält.Daraus werden konkrete Methoden und Strategien erarbeitet, die man anwenden kann, um das Problem zu lösen oder die Symptome zu bewältigen.

Vorhofflimmern Häufige Herzrhythmusstörung, die mit Kammerflimmern nichts zu tun hat und die behandelbar ist. Dabei kann durch Medikamente, ein elektrischer Schock unter Kurznarkose oder durch eine Verödung mittels Herzkatheter versucht werden, den normalen Herzrhythmus wiederherzustellen. Gelingt dieses nicht, kann man das Vorhofflimmern auch belassen und mit Medikamenten die Herzfrequenz normalisieren.

Die für unser Buch wichtigen Lehren

Kardiologie Lehre der Heilkunst das Herz betreffend, heute mit vielen guten Behandlungsmöglichkeiten

Psychosomatik Lehre den Zusammenhang von Körper und Seele betreffend, heute mit vielen Behandlungsmöglichkeiten

Psychokardiologie Lehre der Heilkunst im Wechselspiel von Herz und Psyche. Vereint die Fachrichtungen Psychosomatik und Kardiologie interdisziplinär. Beide Fachrichtungen weisen heute schon gute Behandlungsmöglichkeiten auf. Macht die Behandlungsmethoden der einzelnen Fachgebiete vielleicht noch besser.

Stichwortverzeichnis

Empfehlungen des Autorenteams

Weiterführende Literatur

Broda, Michael und Dinger-Broda, Andrea: **Wegweiser Psychotherapie – Wie sie wirkt, wem sie hilft, wann sie schadet.** Stuttgart: Thieme 2015

Dohrenbusch, Ralf: **Psychotherapie – Chancen erkennen und mitgestalten.** Düsseldorf: Verbraucherzentrale NRW 2017

Fessler, Norbert: **Rasant entspannt.** Stuttgart: TRIAS 2020

Hoffbauer, Gabi: **Die 50 besten Bluthochdruck-Killer.** Stuttgart: TRIAS 2018

Höffler, Heike: **Feldenkrais. Die besten Übungen für Ihren Alltag.** Stuttgart: TRIAS 2018

Höffler, Heike: **Atem-Entspannung.** Stuttgart: TRIAS 2019

Hörbuch Gesundheit: **Abend-Entspannung.** Stuttgart: TRIAS 2018

Loew, Thomas und Pfeiffer, Michael: **Langsam atmen, besser leben – Eine Anleitung zur Stressbewältigung.** Gießen: Psychosozial-Verlag 2019

Giovanni Maio: **Geschäftsmodell Gesundheit: Wie der Markt die Heilkunst abschafft.** Berlin: Suhrkamp 2014

Ohm, Dietmar: **Stressfrei durch Progressive Relaxation.** Stuttgart: TRIAS 2017

Sonntag, Robert: **Blitzschnell entspannt.** Stuttgart: TRIAS 2014

Stockinger, Jochen und Iburg, Anne: **Köstlich essen: Herzerkrankungen.** Stuttgart: TRIAS 2018

Internetseiten

Deutsche Herzstiftung
Diese Seite bietet sehr viele in gut verständlicher Sprache abgefasste Broschüren und Informationsmaterialien, die medizinisch solide recherchiert sind.
www.herzstiftung.de

www.herzstiftung.de/pdf/zeitschriften/HH4_08_Psychopharmaka.pdf

Psychosomatische Medizin am Universitätsklinikum Göttingen
Einer der Ursprungsorte der Psychokardiologie in Deutschland ist die Abteilung Psychosomatische Medizin am Universitätsklinikum Göttingen. Auf der Internetseite finden Sie sowohl aktuelle Informationen als auch Adressenlisten mit Kliniken und entsprechend weitergebildeten Ärzten in Sachen Psychokardiologie.
www.psychokardiologie.org

Leitlinien
Auf dieser Seite haben Sie Zugang zu allen medizinischen Leitlinien, an denen sich Ärzte heute orientieren sollen. In den Leitlinien wird das weltweit verfügbare medizinische Wissen regelmäßig zusammengefasst und praxisnah aufbereitet. Für die häufigsten Krankheitsbilder gibt es in einer verständlichen Sprache abgefasste Patientenversionen. Im Sinne maximaler Transparenz haben Sie aber auch Zugang zu allen Zusammenfassungen der Leitlinie einschließlich der Dokumentation über deren Zustandekommen.
www.leitlinien.net
www.leitlinien.de/nvl/depression
www.patienten-information.de/patientenleitlinien/depression

Selbsthilfe
Selbsthilfegruppen sind eine wertvolle Unterstützungsmöglichkeit. Hier kann man sich mit anderen Betroffenen austauschen, sich emotional unterstützen und wertvolle Informationen finden.

Seit dem Erscheinen der 1. Auflage unseres Buches hat sich etwas sehr Positives getan: In München hat sich der Selbsthilfeverein »Herz ohne Stress« speziell zum Thema Psychokardiologie gegründet. Da der Verein während der Pandemie entstand, hat er von Anfang an eine sehr gute Internetplattform. Hier finden sich viele wertvolle Informationen zu Krankheitsbildern, Therapie und Seminaren sowie Hinweise auf lokale Gruppen in immer mehr deutschen Städten. Auch Betroffene, die eine neue Gruppe gründen wollen, finden hier Unterstützung. Ebenso gibt es online-Selbsthilfegruppen.
www.herz-ohne-stress.de

Bibliografische Information der Deutschen Nationalbibliothek
Die Deutsche Nationalbibliothek verzeichnet diese Publikation in der Deutschen Nationalbibliografie; detaillierte bibliografische Daten sind im Internet über http://dnb.d-nb.de abrufbar.

Programmplanung: Celestina Filbrandt
Projektmanagement: Kathrin Hage
Redaktion: Gabriele Gaßmann
Bildredaktion: Christoph Frick

Umschlaggestaltung und Layout:
CYCLUS · Visuelle Kommunikation, Stuttgart

Bildnachweis:
Umschlagfoto und Bild S. 3:
© P. Loenicker/Thieme (Herz); © Sajjad/stock.adobe.com (Hintergrund)
Autorenfotos S. 2: Joern Dudek Fotografie (oben und unten), Reha-Zentrum Seehof (Mitte)
Zeichnungen: Grafikbüro Schaaf, Bellheim

2. Auflage 2025

TRIAS Verlag in Georg Thieme Verlag KG
Oswald-Hesse-Straße 50,
70469 Stuttgart, Germany

© 1. Auflage 2021
TRIAS Verlag in Georg Thieme Verlag KG
Rüdigerstraße 14, 70469 Stuttgart, Germany
www.trias-verlag.de

Printed in Germany

Satz und Repro: Fotosatz Buck, Kumhausen
Gesetzt in Adobe Indesign CS6
Druck: AZ Druck- und Datentechnik, Kempten

Gedruckt auf chlorfrei gebleichtem Papier

ISBN 978-3-432-11953-3
eISBN (ePub) 978-3-432-11954-0

1 2 3 4 5 6

MIX
Papier | Fördert gute Waldnutzung
FSC® C008457

Wo datenschutzrechtlich erforderlich, wurden die Namen und weitere Daten von Personen redaktionell verändert (Tarnnamen). Dies ist grundsätzlich der Fall bei Patient*innen, ihren Angehörigen und Freund*innen, z. T. auch bei weiteren Personen, die z. B. in die Behandlung von Patient*innen eingebunden sind.

Unsere Umwelt ist uns wichtig!
Papier aus nachhaltigen und kontrollierten Quellen
Druck in Deutschland mit kurzen Lieferwegen
Druckereien mit hohen Ansprüchen an Ökologie

TRIAS, einer der führenden Ratgeberverlage im Bereich Gesundheit, gehört zur Thieme Gruppe, marktführender Anbieter medizinischer Fachinformationen und Services. Anspruch der Thieme Gruppe ist es, den im Gesundheitswesen tätigen Berufsgruppen sowie allen an Gesundheit Interessierten genau die Informationen und Angebote bereitzustellen, die sie in einer bestimmten Arbeitssituation oder Lebensphase benötigen. Durch die hohe Qualität und zielgruppenspezifische Relevanz der angebotenen Leistungen bereitet Thieme den Weg für eine bessere Medizin und mehr Gesundheit im Leben.

Thieme